实用急诊科工作指导手册

主　审　　赵作伟
主　编　　丁淑贞　姜　平
副主编　　么　莉　戴　红　庄丽娜　倪学莲
编　委
　　　　　韩　玲　于　虹　丘　欣　王淑琴　蔡　玮
　　　　　张　丽　潘冬梅　宫　颖　杨　薇　王　涛
　　　　　杨　晶　谷春梅　吴　伟　桑　林　黄晓欣

中国协和医科大学出版社

图书在版编目（CIP）数据

实用急诊科工作指导手册 / 丁淑贞主编. —北京：中国协和医科大学
出版社，2012.8

ISBN 978-7-81136-725-6

Ⅰ．①实… Ⅱ．①丁… Ⅲ．①急诊-手册 Ⅳ．①R459.7-62

中国版本图书馆 CIP 数据核字（2012）第 143082 号

实用急诊科工作指导手册

主　　编：丁淑贞　姜　平
责任编辑：吴桂梅　张　静

出版发行：**中国协和医科大学出版社**
　　　　　（北京东单三条九号　邮编 100730　电话 65260378）
网　　址：www. pumcp. com
经　　销：新华书店总店北京发行所
印　　刷：北京佳艺恒彩印刷有限公司

开　　本：700×1000　 1/16 开
印　　张：20.5
字　　数：340千字
版　　次：2012 年 10 月第一版　 2012 年 10 月第一次印刷
印　　数：1—5000
定　　价：48.00 元

ISBN 978-7-81136-725-6/R·725

前　言

急诊医学是现代医学的一个重要组成部分，是一门以综合医学知识为基础，对急重危病人的抢救、治疗过程中及时无误地做出判断和救护，防止病情进一步恶化的专门学科。

近年来随着急诊医学的飞速发展，对急危重症疾病的研究也在不断深入，急救应对能力已成为衡量医护人员工作质量的重要指标。尤其是急诊科是一个综合学科，它涉及范围广，且急诊病人具有急、危、重、难等特点，要求在较短的时间内，实施有效的抢救，从而提高抢救成功率。因此，全面介绍急诊领域的知识和管理要求，以及循证医学研究的最新成果，具有很强的临床指导意义，同时还具有一定的学术价值。鉴于这种情况，我们编写了这本《实用急诊科工作指导手册》。

《实用急诊科工作指导手册》共十九章。分别为概述、急诊分诊、院前急救、常用急诊救护技术与护理、急诊常见症状鉴别与护理、循环系统急诊、呼吸系统急诊、消化系统急诊、血液系统急诊、神经系统急诊、内分泌系统急诊、泌尿生殖系统急诊、水、电解质和酸碱平衡失调、颅脑损伤急诊、胸部损伤急诊、腹部损伤急诊、妇产科急诊、儿科急诊、物理化学损伤急诊。

本书采用标题和文字说明相结合的表格方式，即简洁直观，通俗易懂。而且便于记忆。通过本书能使广大急诊医护人员，全面的掌握急救诊护的工作流程，应急的处理技能，进而提高急诊工作的质量水平。该书可供各级急诊科医护人员工作和学习时参考使用，也可作为新医护人员培训资料，是进修生、实习生和基层急诊医护人员提高专业技能的作业指导书籍。

由于水平有限，疏漏与错误在所难免，希望专家与读者指正，不胜感激！

编　者
2012 年 3 月

目　　录

第一章　概　述

第一节　急救医学的历史与发展

　　早在 1924 年，意大利的佛罗伦萨就建立了世界上第一个急救医疗服务组织来进行伤员的救护和转运。近半个世纪以来，由于意外灾害性事故及心脑血管病的不断增多，各国政府逐渐认识到发展急诊医疗服务的重要性和迫切性。1968 年美国麻省理工工学院倡导建立急诊医疗服务体系（Emergencymedicalservicesystem，EMSS），并成立美国急诊医师协会（ACEP）。1970 年美国部分城市成立了地区性的急诊医疗体系，通过通讯指挥中心统一的急救呼叫，协调院前的现场急救。1972 年美国医学会正式承认急诊医学是医学领域中的一门新学科。1973 年美国国会通过了"加强急诊医疗法案"。1976 年美国国会又对急诊医疗法案进行了修改，并完成了立法程序，建立了全国规模的急诊医疗服务网络。1979 年美国急诊医学正式被定为美国的第 23 个临床医学专业。

　　近代，由于一些历史的原因，我国的急诊医学发展较慢。20 世纪 50 年代中期开始，虽曾在大中城市建立急救站，但限于当时国家的财力和认识水平，急救站的规模小，设备简陋，实际上只能起到对伤员的转运作用。20 世纪 70 年代后期，具有真正意义的现代急诊医学才进入一个全新的发展时期。国家卫生部于 1980 年 10 月颁发《加强城市急救工作》的文件。1983 年又颁发了《城市医院急诊室（科）建立方案》，明确提出城市综合性医院要成立急诊科；1986 年 11 月通过了《中华人民共和国急救医疗法》。1987 年 5 月，成立全国急诊学会，至此，急诊医学在我国被正式确立，从而成为一门独立的医学学科。

　　目前，全国各大、中城市的综合医院均设置了急诊科（室），在北京、上海、天津等地相继成立了急救中心，建立了三级急救网络，并配备医师、护士等医务人员，仪器设备得到了更新，向专业化、系列化和标准化的方向发展。

　　急诊医学应顺应社会的需求和临床医学发展的潮流，在今后一个时期，我国的急诊医学会有更快的发展，包括以下几个方面：

1. 国家和政府更加重视急诊急救工作，城市院前急救系统更趋向完善，逐步建立起符合我国国情的急诊医疗服务体系。

2. 急诊科作为独立的临床一级学科在医疗、教学、科研和管理上不断取得新成果，学科地位牢固，吸纳更多的人才。

3. 通过自身的发展和吸纳其他专科的优秀研究成果，急诊科的临床医疗水平不断提高，为急危重症病人提供更加优质的服务。

4. 建立更多急诊医学博士点和相关的实验室，对急诊医学的基础和临床的焦点问题进行攻关研究，并取得成果。

5. 采用规范化的培训和考核制度，使急诊科医护人员的专业诊疗与护理有统一的标准。

第二节　急诊科的任务与范围

一、急诊科的任务

急诊科是医院保证急救医疗工作顺利进行，及时、迅速、准确地抢救急、危重伤（病）员，维护人民生命安全的第一线。急诊科应有严密的组织机构，保证在救治疑难危重病例、重大意外伤亡、事故或大规模抢救时及时组织人力、物力、共同协作完成急救任务。在急救中，如涉及交通、治安等法律事宜，应及时与保卫、公安等有关部门密切联系，妥善处理。同时，急诊科应不断提高急救医疗护理水平，积极开展急救医学、急救护理学的科研和教学工作，培养急救专业人才，为发展我国急救医学做贡献。急诊科的任务包括以下几个方面：

1. 急诊　对来院的急诊病人进行迅速的诊断和处理。

2. 急救　制定各种急诊抢救的实施预案。对生命受到威胁的急、危、重病人，要立即组织人力、物力进行及时、有效的抢救。在保障急诊工作正常运转的前提下，做好充分的人力、物力准备，以便随时有能力承担意外灾害性事故的抢救工作。

3. 培训　建立健全各级、各类急诊工作人员的岗位职责、规章制度和技术操作规范，培训急诊医学专业医师和护士，加速急诊人才的培训。

4. 科研　开展有关急症病因、病程、机制、诊断与治疗、护理质量和护理管理等方面的研究，寻找规律，提高急救工作水平。

二、急诊急救工作范围

凡病人由于疾病发作，突然外伤受害或异物侵入体内，身体处于危险状态或非常痛苦的状态时，医院均需进行急诊抢救，例如：

1. 呼吸、心脏骤停。

2. 各种危象。

3. 突发高热，体温超过38.5℃。

4. 突发外伤，如脑、胸、腹、脊柱、四肢等部位的创伤、烧伤、骨折等，24小时内未经处理者。

5. 急性腹痛。

6. 急性大出血，如外伤性出血、咯血、呕血、便血、鼻出血、妇科出血、产科出血、可疑内出血等。

7. 急性心律失常、心肌梗死、高血压。

8. 昏迷、晕厥、抽搐、休克、急性肢体运动障碍及瘫痪等。

9. 小儿腹泻、严重脱水及电解质紊乱。

10. 呼吸困难、窒息、中暑、淹溺、触电、各种急性中毒。

11. 耳道、鼻道、咽部、眼内、气管、支气管及食管异物。

12. 急性过敏性疾病、严重哮喘、急性喉炎。

13. 眼睛急性疼痛、红肿、突发视力障碍。

14. 急性尿潴留。

15. 急性感染。

16. 烈性传染病可疑者。

17. 其他经医护人员预检认为符合急诊条件者。

以上规定，不可机械执行，耽误病情，如情况模糊难定，应由医师根据病人全面情况酌情处理。在门诊停诊时，为方便病人诊治，可适当放宽急诊范围，对于那些短时间内反复急诊和辗转几个医院都未能收治的病人，尤应注意，即使其临床表现不符合急诊条件，也应适当放宽条件予以恰当处理，避免因机械地强调急诊条件而贻误病情。

第三节　急诊科的设置与布局要求

一、急诊科的设置

急诊科位置的选择首先要以方便病人就诊为原则。急诊科应有直接通道与住院部和门诊部相连，有单独的出入口，有日夜醒目的标志，门口有宽敞的停车场，急诊各专科诊室及辅助科室应有日夜明显标志及急诊科布局示意图，便于病人迅速找到就诊科室。分诊台应设在大厅明显位置，急诊大厅宽敞，有充足的光线和足够的照明，空气流通，墙壁、地面应保持清洁，地面应防滑。

二、急诊科的布局要求

分诊台	设在大厅入口醒目位置，有足够的使用面积，就诊记录实行计算机信息化管理。备有对讲机、呼叫系统、电话，各种检查用品如生命体征测量仪、听诊器、手电筒、体温表、压舌板、初步止血包扎物品等，病人就诊登记本、常用化验单，候诊椅
各科诊室	设立内科、外科、儿科、神经科、妇产科、眼科、口腔科、耳鼻咽喉科、皮肤科等诊室，并配置相应的器械，外科附近设立清创室
抢救室	一般应设在急诊科入口最近处，能够适应各种大型抢救，抢救室单间面积不应小于50m²，应有足够的空间、充足的照明；室内备齐各种抢救设备（如床边血压心电监护仪、心电图机、除颤器、起搏器、呼吸机等），最好配置两张多功能抢救床，床旁备有墙式氧气、负压吸引器、输液架；备齐全套气管插管和气管切开用物、各种无菌用品、吸氧管、导尿管、胃管、三腔双囊管、吸痰管等；备齐常用液体及常用抢救药品
治疗室	室内有护士操作台、一般物品柜和无菌物品柜，安装紫外线灯，有效距离为1m，每日消毒1次，备齐各种消毒物品，以方便护士为急诊病人进行治疗护理
注射室	室内有护士配药操作台、无菌物品柜，病人注射床或椅。方便护士为急诊病人进行注射治疗
急诊输液室	设立输液床或椅，为一般急诊病人需输液治疗而设立。应备有轨道式输液架、备有中心供氧、负压吸引、常用急救药物及物品
急诊监护室（EICU）	应选在急诊楼的较中心位置或相对独立的单元，邻近急诊抢救室与急诊手术室。床位数一般为4~6张，常见圆形、长方形或U形布局。从中央监护台能观察到所有病人，病床排列宽敞，便于抢救；应备有重症多功能监护装置，包括心电、血压、体温、血氧饱和度、呼吸等；心肺脑复苏用物、呼吸机、除颤器、心电图机、输液泵、微量注射泵、中心静脉压测压管、中心供氧和吸引装置以及各种抢救药品和物品。有条件的可增设动脉血气分析机
观察室	原则上按医院内正规病房设置及管理，设置正规床位，床号固定，有单独的医护办公室、治疗室、换药室、库房、配餐间等。护理工作程序基本同院内普通病房
急诊手术室	位置应与抢救室相邻，重危创伤病人经过抢救和初步处理后情况不稳定者，须在急诊手术室手术。常规设立无菌手术间和清创手术间各1间，并有配套的更衣室、器械准备室、洗手间等
传染病隔离室	20~30m²，以便疑有传染病的急诊病人暂留，等待转送，防止进一步交叉传染

第四节 急诊科的管理要求

急诊科是在院长领导下的科主任、科护士长或护士长负责制。包括主任医师、主治医师、住院医师、值班医师；副主任护师、主管护师、护师、护士、助理护士、勤杂人员等辅助人员。

一、急诊科常规工作制度

建立健全各项规章制度	如各项工作制度、各岗位职责、抢救制度、抢救仪器及设备管理制度、差错事故防范制度、规范服务制度、奖惩制度等，使护理人员职责明确、有章可循
健全常见疾病抢救常规	如呼吸衰竭、心力衰竭、脑出血、心脏骤停、心肌梗死、休克、中毒等的抢救常规，使抢救工作规范化，护理人员配合程序化
健全抢救护理常规	如心肺脑复苏（CPCR）、昏迷、出血、休克、气管插管、呼吸机、三腔双囊管等护理常规，使护理工作规范化，护理操作程序化
建立急救物品的保障制度	要求急救药品、物品、器材齐备，性能良好，合格率100%。做到五定（定物、定量、定位、定专人管理、定期检查）；无药品过期、失效、变质；消耗性物品要定位、定量、无过期
注意医疗安全	在应急抢救中更需严格执行查对制度和消毒隔离制度，防止差错事故的发生
制定对不同层次人员的学习和培训计划	如专题讲座、查房、模拟急救的配合演习等。定期组织操作与理论考核，及时了解护理急救的最新动态，更新知识，提高医护人员的应急能力
急诊教学要统筹安排，制订教学计划	指定专人带教，选拔高年资、高素质人员承担护理临床教学工作，对实习生严格要求、严格培训，圆满完成教学任务
定期组织疑难病例讨论和工作例会	及时解决工作中存在的问题

二、急诊科医护人员工作职责

（一）医疗人员工作职责

急诊科主任 工作职责	（1）在医务科领导下，负责急诊科的医疗、教学、科研、护理和行政管理工作 （2）负责组织开展急诊科各项工作及专科技术的培训 （3）负责制定本科工作计划和发展规划，并组织实施，督促检查，按期总结汇报 （4）负责各科急诊值班人员的行政领导和业务指导、考勤、考核工作，协调急诊科内部及与其他科室的联系和协作 （5）加强对各级医护人员的思想政治工作和医德教育，不断提高医疗服务质量 （6）加强急诊业务管理，定期查房，解决重、危、疑难患者诊断、治疗上的问题 （7）组织、指导和参与医护人员进行业务学习，运用国内外医学先进经验，开展新技术、新疗法，进行科研工作，并及时总结经验 （8）负责组织领导危重患者的抢救工作，确保急诊病人得到及时正确的抢救处理 （9）检查督促本科人员认真执行各项规章制度和技术操作常规，防止并及时处理差错事故 （10）负责安排各科急诊医师的轮换、值班工作，决定病人住院、转院，组织临床病例讨论、会诊等 （11）负责本科室人员的业务训练和技术考核，提出晋升、奖惩意见，并妥善安排进修、实习人员培训工作 （12）与科室护士长共同制订科室预算和协调管理科室工作
急诊主任医师 工作职责	（1）协助科主任完成急诊科管理 （2）独立负责日常急诊住院病人的救治工作，组织抢救，并与各专科会诊医师共同研究，确定急诊病人的治疗方案，完成院内、外会诊工作 （3）加强急救理论与技术的巩固，当发生各类突发事件时，积极参加院内外的应急救治工作，并接受各种临时指令性任务 （4）协助主任根据医院医疗质检要求建立完善本部门医疗质量的保证体系并保证实施。完成住院医师教学工作及医师的再教育工作，对所负责住院病人每周至少1次查房，提出意见，组织并参加死亡讨论 （5）协助主任组织科室医师积极参加科研工作，并对开展相应工作的医师给予必要的支持和帮助 （6）协助主任进行本科室人员的医德、医风，遵纪守法教育，保证医院的各项规章制度在本部门贯彻执行 （7）指导各种设备和器械的管理和使用

急诊主治医师 工作职责	（1）在科主任领导和上级医师指导下，负责本科一定范围的医疗、教学、科研和技术培训工作
	（2）按时查房，参加值班及会诊工作，并指导下级医师进行急诊、急救病人的诊疗抢救工作
	（3）主持本科急、危、重症病例讨论、检查、修改下级医师书写的医疗文件，决定病人的特殊诊疗、转科、出院，审签出（转）院病历，检查传染病、中毒等疾病疫情报告情况
	（4）掌握病人的病情变化，在病人发生病情变化和其他重要问题时，应及时处理，并向科主任及上级医师报告
	（5）认真执行各项规章制度及技术操作规程，严防差错事故，一旦出现医疗差错事故本着病人安全第一的原则，积极采取补救措施，尽量减轻事故造成的后果，缩小不良影响，事后必须调查研究，提出处理意见，报告科主任
	（6）组织下级医师学习并运用国内外先进经验，开展新技术、新疗法，进行科研工作，努力提高急诊急救水平
	（7）担任进修、实习医师的临床教学和日常管理工作
	（8）参加医院指定的院外会诊，在医院统一组织下指导下级医疗机构的业务工作
急诊医师 工作职责	（1）在科主任领导和上级医师指导下，负责一定数量急诊病人的医疗工作，担任急诊的值班工作
	（2）在上级医师指导下，负责急诊病人的检查、诊断、治疗。认真执行首诊医师负责制，密切观察急诊病人病情变化，做好各项记录，力求尽早明确诊断，及时治疗抢救。对危重疑难病例及时请示上级医师或申请他科会诊，请他科会诊时应陪同诊视
	（3）按规定书写急诊病历或留观记录。有急、危重病人要随叫随到，遇重大抢救，应立即报告科主任和院领导。凡涉及法律、纠纷的病人，在积极治疗的同时，要保留一切物品和标本，并向有关部门及时报告，妥善处理
	（4）参加科内查房，向上级医师详细报告病情和诊疗情况，提出问题，听取意见，做好记录
	（5）掌握医技科室的常规检查原理、操作方法、正常数值，具备阅读各种图像的能力，熟练掌握急诊仪器设备的使用方法，在上级医师的同意或指导下，开展特殊诊疗急救操作
	（6）认真执行各项规章制度和技术操作规程，亲自指导护士进行重要的检查和处置，严防差错事故发生。一旦发生差错事故，应及时向上级医师汇报，并注意医疗保护制度
	（7）学习运用国内外先进医疗技术，在上级医师指导下开展新技术和科研工作，并认真总结经验，撰写论文

续　表

急诊值班医师 工作职责	（1）在急诊科主任领导下，以高度负责的精神，严谨、认真、及时地进行急诊、抢救医疗工作，对急诊科病人应密切观察病情变化，及时详细记录 （2）对疑难危重病人，应立即请示上级医师诊视，对病情危重不宜搬动的病人，就地组织抢救，待病情允许时再护送到病区 （3）坚守工作岗位，若因工作需要暂时离开，应认真做好交接班后方能离开 （4）严格执行各项规章制度、技术操作规程，严防医疗差错事故 （5）对危重急诊病人，凡经预诊鉴别后划定归属某科的病人，该科医师应及时进行诊治，不得推诿，需要时可再邀请会诊 （6）负责留观病人的诊治工作，详细询问病史，认真进行诊视，及时书写病历记录，密切观察病情变化，及时处理 （7）认真做好口头、书面、床头交接班。凡涉及法律纠纷的病人应及时上报科主任，并向医务科和院领导逐级报告 （8）负责指导进修、实习医师工作，认真书写各种医疗文件
急诊首诊医师 工作职责	（1）在急诊科主任领导下，按照首诊医师的各项规章制度工作 （2）对来院的急、危、重症病人，首诊医师必须采取有效抢救措施 （3）需会诊的应立即会诊，接到会诊通知的科室和值班医师需立即赶到，首诊医师负责介绍病情，需转入专科或住院治疗的由转入科室接诊处理 （4）对急重病或各科"临界病人"，首诊医师必须进行必要的检查、抢救或处理，并做好记录，同时请有关科室共同会诊 （5）对需要紧急手术的病人，由接诊科室医师立即与手术室联系安排，并同时进行必要的术前检查和准备，及时手术处置；手术室和各辅助检查科室应立即安排，不得延误时间丧失手术抢救的机会 （6）发生重大伤亡抢救事件或突发性灾害事故时，应及时上报急诊科主任，同时通知医务科和相关领导
急诊出诊医师 工作职责	（1）负责医院外急诊出诊工作，坚守工作岗位，当接到出诊抢救通知时，应立即前往目的地 （2）对急危重病人应就地抢救，做好记录，待病情允许时方可离开或护送回医院，必要时可电话先与医院取得联系 （3）出诊前检查各种抢救必备药品器材，出诊返院后做好登记，并及时做好药品器材的补充 （4）出诊医师必须取得医师从业资格证及职业资格证，方可出诊进行急救治疗 （5）应严格遵守医院的急救规章制度，严防差错事故发生 （6）到达现场后，争取第一时间救治，挽救生命，减少伤残 （7）对待突发事件应沉着冷静面对，时刻将病人生命安全放在首位

急诊调度员 工作职责	（1）在科主任的领导下，负责接听、记录、录音急救电话，调度车辆和急救人员 （2）严格执行交接班制度，上班后要了解当班次医、护、驾驶人员情况及车辆的状况，做到心中有数，合理调度 （3）接听呼救电话必须迅速、准确，简要询问病情、地址、等车地点，并做好记录 （4）接听呼救电话时，要做到态度热情，使用礼貌、文明用语 （5）坚守工作岗位，不得擅离职守 （6）遇有突发灾害性事故或重大伤亡事件，必须果断调度指挥，快速调度首批车辆，及时报告领导，迅速组织后备急救力量 （7）随时与急救人员保持联系，了解各值班车辆的位置和急救情况，以便正确及时调度，确保急救任务的完成 （8）必须及时准确地填写各项记录和日报表 （9）负责急救电话和通讯器材的管理与使用，确保畅通，发现问题及时报告 （10）无车出救必须向呼救方解释清楚原因，并留有详细记录及录音，以免引起纠纷 （11）严格执行各项规章制度和通讯技术操作规程。认真学习通讯调度方面的新知识、新技术，不断提高服务质量 （12）负责调度室清洁卫生工作

（二）护理人员工作职责

急诊护士长 工作职责	（1）护理部、科护士长直接领导下，科主任指导下，负责急诊室的行政、管理、技术管理及组织管理。落实等级医院的护理质量标准 （2）根据护理部的年、季、月、周工作计划及科内存在问题，制定本科质量标准。明确具体计划，并组织实施，做到岗位责任清楚，各班按日程、周程完成职责。每季度信息反馈，半年工作总结。上交科护士长及护理部 （3）按急诊管理标准，各班工作质量标准及各种护理操作质量标准。每周逐项检查各级护理人员工作，及时认真填写日常工作考核表，并落实轮转护士的培训计划，及时填写轮转护士考核表，上交科护士长 （4）解决急诊复杂的疑难护理问题，并亲自参加、组织指导，危重、大型抢救病人的护理技术操作，总结经验，不断修改完善急诊室的护理常规 （5）加强对护理人员的素质教育，督促检查护理人员执行各项规章制度及操作规范，发现不安全因素，及时报告科护士长，杜绝差错、事故发生。出现差错及时讨论，找出纠偏措施后，上报科护士长。负责并做好陪护、水、电、瓦斯及氧气的管理，防范不安全因素 （6）负责护理人员的业务学习、技术培训、抢救操作技术训练，定期考试、考核并记录，积极开展新技术、新业务及护理科研，定期护理讲座，提高急救质量和应急能力

续 表

	（7）负责实习、进修护士的学习安排，提高带教学水平，保证落实学习计划，及时填写学习效果评价表，并负责实习、进修医生的有关指导工作
	（8）负责急诊固定资产的保管，有计划地领请用品，执行赔偿制度。仪器、设备、药品管理做到"五定"，各仪器功能完好，保证工作正常运行及抢救工作有效配合
预检护士工作职责	（1）预检是接待病人的第一站，必须做到：①语言文明，礼貌待人，态度和蔼，热情接待；②在任何情况下，都不能与病人及其家属争吵，要耐心解释，满足病人的合理要求
	（2）分诊是保证病人及时准确就诊、治疗的重要环节。要求：①按预检有关规定做到：一看、二检查、三分诊、四请示、五登记，按要求进行预检分诊；②分诊时要询问耐心，观察仔细；③分诊准确、迅速
	（3）加强工作责任心，主动服务，既要照顾到先后次序，又要分清轻重缓急，合理安排就诊秩序。要求：①对急、危、重病人先抢救、后挂号；②对直接送到各诊察室、抢救室的急、危及老年病人要主动到诊察室、抢救室查对，分类及挂号
	（4）保证预检分诊物品供应工作：①负责保管、消毒体温表及体温的测量工作；②负责擦手毛巾保管，压舌板及消毒液的更换工作；③负责麻醉处方的保管及发放工作；④负责各种图章的保管及使用工作；⑤负责每日急诊就诊人数的统计报表工作；⑥负责第二天病历准备及其他准备工作；⑦负责预检台内、外的清洁、消毒工作；⑧负责预检登记、死亡登记、传染病登记及救护登记工作
	（5）遇有下列情况时及时报告科主任、护士长、医务科，并通知有关科室协助抢救：①遇到大批病人、中毒病人时；②英雄模范、知名人士来诊时；③涉及法律问题时；④遇有复合伤、无名氏等
抢救护士工作职责	（1）对救护车来诊的病人应做到以下几点：①"一迎"：听到救护车警笛声，立即出门迎接，并向随车医生和家属了解病人的病史和症状；②"二送"：根据病人的病情直接护送病人到抢救室；③"三落实"：落实好病人的就诊医生，无坐班医生科室，要迅速通知有关人员赶赴诊治现场；④"四措施"：在医生未到之前，立即实施抢救流程常规，如监测生命体征、建立静脉通路、备血等
	（2）负责内、外科及专科病人的抢救、治疗、护理工作，并负责抢救室临时留观病人的病情观察、治疗及护理工作
	（3）负责各种消毒液的更换配制工作及各种皮试液配制和擦手毛巾的更换消毒工作
	（4）负责抢救室抢救仪器、抢救药品、各种抢救包的检查、清点、整理、清洁、消毒、补充等工作
	（5）负责抢救室及各科诊察室的就诊秩序工作，保持室内安静，及时抢救病人，保证医生诊治
	（6）病人需要急诊手术者，应提前通知手术室并做好手术前准备
	（7）做好抢救文书记录，并妥善保管

急诊监护室 护士职责	（1）熟悉各种监护仪器的性能，操作和保养，掌握抢救复苏技术和准确使用抢救 药品、抢救仪器，配合医师进行急诊抢救 （2）严密观察病情变化，认真书写监护记录，正确执行医嘱，准确及时完成各项 护理工作 （3）严格执行各项护理规章制度和技术操作规程，避免差错事故的发生，保证病 人安全 （4）严格执行探视制度，保持监护室安全、肃静，物品摆放定点定位，清洁无 杂物 （5）严格执行分级护理制度，密切观察病情及监护，发现异常立即通知医生，遵 医嘱做好相应处置并记录 （6）依工作需要参加科主任、主治医的查房，了解医嘱及特殊治疗的意图，并观 察治疗效果 （7）协助医师进行各项诊疗工作，负责采集各种检验标本 （8）负责病人基础护理，做好疾病相关知识宣教、康复指导及心理护理，防止并 发症的发生 （9）负责所用护理用具的终末处理，严格执行消毒隔离制度，防止交叉感染 （10）严格执行交接班制度，出现问题及时报告护士长
观察室护士 工作职责	（1）负责急诊留观病人入观手续的办理，向病人或家属做好入观介绍如病室环境 介绍、规章制度介绍等 （2）认真执行无菌操作及三查八对制度，执行医嘱时要做好三准确：抄写医嘱、 执行医嘱、执行时间要准确 （3）负责各种消毒液的更换配制工作及擦手毛巾的更换消毒工作 （4）经常检查各种导管，如氧气管、导尿管、输液管、胃肠减压管是否通畅，发 现异常及时处理。每日做好备用管道的清洁消毒工作，预防感染，如更换氧 气管、湿化瓶及湿化水、导尿袋、胸腔引流瓶等 （5）经常巡视病房，密切观察病情变化，要做到病情七知道：姓名、床号、性别、 诊断、主要病情、治疗要点、护理措施；三及时：及时发现病情变化、及时 报告、及时处理 （6）认真执行各项护理治疗工作，各班次要严肃认真地执行本班次的工作 （7）留观病人死亡或为传染病者离室后所用物品应按消毒隔离常规处理 （8）加强危重病人的基础护理工作。口腔护理、会阴护理每日2次，对病情允许 翻身的病人要协助家属翻身，对有压疮的病人要及时换药，并严格进行交 接班

续 表

处置室护士 工作职责	（1）负责室内定期消毒。紫外线消毒每日 2 次，每次 30 分钟，并做好登记
	（2）负责每日每班各种消毒包及敷料的检查、清点、保管、登记、统计、更换、补充工作
	（3）负责每日清点检查有无过期包，做好耳鼻喉科、眼科、口腔科、妇产科等器械的消毒工作
	（4）做好各科清创缝合的配合工作
	（5）负责处置室及抢救室抢救物品、器材的请领和保养工作，保证完好无损，处于良好备用状态
	（6）负责检查冰箱是否清洁、有无过期药品等
	（7）严格执行无菌操作及操作规程
	（8）负责每日结账、登记工作，及时收回手术单
	（9）处置室内不准吃饭、会客及存放个人物品
	（10）对于用完的物品器械及时清点，以免丢失
发热室护士 工作职责	（1）负责发热诊室环境、物体表面的消毒工作
	（2）负责各种消毒液的更换配制工作及更换消毒工作
	（3）详细登记病人姓名、性别、年龄、住址及联系方式等基本信息
	（4）做好诊室的通风和空气消毒工作。紫外线消毒每日 4 次，每次不少于 1 小时，且做好登记
	（5）做好病人血常规、痰液、鼻咽拭子等标本的采集工作，并及时送检
	（6）严格遵守各种操作流程，做好自身防护，严防交叉感染
	（7）负责发热诊室各种抢救器材及物品的检查、清点、消毒、补充工作
	（8）协助医师联系院内、院外的专家，并严格执行零报告制度
	（9）指导卫生员做好诊室的清洁、消毒、标本送检等工作
	（10）适时健康宣教，耐心疏导病人，使病人配合治疗护理

三、预检分诊管理要求

1. 实行昼夜 24 小时分诊，要求迅速准确。急诊分诊应由有经验的护士担任。

2. 遇有涉及刑事案件者应向保卫部门和派出所报告。

3. 对传染病或疑似传染病病人，应直接送传染病专科诊室就诊。

4. 对就诊伤（病）员要简要询问伤病情况，做好诊前处理，如测量生命体征，分诊后迅速通知有关科室医生及时救治。

5. 按伤情分轻、重、急依次组织就诊，对危重伤（病）员应立即送抢救室并通知医生和抢救室护士，迅速组织抢救。

6. 遇有严重工伤事故或集体中毒而来诊的大批伤（病）员时，应立即报告科主任、行政总值班及院领导。

7. 严格执行登记制度，做好传染病登记、预检登记、急救病人转接登记、死亡登记、入院登记。

8. 坚持首诊医生负责制，不得随便涂改科别，或让病人去预检分诊更改科别。

9. 掌握急救绿色通道的适应证，保证绿色通道畅通。

四、抢救室管理要求

1. 急诊科护士应各守其职，正确、熟练、有条不紊地配合医生做好各项抢救工作。

2. 抢救室内应挂有抢救流程，张贴醒目（包括急性左心衰竭、心肌梗死、心脏骤停、休克、心律失常、有机磷农药中毒、上消化道出血、咯血、呼吸衰竭、昏迷、脑血管意外等）。抢救器械与药品齐全。值班人员应熟悉各类器械、药品性能及使用方法，定期检查，及时补充，随时处于备用状态。熟练掌握各种抢救程序，在医生到达之前，护士应做好相应的处理。

3. 认真执行医嘱，严格执行查对制度。

4. 密切观察病情变化并及时做出处理，详细做好各项抢救记录。

5. 抢救工作结束后，应彻底清扫、消毒抢救室。

6. 遇有大批外伤或中毒病人，应立即向相关部门汇报并积极组织抢救。

7. 做好抢救病人的登记，遇疑难病例及时组织讨论，逐步提高急救护理水平。

五、急诊手术室管理要求

1. 进入手术室人员必须衣帽整齐，更换拖鞋及手术衣、裤、口罩，外出时应更换外出鞋，着外出衣。每次手术完毕，手术衣、裤、口罩、帽子、拖鞋须放回指定地点，外人不得擅入手术室。

2. 手术室内应保持安静、整洁，禁止吸烟及大声谈笑。

3. 手术人员应精神集中，严肃认真，严格遵守无菌操作规范，有菌手术与无菌手术应分室进行。手术前后手术室护士应详细清点手术器械、敷料及缝针等数目，应及时消毒、清洗、处理污染的器械和敷料。

4. 室内的药品、器械、敷料专人保管，定期查对，及时修理补充，用后放在固定位置，急诊手术器材、设备定期检查，以保证手术正常进行。毒、麻、限制药品标志明显，严格管理。不得擅自外借一切器械、物品。

5. 严格执行交接班制度。手术室设 24 小时值班，坚守岗位，随时接收急诊抢救，不得擅自离岗。

6. 急诊手术由值班医师通知手术室，并填写手术通知单。需特殊器械或有特殊要求，应在手术通知单上注明。如有变更，应预先通知。

7. 严格执行消毒隔离制度，做好无菌管理，防止交叉感染。

六、处置室管理要求

1. 主动热情接待病人，对重症和不能走动的病人，处置时应给予关照和方便。

2. 处置室保持清洁、整齐、安静、安全、空气流通、温度适宜，每日紫外线消毒 2 次。

3. 处置室所有器械、药品、用具、敷料等排列有序，定位放置，定期检查，保养维修，保证使用，按管理制度执行。

4. 做好处置前的一切准备工作，检查各种消毒治疗包、器械、敷料用具等是否备齐、合格。工作完毕，所有物品分别终末处置，分类整理包装送供应室消毒。

5. 严格执行查对制度、消毒隔离制度和无菌操作规范，操作时应戴口罩、帽子、手套，做好自我防护，防止交叉感染。

6. 处置时，先处理清洁伤口，后处理感染伤口。

7. 特殊感染不得在处置室内处理。

七、监护室管理要求

1. EICU 病人收治指征与转出标准　EICU 收治对象原则上为各种危重、急性可逆性疾病的病人，对于已明确诊断脑死亡、急性传染病、晚期癌症等病人不应收入 EICU。病人在 EICU 治疗主要是度过危重阶段。无意外事故的大手术后，经监护未发现异常生理功能改变者，一般在 24~72 小时转出EICU；监护中发现生理指标改变，经处理 72 小时仍无明显改善者，可延长3~7天；生理功能严重障碍，生命体征不稳定，需用氧气、药物维持，人工呼吸机支持者，要长达 4~8 周，甚至更长时间才能转出 EICU；生命体征正常，但留有某些后遗症需康复医疗的病人，也应转出 EICU。

2. 监护室监护指标

循环功能监护	（1）连续床旁和中央心电监测
	（2）有创和无创血压监测
	（3）中心静脉压（CVP）监测
	（4）血流动力学主要指标监测
	（5）出入量监测
	（6）临时心脏起搏术后监护
	（7）主动脉内囊反搏监护

呼吸功能监护	(1) 机械通气病人监护
	(2) 血气分析标本采集
肾功能监护	(1) 尿量与尿比重监测
	(2) 尿色
	(3) 实验室有关指标监测
脑功能监护	(1) 颅内压监护
	(2) 脑电图监护
体温监护	(1) 过低体温监护
	(2) 过高体温监护
	(3) 围术期体温监护

八、观察室管理要求

1. 凡收入观察室的病人，及时填写急诊病历，护士要随时执行医嘱，并严密观察病情，做好病情记录。

2. 值班护士随时巡视病人，按时进行诊疗护理并及时记录，反映情况。

3. 值班医护人员对留观病人要密切观察病情变化，要随找随到，以免贻误病情。

4. 值班医护人员对观察床病人要按时、认真地进行交接班，必要时有书面记录。

5. 凡进入留观的病人，由观察室医师重新下医嘱，护士严格执行，保证医疗安全。

6. 病人离开观察室应有医生的医嘱，离开时要妥善交代病情和注意事项。

九、急诊医嘱处理程序

一般医嘱处理程序	常规急诊医嘱处理需医生填写医嘱单，护士按照医嘱执行治疗，执行医嘱后双签名。在药品使用前要检查药品质量，有无变质、混浊、沉淀、絮状物等。查看药物名称、批号及有效期，不符合要求者不得使用。如对医嘱有疑问，应问清后再执行。交接班时要交代清楚，以免延误治疗
抢救时医嘱处理程序	抢救病人时，以医生下达口头医嘱为主，医生可暂时不开书面医嘱，但应在空闲时或抢救后及时补记，护士听到口头医嘱时，应复述一遍，准备的药品应由两人核对后方可执行，并保留药瓶以便核对。致敏药物使用前应严格询问过敏史，做好药物过敏试验，使用毒麻药品时应反复核对，严格按医嘱执行。所有抢救用药都要详细记录

十、急诊文书管理

（一）急诊医疗文书管理要求

急诊医疗文书	包括病历、抢救治疗记录、急诊手术记录、各种检查结果等。急诊病历要简明扼要、及时、准确、字迹清楚
体格检查	既要全面细致，又要重点突出；生命体征如体温、脉搏、呼吸、血压、瞳孔等记录应写具体数据，不能以"正常"代替；症状应记录其发生的时间、部位及性质；对中毒者应写明接触毒物的时间、毒物名称、剂量、来院时间等；各种申请检查报告完整，粘贴有序
诊断及鉴别诊断	要有依据；各类医嘱、病情变化、交接班以及病人来院和离院均应记录时间；对复杂、疑难、危重病人，随时记录病情变化以及上级医生、会诊医生意见及处理效果等；抢救和死亡病历应记录抢救时间和抢救过程；急诊手术记录准确、及时，麻醉记录齐全

（二）急诊护理文书管理要求

1. 急诊登记本　急诊的各种登记记录本的建立方便了急诊日常护理工作的连续，也便于护理工作量和流行病学的统计和分析。书写时需按照规定的内容填写，字迹清晰、工整，不刮、粘、涂改，以方便查阅。常见急诊登记本类别如下：

预检登记本	预检登记记录的是急诊就诊病人的一般信息，要求记录病人就诊日期、就诊时间、病人姓名、性别、年龄、工作单位或家庭住址（电话）、科别、初步诊断等内容，每页需由值班护士签名、签时间，每 24 小时总结病人总数
发热病人预检登记	发热病人预检登记是严重急性呼吸综合征（SARS）流行以后开始建立的登记，是为了将疑似 SARS 的病人专册载录，便于 SARS 的预防及管理。记录内容包括日期、序号、病人姓名、性别、年龄、体温、症状、分诊科别、住址及证件号、联系方式、病人来源（本区、外区、外地）、接触史（疫区、病人）等
传染病登记	传染病登记记录的是在急诊就诊的、确诊为某种传染病的病人的一般信息，便于传染病的预防及管理。其内容包括科室、日期、门诊号或住院号、病人姓名、性别、年龄、职业、家庭住址、工作单位及地址、发病日期、初诊日期、报告日期、诊断依据（临床、实验室），处理情况（住院、转院、留观），备注（病种、病名）等
死亡登记本	死亡登记本记录的是在急诊死亡的病人的信息，内容包括日期、科别、病人姓名、年龄、性别、出生年月、死亡原因、抢救医生、抢救护士、医保、非医保、留观、非留观、家庭住址、备注等

留观病人登记本	留观病人登记记录的是急诊留观病人的一般信息及流动情况，内容包括病人姓名、床号、性别、年龄、地址、科别、诊断、是否病危、入院日期、转院日期、转至何院、转归日期（留观、死亡、出院）等
急诊抢救病人记录	急诊抢救病人记录是对在急诊抢救室接受抢救的病人的一般信息及抢救情况的记录，内容包括病人姓名、年龄、性别、单位、住址、入院时间、入院情况（既往史、主要辅助检查结果）；体检情况：体温（T）、脉搏（P）、呼吸（R）、血压（BP）、入院诊断、抢救经过、最后诊断、病人转归（留观、住院、出院、死亡）、转归时间等，并有首诊医生、抢救医生和抢救护士的签名
院前急救登记本	院前急救登记本是院前急救病人一般情况的资料记录，也是统计院前急救工作量的依据。内容包括出诊日期、呼救电话号码、接诊电话时间、通知急救人员出诊时间、出诊地点、出诊院前急救人员姓名、病人的一般资料（姓名、性别、年龄、生命体征等）、初步诊断、病人去向、接诊医师签名、备注等

2. 急诊体温单

书写内容	体温单是记录体温、脉搏、呼吸以及病人的其他重要信息的表格，除体温、脉搏、呼吸等以外的信息，还包括：①病人出入观、出入院、死亡等情况；②摄入液体量、各种排出量、各种引流量、血压、体重等情况；③个人信息：包括病人姓名、年龄、性别、入院时间、入院诊断等情况
书写要求	（1）用蓝黑墨水笔填写眉栏中的内容，字迹工整，客观真实，不得涂改 （2）用红墨水笔填写手术（分娩）后天数，以手术（分娩）次日为手术后第一天，依次填写直至14天为止。第二次手术在日期栏内写Ⅱ，手术后日数填写同上。若术后日期已填好，而在14天内又行二次手术，则在原日数的后面加一斜线，再写上Ⅱ，二次手术的术后日数以同法表示 （3）在40～42℃之间的相应时间栏内，用红墨水笔纵行填写入院或死亡时间及手术、分娩、转科、出院等 （4）用蓝笔将所测体温绘于体温单上，口温用"。"表示，腋温用"×"表示，肛温用"○"表示，两次体温之间用蓝直线相连 （5）用红笔将所测脉搏绘于体温单上，用红"。"表示，两次脉搏之间用红直线相连。如遇脉搏与体温重叠，则先画体温，再将脉搏用红圈画于其外。有脉搏短绌的病人，其心率用红"○"表示，两次心率之间亦用红直线相连，在心率与脉搏曲线之间用红斜线填满 （6）用蓝笔将所测呼吸绘于体温单上，蓝"○"表示，两次呼吸之间用蓝直线相连［如无自主呼吸而应用人工呼吸机（器），则不需记录，只留空格］

3. 护理记录单

包括一般病人护理记录单、危重病人护理记录单、特殊护理记录等。

（1）一般病人护理记录单：

书写内容	内容包括病人姓名、留观床位号、页码号、记录日期和时间、病情观察情况、护理措施和效果、护士签名等。对于新留观病人，护理记录单主要书写入观时间、主诉、病情、曾行何种治疗、目前的病情、入观给予何种处置、即刻给予的治疗护理及效果，并交代下一班须观察及注意的事项
书写要求	原则为客观、真实、及时、完整和准确。要求护士应根据医嘱和病情对病人留观期间的护理过程进行客观的记录
	（1）凡一、二、三级护理病人（除病危、病重病人书写"危重病人护理记录单"外）均要求书写一般病人护理记录单。新入观病人首次记录应由当班护士完成，以后班班记录；如是一级护理病人，病情变化随时记录，记录时间应具体到分钟，病情稳定后每天至少记录1次；如是二、三级护理病人，有特殊病情变化时需及时记录，记录时间具体到分钟。出观指导有记录，有创检查应有记录
	（2）护理记录单一律用蓝笔填写，必须字迹清楚，不得涂改
	（3）护士长应定期检查护理记录的书写情况，用红笔修改并签名。责任护士要求及时书写并做好交接班
	（4）青霉素试验阳性者首次记录体现在护理记录单上，同时落实在交班本上
	（5）护理记录单应妥善保管，随病历存档

（2）危重病人护理记录单：

适用范围	危重病人护理记录单适用于病危、病重、抢救病人
书写要求	（1）护士应根据医嘱和病人病情对其在留观期间的护理过程进行客观记录，记录应根据相应专科特点书写。记录内容包括病人姓名、留观床号、页码、日期和时间、出入液量、体温、脉搏、呼吸、血压等病情观察、护理措施和效果、护士签名等。记录时间应具体到分钟
	（2）记录单书写应当文字工整，字迹清晰，表述准确，语言通顺，标点正确。书写过程中出现错字时，应用双线划在错字上，不得采用刮、粘、涂改等方法掩盖或去除原来的字迹
	（3）危重病人护理记录单一律用蓝黑墨水钢笔书写，危重病人记录需每班进行小结，24小时进行总结。日班小结上下用蓝黑钢笔划两条横线，晚夜班用红色墨水笔画上下两条红线。对危重病人小结时应顶格写，先交本班内（除夜班记录24小时外）出入量，然后用文字小结本班情况。病情变化随时记录，并签名
	（4）日期用阿拉伯数字表示，月、日间以短线连接，如"12-31"；跨年份时要在月、日前注明新的年份
	（5）除口服用药外，其他应注明药物用法，如"im"、"iv"、"胃管内注入"等
	（6）入量、出量后面免写"ml"、"cc"等体积单位；所有用药应填写在摄入栏内，病人用药后的动态变化应记录在病情栏内
	（7）在小结或总结时，入量中的血及血制品、钾等应分类小结，出量中的尿、大便、呕吐物等均应根据需要分类小结。病情需三班小结（16：00，24：00，7：00），签全名
	（8）病情记录要体现客观性、真实性、准确性、及时性、完整性，避免主观性的描述
	（9）青霉素试验阳性者首次记录应体现在危重病人护理记录单上，以后落实在交班本上
	（10）停止危重病人护理记录应遵医嘱且有病情说明，病情动态变化详见"一般病人护理记录单"。危重病人护理记录单应妥善保管，随病历存档

（3）特殊护理记录：

特殊护理 记录类别	特殊护理记录包括血糖、尿糖监测记录单、液体出入量记录单、各种护理告知书 如：输血告知书、各导管防脱落告知书等；以及护理风险评估表如：压疮评分表、 跌倒坠床评估表等
书写要求	（1）用蓝黑墨水笔按表格要求内容认真填写，书面整洁，字迹工整 （2）记录内容要客观、真实、及时、准确、完整，不得刮、粘、涂改 （3）使用英文符号及缩写要应用医学术语和公认代号，不得随意书写 （4）护士记录后均需签名，真实落实"谁观察、谁记录、谁签名"的记录原则

4. 急诊交接班记录

书写内容	内容包括全天急诊病人总数、危重病人数、抢救病人人数、死亡数、病人诊断、生 命体征、病情变化、治疗观察要点以及各班次病人的流动情况及新入院病人、出 院病人、有病情变化的病人的一般信息等
书写要求	急诊交接班记录要求及时、准确，各班次护士交接签全名，字迹清楚、整洁，不 得有任何污迹和刮擦、涂改痕迹。如有特殊情况记录在特殊记事栏。记录内容必 须与病人相符，禁止提前书写记录

5. 护理文书书写规范

一般护理 文书	护理文书具有法律效力，应严格按照要求书写，以使其切实成为有价值的参考资 料或法律证据。具体要求如下： （1）记录内容必须客观、及时、准确、真实、完整 （2）文字简明扼要，应用医学术语和公认的缩写代号，除专有名词外，不可用中 　　英文掺杂叙述 （3）文笔流畅，字迹工整，书面清洁，不写非正式简体字和自造字。若有书写错 　　误，需在错处划两条横线以示去除，不得刮、粘、涂改 （4）必须按照格式要求逐项填全各栏项目，除特别规定外，应逐行记录，不可有 　　空行。若有空行时，应以斜线划去 （5）各种记录一律用蓝笔或红钢笔书写，并签全名
末梢循环 观察记录	末梢循环观察记录适用于因石膏或夹板等固定，可能引起肢体循环功能障碍或不 良，需要监测肢端循环情况的病人。监测内容包括监测部位、色泽、温度、感觉、 运动、肿胀程度、毛细血管充盈时间、动脉搏动程度等。 常用记录符号： （1）观察指标均与健康侧比较正常用"√"表示 （2）正常无肿胀用"√"表示 （3）皮纹加深用"-"表示 （4）肿胀但皮纹存在用"+"表示 （5）肿胀明显且皮纹消失用"++" （6）极度肿胀并出现水疱用"+++" （7）毛细血管充盈时间，正常用"√"表示，减慢用"↓"表示，加快用"↑" 　　表示，消失用"-"表示

第五节　急诊科抢救配合程序

在急诊抢救工作中，各级人员必须严肃认真，动作迅速准确，分工明确，密切配合，技术互补，保证抢救工作高效有序，避免不必要的医患纠纷。

抢救时以减少抢救最小半径为原则，抢救设备定区域放置，以病人的急救需要，医护人员参加人数科学站位。一般情况下医师站位于病人右侧，护士在医师的对侧配合抢救。护士配合抢救，因参加人数不同而分工有异，详见护士抢救配合。

护士抢救配合

护士1人 抢救程序	（1）测生命体征，如血压、脉搏、呼吸、体温，同时通知医生
	（2）有活动性出血伤口，用无菌纱布覆盖、包扎
	（3）给氧，保持呼吸道通畅
	（4）建立静脉通道，休克、出血、复合伤者必须建立两路静脉通道，需大量输液（血），使用套管针穿刺。内科病人（除糖尿病昏迷）首选5%葡萄糖液500ml，外科病人首选5%葡萄糖液500ml、平衡液或林格液，以后遵医嘱
	（5）备好心电图机、吸引器、呼吸机、除颤器、抢救车
	（6）遇中毒病人立即洗胃，如需急诊手术，应立即做术前准备，如备血、备皮、皮试、导尿、术前用药
	（7）配合医生行气管插管，心脏按压及伤口缝合
	（8）协助通知会诊医生。取血，物品应准备充足，上报医务科，协助通知家属及单位，维持秩序
	（9）及时观察生命体征，负责记录治疗、护理、用药、病情和时间
	（10）负责抢救登记、收费、归还、补充物品
	（11）负责病情交班或入观、入院的交班工作

续 表

护士2人配合抢救程序 2人分工：①抢救主护 ②抢救辅护	抢救主护： （1）给氧，保持呼吸道通畅，测生命体征 （2）协助医生气管插管、心脏按压及伤口缝合 （3）遇中毒者立即给予洗胃 （4）通知家属及单位，维持秩序 （5）需紧急手术时作术前准备，如备血、备皮、皮试、导尿、术前用药 （6）记录抢救、治疗、护理、用药时间和内容 （7）及时监测生命体征，并作记录 （8）书写抢救记录 （9）负责病情交班及转观、入院的交班工作 抢救辅护： （1）通知医生 （2）建立静脉通道。对休克、出血、复合伤者须建立两路静脉通道；对需大量输血者，使用套管针穿刺 （3）遇有活动性出血或伤口，用无菌纱布覆盖、包扎 （4）准备心电图机、呼吸机、吸引器、除颤器、抢救车等 （5）负责外勤，如备骨科手术包、治疗用品、用药等 （6）协助通知会诊科 （7）收费、补充和归还物品
护士3人配合抢救程序 3人分工：①抢救主护 ②抢救辅护1 ③抢救辅护2	抢救主护： （1）负责现场各种操作和指挥工作，不离开现场，包括：①测体温、脉搏、呼吸、血压；②给氧，保持呼吸道通畅；③协助气管插管、心脏按压及伤口缝合；④急诊手术前准备；⑤根据医嘱用药 （2）负责抢救记录 （3）负责病情交班 抢救辅护1： （1）负责外勤 （2）通知值班医生和会诊科室，建立静脉通道。对休克、出血、复合伤者，须建立两路静脉通道；对于需大量输血者，使用套管针穿刺 （3）准备心电图机、呼吸机、除颤器、抢救用药等 （4）准备各种治疗、护理所需用物 抢救辅护2： （1）负责病情观察，监测生命体征，并作记录 （2）协助抢救护士进行各种操作 （3）负责记录抢救、治疗、护理、用药时间和内容 （4）负责收费，补充归还物品

第二章 急 诊 分 诊

急诊分诊是根据病人的主诉、主要症状和体征进行初步判断，分清疾病的轻重缓急及隶属专科，及时安排救诊顺序的过程。分诊是急诊护理工作中重要的专业技术，分诊的重点是病情分诊和专科分诊，是抢救危重伤病中的重要环节。

第一节 分诊的目的与原则

一、分诊目的

1. 急诊分诊是急诊工作的重要组成部分，通过对病人的主观与客观资料的收集，评估病人病情的危急程度，迅速判断那些紧急的、具有生命危险的病人，使危重病人立即得到急救治疗，以减少死亡率及致残率，提高病人的生存质量。

2. 通过安排病人就诊的先后顺序，充分利用急诊科的资源，提高急诊的工作效率，减少病人的等待时间。

3. 对急诊科难于容纳的非急诊病人可分流至门诊，减少急诊科的拥挤，使急诊工作有计划有秩序地进行，做到"忙而不乱，高效有序"，合理科学地分配急诊科医疗资源和医疗空间。

二、分诊原则

所有的急诊就诊病人均要先通过分诊台护士分诊后，才能得到专科医生的诊治。如果分诊错误，则有可能延误抢救治疗时机，甚至危急病人生命。

预检分诊	护士应当具有高度的责任心和丰富的专业知识及技能。接待病人和家属要做到文明用语，热情细心，充分理解病人和家属的心理状态，急而不躁，协调好多方面工作，安排好病人就诊秩序
抢救急危重病人	应采取先救治后办理手续的原则。分诊护士应立即通知有关医生进行急救处理，在医生来到之前，抢救室护士先给予适当的急救措施。如人工呼吸、胸外按压、吸氧、吸痰、建立静脉通路等
分诊时若病情复杂，涉及多专科，难以确定科别	可按首诊负责制原则，请最初就诊科室处理。若为复合伤、多发伤，病情危重者可根据涉及病情最严重的科室首先负责诊治，有困难时也可请上级值班人员协调

一般急诊	可在办理手续时同时通知专科医生前来诊治或引导病人到专科诊室等候诊治
维护有序的就诊环境	安排病人就诊时，既要考虑到先后次序，又要注意观察轻重缓急，合理安排，避免急诊病人因等候而延误救治
对交通事故、突发事件、吸毒、自杀或疑似他杀等涉及法律纠纷事件	应及时通知有关部门
遇到重要情况	应及时报告医务科、行政值班或相关领导，必要时组织调配人员协助抢救。例如成批病人、中毒病人、知名人士等应及时汇报相关部门
信息登记及资料收集、保管工作	做好急诊病人信息登记及资料收集、保管工作
掌握就诊范围	掌握急诊就诊范围，做好分诊工作，对老年、婴幼儿、残疾者可酌情照顾

第二节 分诊程序

急诊分诊程序一般可分为下列三个步骤：

一、接诊

1. 医院急诊大厅应安排专职人员迎接救护车、出租车，以帮助接应、搬运病人。目前，医疗救护中心已与很多医院建立联系网络，当医疗救护中心铃声响起时，分诊护士应尽快接听电话，并初步了解病人的有关信息，如病人的情况是急性创伤、中毒、出血还是其他疾病，病人生命体征是否稳定，意识状态如何等。若是意外伤害，还要了解是单发还是群体发生、大约能够到达的时间，以便可以做好充分的准备工作。分诊护士接到电话后应立即通知有关医生、急诊护士，准备抢救室空间、推车及其他急救医疗器械药品等，并通知有关辅助人员，判断是否进入急救绿色通道，迎接救护病人。

2. 分诊护士听到救护车报警声，应与辅助人员或医生主动在医院急诊门口等候，以分秒必争处理病人。急诊病人来院就诊方式各不相同，除了坐救护车外，乘坐出租车来急诊科的也不少。而居住在医院附近的居民，虽然有时病情很急，但由于病人对疾病的知识缺乏，也可能步行前往医院急诊。因此，分诊护士在接诊时要坚持做到对每一位到急诊室就诊的病人谨慎、仔细、认真评估，防止因病人就诊方式不同而干扰自己的思维和判断。急诊病人到达后，分诊护士应该快速对其情况进行分析评估与判断，急危重病人先安排入抢救室进行急救，其他病人可根据所属科室安排进入相应专科诊室等候诊治。在等待诊疗过程中，分诊护士还可以根据病情需要给予生命体征的测量，以供给医生为诊疗依据，并可缩短病人诊疗时间。

3. 所有的急诊病人都要进行急诊信息登记，其内容包括就诊日期、时间（精确到分）、病人姓名、性别、年龄、家庭地址、初诊/复诊、初步诊断，若是发热病人应记录就诊时测量的体温，病人的转归（急诊留观、入院、转院、急诊手术、死亡）。每日应小结 1 次就诊人次，每月总结 1 次工作量。

二、护理评估

1. 分诊评估手段

（1）分析病人主诉：分诊护士要对病人强调的症状和体征进行分析，但不宜做诊断。除耐心仔细地听取病人的主诉外，要用眼、耳、鼻、手进行病人客观资料的观察收集，即主要体征的初步评估。

观察	主诉的症状表现程度如何，哪些病人未提到；观察病人的面色，有无苍白、发绀，颈静脉有无怒张等
触摸	测脉搏，了解心率、心律变化及周围血管的充盈度；可探知皮温、毛细血管充盈度；触痛部位，了解涉及范围及程度
辨别	病人是否有异样的呼吸气味，如酒精味、呼吸的酸味、化脓性伤口的气味等
听诊	听病人的呼吸、咳嗽，有无异常杂音或短促呼吸。此外，诱导问诊可能使你得到最有价值的主诉，诱导问诊的基础在于护士的观察，用这种方法来证实可能的判断

（2）Carry Weed 的 SOAP 公式

S（subjective，主观感受）	收集病人主观感受的资料，包括主诉及伴随症状
O（objective，观察客观现象）	收集病人客观资料，包括体征及异常征象
A（assess，评估）	综合上述情况对病情进行分析，得出初步诊断
P（plan，计划）	进行专科分诊，根据轻、重、缓、急有计划地安排就诊

（3）PQRST 公式：常用于疼痛病人的评估

P（provokex，诱因）	疼痛的诱因及加重与缓解的因素
Q（quality，性质）	疼痛的性质，如绞痛、钝痛、刀割样、针刺样、烧灼样等
R（radiatex，放射）	是否有放射痛，是否有其他部位放射
S（severity，程度）	疼痛的程度如何，如果把无疼痛至不能忍受的疼痛比喻为 1~10 的数字，病人的疼痛相当于哪个数字
T（time，时间）	疼痛开始、持续、终止的时间

2. 分诊评估内容

一般情况评估	年龄、性别、活动能力、姿势、语言能力、行为、面部表情、呼吸、气味、伤口评估等
生命体征	呼吸、体温、脉搏、血压
清醒程度	AVPU评分，评估双侧瞳孔变化，包括对光反应、大小、是否相等，A 警觉（alert），V 对声音刺激的反应（responds vocal stimuli），P 只对疼痛有反应（responds only painful stimuli），U 无反应（unresponsive）
皮肤情况	评估皮肤色泽、温度、有无淤斑等
不同病人的评估重点	（1）头部外伤或脑血管意外病人：需评估有无颅内高压症状，评估意识及双侧瞳孔 （2）外伤病人：应评估头部、颈部、胸腹部、脊柱、骨盆、四肢外伤情况及有无出血 （3）急腹症病人：应评估腹痛的性质、持续的时间和部位，有无伴随症状，年龄大者应排除心肺疾病 （4）疼痛病人：要评估疼痛持续时间、部位及有无放射痛，鉴别一般胸痛与心绞痛和心肌梗死 （5）昏迷病人：要向家属详细询问现病史、既往史，评估是否为脑血管病、中毒、肝性脑病、低血糖昏迷等

3. 评估病情级别　分诊护士根据病人的资料，评估病情的轻、重、缓、急安排就诊次序，使病人得到及时有效的救治。一般在分诊时可根据病情分为四级。

Ⅰ级（急危症）	病人有生命危险，生命体征不稳定需要立即急救，进入绿色通道或复苏急救室。此类病人如得不到紧急救治，很快会危及生命，如心脏呼吸骤停、剧烈胸痛、持续严重的心律失常、严重呼吸困难、重度创伤大出血、中毒以及老年复合伤等，即刻治疗
Ⅱ级（急重症）	病人有潜在的生命危险，病情有可能急剧变化，需要紧急处理及密切观察。如心、脑血管意外，严重骨折，腹痛持续36小时以上，突发剧烈的头痛，开放性创伤，儿童高热等，在15分钟内给予处理
Ⅲ级（紧急）	病人生命体征尚稳定但有可能病情变化，急性症状持续不缓解的病人。如高热、寒战、呕吐、闭合性骨折等，在30分钟内给予处理
Ⅳ级（亚紧急）	病人病情稳定，没有严重的并发症，故可等候。慢性疾病急性发作的病人，如慢性哮喘、小面积烧伤感染、轻度变态反应等，在90分钟内给予处理

三、症状鉴别分诊

症状鉴别分诊详见表2-1。

表2-1 症状鉴别分诊表

主要症状	伴随症状	发病诱因	体 检	初步诊断	隶属专科
发热（体温>37.3℃）	咳嗽、咳痰、打喷嚏、流涕	受凉、劳累	咽部红肿	上呼吸道感染	内科
	乏力、头晕、注意力不集中、痉挛、昏迷	接触高温或烈日环境史	测量体温	中暑	
	出血、皮疹	无明确诱因	血常规异常	血液系统疾病	
	咽痛	受凉、劳累	扁桃体化脓	化脓性扁桃体炎	耳鼻喉科
	患肢红肿		局部皮肤红、肿、热、痛	丹毒、疖痈、感染	外科
	乳房肿痛、溢脓		产后乳房红、肿、热、痛	急性乳腺炎	
	面色苍白、恶心、呕吐、大汗淋漓、辗转反侧		阵发性剧烈腹痛或腰痛，肾区叩击痛，尿常规异常	泌尿系结石	泌尿科
	尿频、尿急、尿痛		尿常规异常		肾内科
	阴道出血		停经	宫外孕、流产	妇科
			痛经	月经期	
	白带异常			附件炎	
胸痛	憋喘、心律异常、乏力	无外伤史	疼痛为放射状	心血管	内科
	呼吸困难	无外伤史		呼吸系统疾病	
	胸部疾病术后			胸部疾病	胸科

主要症状	伴随症状	发病诱因	体　检	初步诊断	隶属专科
腹痛	畏寒发热、黄疸	饱餐或进食油腻食物	阵发性右上腹痛，可向右肩放射、莫菲征阳性	胆囊炎、胆结石症（术前）	内科
				胆囊炎、胆结石症（术后）	外科
	呕吐、发热	饱餐或进食油腻食物	突发阵发性左上腹持续性剧痛，伴压痛	急性胰腺炎	内科
	恶心、呕吐、腹泻		脐周痛、上腹痛	急性肠炎、胃肠炎	
	恶心、呕吐		转移性右下腹痛，麦氏点压痛、反射痛、肌紧张	阑尾炎	外科
	腹胀、呕吐、停止排气、排便		阵发性全腹痛，可见肠型及蠕动波	肠梗阻	
	腹部有包块			疝气或肿瘤	
	面色苍白		突发刀割样疼痛，波及全腹痛、弥漫性腹膜炎体征	外科急腹症	
出血	面色苍白、心悸、大汗		呕血、黑便、便血	上消化道出血	内科
			咯血	肺部疾病	
			鲜血便	下消化道出血	外科
			鼻出血	鼻腔疾病	耳鼻喉科

续 表

主要症状	伴随症状	发病诱因	体 检	初步诊断	隶属专科
呼吸困难	呼吸频率加快、口唇发绀、大汗		心、肺、血液疾病、中毒、溺水	内科疾病	内科
		胸部外伤		肋骨骨折、血气胸	胸科
		头部外伤		颅脑骨折	神经外科
	四肢无力		肌力0级	重症肌无力	神经内科
昏迷		糖尿病、尿毒症、肝性脑病、甲亢		代谢性疾病	内科
	呕吐		有异味、毒物接触史	中毒	
	发热、腹泻		血常规异常	重度感染	
	全身衰竭			肿瘤晚期、重症晚期	
	伴肢体活动障碍、昏迷前剧烈头痛、呕吐、血压升高		瞳孔大小不等或忽大忽小，瞳孔对光反射迟钝或消失	脑血管病	神经内科
	持续抽搐			癫痫持续状态	
		颅脑外伤		脑挫伤、颅骨骨折、颅脑血肿	神经外科
眩晕	肢体麻木、偏瘫、偏盲及感觉障碍		非外伤性，安静时发病	脑血管病	神经内科
	剧烈头痛，喷射性呕吐，昏迷		情绪激动或活动时发病，血压升高	脑出血	
	恶心、呕吐、平衡障碍		反复发作的旋转性眩晕	梅尼埃病	

主要症状	伴随症状	发病诱因	体 检	初步诊断	隶属专科
外伤		头脑外伤	范围：眉弓至头后发迹		神经外科
		眼部外伤	范围：内眦、外眦、眉弓至下眼睑		眼科
		鼻咽部外伤	鼻骨、鼻腔外伤、喉异物、自缢环状软骨塌陷		耳鼻喉科
		耳部外伤	耳郭、耳道外伤		
		口腔外伤	范围：颜面、舌、唇、牙，下颌关节脱位		口腔科
		颈部外伤	范围：颈部		外科
		胸部外伤	范围：胸部、背部		胸科
		腹部外伤	范围：腹部		外科
		臀部外伤	范围：臀部		
		骨盆骨折			骨科
		四肢、脊柱外伤	范围：四肢、脊柱		
		泌尿系统外伤	范围：肾、膀胱、输尿管、尿道、阴茎、阴囊		泌尿科
		女性会阴部	范围：会阴		妇科
触电	面色苍白、惊恐或抽搐、昏迷		有进、出口和通电线路上的组织灼伤	电击伤	外科
溺水	昏迷、皮肤黏膜苍白、重者呼吸心跳停止		口鼻充满泡沫和污泥杂草	溺水	内科
烧伤、烫伤	皮肤红肿、水泡或破损		有物理、化学性质、热源接触史	烧伤、烫伤	外科

续 表

主要症状	伴随症状	发病诱因	体 检	初步诊断	隶属专科
动物咬伤、蜇伤	伤口红肿或出血		有动物接触史		外科
皮疹	食物、药物、粉尘接触过敏		丘疹、水疱、红斑、抓痕等	皮肤过敏、湿疹	皮肤科
	病毒、细菌感染伴发热		丘疹、水疱、红斑、脓疱、风团、糜烂	麻疹、风疹、猩红热等	

第三章　院前急救

第一节　概　　述

院前急救是指对遭受了各种危及生命的急症、创伤、中毒、灾难事故等的病人进入到医院前的紧急救治，包括现场处理、医疗监护运送及途中救护。院前急救的主要目的是挽救病人生命和减少伤残，以先抢救生命的原则，强调速度。

一、院前急救的主要内容

1. 现场急救　对急诊病人（尤其是危重病人），能在其发病和呼救时，及时将医疗措施送到他的身边，立即开始有效处理，然后安全护送到就近合适的医院作进一步诊断和处理。例如，外伤大出血病人必须先进行止血处理后再运送，可减少失血性休克发生；对骨折病人必须先进行初步固定并正确地搬运和护送，才能减轻病人痛苦，并能预防骨折加重和其他并发症的发生；对心跳呼吸骤停的病人必须进行心肺复苏才能保证病人得到进一步生命支持。

院前现场急救包括在家庭、工厂、农村、街道以及交通事故现场等所有出事地点对病人的初步救护。这是我国当前医疗救护中最为薄弱的环节，其关键问题是要大力进行急救知识的普及训练，提高广大群众的初级急救技能，提高自救互救的能力和效果。对医务人员也同样有普及急救知识的问题，专业分科越来越细，过于专业化带来的问题是对急诊病人缺乏有效的急救技能，一位心内科医师可能对外伤止血、骨折固定的急救技能缺乏，外科医师也可能不懂得常见内科急诊的初步急救，因此要求医务人员都能掌握全面的急救知识，才能满足各类急救病人的需要。尤其是急救五项技术：进行有效的通气、止血、包扎、固定和搬运。这些现场急救技术的特点是：基本上徒手进行，很少依赖器械设备；操作简单易行，容易掌握；效果确实可靠，要求程序和操作方法的准确性；不但医务人员，而且一般群众都应掌握。对医务人员来说，现场急救的要求提高，即通常强调的 CABD 复苏程序：抢救 C（cardiac massage）是胸外心脏按压法，必要时行开胸心脏按摩；抢救 A（airway）是保持呼吸道通畅，必要时要果断采用气管插管或气管切开的方法；抢救 B（breathing）是采用口对口人工呼吸；抢救 D（drug）是心内或静脉内注射药物。

2. 搬运　在急救现场初步处理后，应把病人及时转送到合适的医院进行进一步急救处理。在这个转送过程中，搬运做得及时正确不但可减少病人的痛苦，还可有利于防止造成新的损伤而导致残疾或死亡。搬运方法有多种，可因地、因时、因人选择合适的方法，最常用的方法有担架搬运法、徒手搬运法等。对颈、腰椎骨折病人必须三人以上同时搬运，托住病人头颈、胸腰、臀部、脚和腿，切忌一人搬腿，另一人托头的双人搬运法。

3. 监护运送　医疗急救运送是院外（院前）急救的重要组成部分，是连接急救医疗体系的一个重要的"链"，要把单纯的病人运载工具改造成为抢救危重病人的"流动医院"、"活动急救站"，成为医务人员院前抢救的场所，即"浓缩急诊室"，甚至发展到"集装箱急救车"（实际上是一种微型医院）。

二、院前急救的原则

院前急救包括了现场急救、转运及途中监护，由于院前急救的特殊性，在有限的人力、物力与时间的情况下，要达到最大的救治效果，必须遵循一定的急救原则。

立即使病人脱离险区	如触电、塌方、火灾、各种中毒环境，尽快地使病人脱离险区，以免受到再次的伤害
先抢救生命再救治伤情	先复苏后固定、先止血后包扎、先重伤后轻伤、先救治后运送
急救与呼救并重	从急救生存链可以看到，现场群众的呼救是重要的一环；另外，在遇有成批病人时，急救应与呼救同时进行，以尽快地得到支援，加快救治工作的开展
保存离断的肢体或器官	如断肢、断指等，避免遗漏在现场，及时做好保存工作，以增加再植的成功率，减少伤残
搬运与医护的一致性	搬运危重病人时，医护人员必须步调一致，以减轻痛苦、减少死亡，安全地把病人送达目的地
加强途中监护	对危重病人进行转运时，存在着相当高的危险性，应做好相对应的急救措施，在转运途中要充分利用急救车上的仪器与设备，对病人进行严密的监护，发现病情变化及时处理

三、现场病人分类

现场病人分类系统是根据病人的生命体征、受伤部位、出血量多少来判断伤情的轻重，按危、重、轻、死亡分类，分别以"红、黄、绿、黑"色的伤病情识别卡来代表。分诊人员把病人分类后，把相应的伤病情识别卡别在病人的左胸部或使用腕带，以便于医疗救护人员辨认，按"红、黄、绿、黑"的顺序对病人采取相应的急救措施。

红色——危重伤	在短时间内伤情可能危及生命，需立即采取急救措施，并在医护人员严密的监护下送往医院救治。主要包括窒息、昏迷、严重出血、严重头、颈、胸、腹部创伤或严重烧伤、异物深嵌身体重要器官者
黄色——重伤	伤情重但暂不危及生命，可在现场处理后由专人观察下送往医院救治。主要包括脑外伤、腹部损伤、骨折、大面积软组织损伤、严重挤压伤，有过昏迷、窒息的病人
绿色——轻伤	伤情较轻，能行走，经门诊或手术处理后可回家休养。主要包括软组织损伤（皮肤割裂伤、擦伤）、轻度烧伤、烫伤、扭伤、关节脱位等
黑色——死亡	心跳、呼吸停止，各种反射均消失，瞳孔散大固定者。一般由其他的辅助部门处理

四、院前急救技术

（一）止血

1. **出血的表现** 根据各种出血的不同表现进行分类。

根据出血性质分类	（1）动脉出血：血液呈喷射状，速度快，受心搏速度的影响大，色鲜红，在短时间内可大量出血 （2）静脉出血：血液呈暗红色，流出速度慢，危险性相对比动脉出血小 （3）毛细血管出血：全部伤口均有渗血，呈整个创面外渗，不易找到出血点，危险性较小 （4）实质脏器破裂出血：如肝、脾、肾等破裂，其出血情况与大血管出血相似，症状出现较迟，出血量大
根据出血部位分类	（1）外出血：从外伤的伤口流出，易察觉 （2）内出血：只能根据临床表现及体征来诊断，因为血液流向体腔或组织间隙

临床表现：出血可出现全身乏力、头昏、耳鸣、烦躁、嗜睡、口渴、出汗、皮肤苍白、四肢厥冷、脉搏细速、血压下降、体温低于正常、尿量减少等一系列全身症状，如不及时止血，会导致休克。

2. 常用止血法

加压包扎法	适用于创口小、毛细血管或较小静脉的出血。局部可用生理盐水冲洗，然后消毒盖上无菌纱布，再用绷带、三角巾或布带加压扎紧，包扎范围应该比伤口稍大
指压止血法	适用于动脉位置表浅且靠近骨骼处的出血。止血方法为用拇指压住出血的血管上端（近心端），血流被阻断 （1）面部出血：在下颌角前约1.5cm处压迫颌下动脉，大出血时往往同时压住两侧颌下与颞动脉 （2）颞部出血：对着下颌关节压住颞动脉 （3）上肢出血：根据上肢不同部位的出血实行按压，如手指大出血，用拇指和示指分别压迫手指两侧的指动脉，阻断血流；一侧肘关节以下部位的外伤大出血，用一只手的拇指压迫上臂中段内侧，阻断肱动脉血流，另一只手固定病人手臂；手部大出血，用两手的拇指和示指分别压迫伤侧手腕两侧的桡动脉和尺动脉 （4）下肢出血：一侧下肢的大出血，用两手的拇指用力压迫伤肢腹股沟中点稍下方的股动脉，阻断股动脉血流，病人应该处于坐位或卧位；一侧足部的大出血，用两手的拇指和示指分别压迫伤侧足背中部搏动的胫前动脉及足跟与内踝之间的胫后动脉
填塞止血法	适用于伤口较深的出血，可用消毒的棉垫、纱布填塞伤口，再用绷带、三角巾等包扎
抬高肢体法	适用于临时应急措施，不适用于动脉出血
屈曲肢体加垫止血法	适用于肘或膝关节以下，在肘窝、腘窝处放上纱布卷、棉垫卷，然后用绷带把肢体弯曲，使用环形或"8"字形包扎，但方法复杂，一般不采用
止血带止血法	只适用于四肢大出血而其他止血法不能止血时 （1）橡皮止血带法：左手在离带端约10cm处由拇指、示指和中指紧握，使手背向下放在扎止血带的部位，右手持带中段绕伤肢一圈半，然后把带塞入左手的示指与中指之间，左手的示指与中指紧夹一段止血带向下牵拉，使之成为一个活结，外观呈A字形 （2）气囊止血带法：适用于肘或膝关节以下的动脉出血，常用血压计袖带，把袖带绕在扎止血带的部位，然后打气至伤口停止出血 （3）应用止血带注意事项：①位置要适宜：离出血点不能太远，有衬垫，以防产生多部位的组织缺血，上臂宜在上1/3处，大腿宜在上2/3处，寒冷季节不超过半小时；②时间要恰当：护士在医生协助下上止血带，原则上要尽量缩短时间，每30分钟至1小时放松1次，每次2~3分钟，在放松时改用其他止血措施，常用手指按压止血法；③止血带松紧要合适：以出血停止、远端摸不到脉搏为合适；④掌握禁忌证：前臂及小腿双骨部分不可扎止血带，对伤口远端肢体明显缺血或肢体严重挤压伤者禁用；⑤密切观察肢体运动和末梢血液循环情况，尽快送医院行彻底止血；⑥在转送的途中要做好心理指导，清醒病人往往会非常恐惧，情绪紧张，会影响急救工作的进行
止血钳止血法	适用于能清楚地见到喷血血管断端的止血，在损伤组织辨认不清情况下不宜使用
其他止血方法	敷止血粉，止血海绵或采用其他中草药等止血

（二）包扎

包扎是为了避免伤口不受再次污染，起到压迫止血、固定骨折、关节、敷料等作用，减少渗血、渗液及预防水肿。包扎时要遵循无菌操作的原则，为后期治疗创造良好的前提条件。包扎时操作者要动作轻巧、快速敏捷、稳固、松紧度适宜，避免碰撞伤口，以免增加出血量和加重疼痛。打结要注意避开伤口和不宜压迫的部位。

包扎材料	（1）三角巾：用正方形白布或纱布，将其对角剪开即分成两块三角巾，90°称为顶角，其他两个角称为底角，外加的一根带子称为顶角系带，斜边称为底边。为了方便不同部位的包扎，可将三角巾折叠成带状，称为带状三角巾，或将三角巾在顶角附近与底边中点折叠成燕尾式，称为燕尾式三角巾
	（2）绷带：用长条纱布制成，长度和宽度有多种规格。常用的有宽5cm、长600cm和宽8cm、长600cm等
常用包扎法举例	（1）三角巾帽式包扎：适用于头顶部外伤，先在伤口上覆盖无菌纱布（所有的伤口包扎前均先覆盖无菌纱布），把三角巾底边的正中放在病人眉间上部，顶角经头顶拉到枕部，将底边经耳上向后拉紧压住顶角，然后抓住两个底角在枕部交叉返回到额部中央打结
	（2）肩部三角巾包扎：适用于一侧肩部外伤，将燕尾三角巾的夹角对着伤侧颈部，巾体紧压伤口的敷料上，燕尾底部包绕上臂根部打结，然后两个燕尾角分别经胸、背拉到对侧腋下打结固定
注意事项	（1）包扎时：在进行任何包扎时，应密切观察病人面色、生命体征等变化
	（2）姿势：病情许可时，给病人取舒适的坐位或卧位，扶托患肢，尽量保持功能位
	（3）特殊部位：皮肤皱褶处如腋窝、腹股沟等部位，应先涂滑石粉，再以棉垫间隔，骨隆处用衬垫保护
	（4）绷带：选择宽度合适的绷带卷，潮湿或污染的均不可使用
	（5）四肢的包扎：包扎四肢应从远心端开始（石膏绷带应自近心端开始），指（趾）尽量外露，以便观察末梢血运
	（6）包扎动作：包扎时应均匀用力，松紧适度，动作轻快，出血伤口多用无菌纱布覆盖后再行包扎
	（7）包扎完成：每包扎一周应压住前一周的1/3或1/2，包扎完毕用胶布粘贴固定或撕开末端在肢体外侧打结，打结应固定在肢体外侧面，系在伤口上，骨隆突处或易于受压的部位，记录包扎的时间

（三）固定

固定是针对骨折的急救措施，实施骨折固定先要注意病人的全身状况，如心脏停搏要先复苏；如有休克要先抗休克或同时处理休克；大出血要先止血包扎，后固定。急救固定的目的不是让骨折复位，而是防止骨折断端的移动，避免损伤血管、神经等组织，因此开放性的骨折端不应该回纳。固定时动作轻巧、快速稳妥、松紧适度、皮肤与夹板之间要垫适量的软物，尤其是夹板两端骨突出处和空隙部位更要注意，以防局部受压引起缺血坏死。

常用固定材料	有木制夹板、钢丝夹板、充气夹板、负压气垫、塑料夹板，其他材料如特制的颈部固定器、股骨骨折的托马固定架、紧急时就地取材的竹棒、木棍、树枝、镐把、枪托等，还可直接用病人的健侧肢体或躯干进行临时固定
常用固定法	(1) 肱骨骨折固定：用两条三角巾和一块夹板先将伤肢固定，然后用一块燕尾式三角巾中间悬吊前臂，使两底角向上绕颈部后打结，最后用一条带状三角巾分别经胸背于健侧腋下打结 (2) 桡、尺骨骨折固定：用一块合适的夹板置于伤肢下面，用两块带状三角巾或绷带把伤肢和夹板固定，再用一块燕尾三角巾悬吊伤肢，最后再用一条带状三角巾的两底边分别绕胸背于健侧腋下打结固定 (3) 股骨骨折固定：用一块长夹板（长度为病人的腋下至足跟）放在伤肢外侧，另用一块短夹板（长度为会阴至足跟）放在伤肢内侧，至少用 4 条带状三角巾，分别在腋下、腰部、大腿根部及膝部分别环绕伤肢包扎固定，注意在关节突出部位要放软垫。若无夹板时，可以用带状三角巾或绷带把伤肢固定在健侧肢体上 (4) 胫、腓骨骨折固定：与股骨骨折固定相似，只是夹板长度稍超过膝关节即可 (5) 颈椎骨折固定：病人仰卧，在头枕部垫一薄枕，使头颈部成中立位，头部不要前屈或后仰，再在头的两侧各垫枕头或衣服卷，最后用一条带子通过病人额部固定头部，限制头部前后左右晃动 (6) 锁骨骨折固定：用敷料或毛巾垫于两角前上方，将三角巾叠成带状，两端分别绕两肩呈 "8" 字形，拉紧三角巾的两端在背后打结，并尽量使两臂后张，也可在背后放 T 字形夹板，然后在两肩及腰部各用绷带包扎固定。一侧锁骨骨折，可用三角巾把患侧手臂悬兜在胸前，限制上肢活动即可

| 注意事项 | （1）心理状态：关爱、安慰病人。昏迷烦躁者应先用保护带后再固定
（2）夹板的选择：根据骨折情况选择相应的预制夹板，无预制夹板时可就地取材
（3）夹板的放置：夹板要放在受伤部位的下方或两侧，长度超过骨折上、下两个关节，固定时至少包扎缠绕两处，松紧应适度，一般应使捆扎带的带结能向远近两侧较容易地各移动1cm为宜
（4）硬夹板：硬夹板上面要铺棉花垫、纱布或用剪开的衣服条做衬垫，以防皮肤压伤
（5）闭合性骨折：闭合性骨折，如有明显成角、扭曲等畸形或压迫血管、神经时，可先顺肢体纵轴轻轻手法牵引作初步性矫正后做外固定，如骨折尖锐端顶于皮下或即将穿破时，可同样手法牵引纠正成角或缩小少许减少张力，以防形成开放性骨折，并加以包扎固定，刺出的骨折断端未经清创时不可还纳，以免造成感染
（6）充气夹板：使用充气夹板的病人，如用空运，升空后如无恒压舱时则要将夹板内空气放出少许，以免在高空中夹板膨胀过度压迫患肢
（7）体征观察：密切观察患肢情况，或与另一侧健肢包扎固定，露出肢端，观察末梢血运，若有伤口和出血，应先进行止血、包扎，然后固定；若有休克，先行休克处理
（8）运送途中：如条件允许可适当定时抬高患肢，以利于肢体血液回流，减轻疼痛与肿胀 |

（四）搬运

1. 徒手搬运法　凭人力和技巧，不使用任何器具的一种搬运方法。该方法常用于担架或其他搬运工具无法通过的地方，如狭窄的阁楼和通道等。此法对搬运者、病人来说比较劳累，尤其是对于危重者，有可能加重病情。

扶持法	救护者站在病人身旁，将病人的一侧上肢搭在救护者肩上，救护者用一手抓住病人的手，另一只手扶住病人的腰部，搀扶其缓慢行走。适用于病情较轻、能站立行走的清醒病人
抱持法	救护者蹲在病人的一侧，面向病人，一只手放在病人的大腿下，另一只手绕到病人的背后，然后将其轻轻抱起。适用于年幼伤者，或没有骨折，伤势不重的体重较轻者，是短距离搬运的最佳方法，病人如有脊柱或大腿骨折禁用此法
背负法	救护者背朝向病人蹲下，将病人双手交叉在救护者胸前，两手紧握。救护者抓住病人的大腿，慢慢站起来。适用于老幼、体重轻、清醒的病人，如上、下肢、脊柱骨折、胸部创伤的病人不宜采用

续　表

拖行法	救护者抓住病人的踝部或双肩，将病人拖出现场。拖拉时不要弯曲或旋转病人的颈部和后背，如病人穿着外衣，可将其纽扣解开，把病人身下的外衣拉至头下，这样拖拉时，可使病人头部受到一定保护。在非紧急情况下，勿用此种方法，以免造成病人再损害。适用于体重体型较大的病人，自己不能移动，现场又非常危险需要立即离开者
双人轿杠式	两名救护者面对面各自用右手握住自己的左手腕，再用左手握住对方右手的手腕，然后，蹲下嘱病人将两手分别放到两名救护者肩上，再坐到救护者相互握紧的手上。两名救护者同时站起，行走时同时迈出外侧的腿，保持步调一致。适用于能用一臂或双臂抓住救护者的清醒病人
双人椅托式	两名救护者面对面蹲在病人的两侧，各自将靠近病人一侧的手伸到病人背后扶持，将另一只手伸到病人的大腿中部，握住对方的手腕，同时站起，行走时同时迈出外侧的腿，保持步调一致。适用于体弱而清醒的病人
双人拉车式	两名救护者，一人站在病人的背后将两手插入病人腋下，把病人抱在怀里，另一人反身站在病人两腿中间，手臂夹住病人的膝部，两人步调一致慢慢抬起，卧式前行。适用于意识不清的病人，或在狭窄地方搬运伤者
多人搬运	可3~4人。救护者站在病人未受伤一侧的肩、臀和膝部旁，同时单膝跪在地上，分别抱住病人的头、颈、肩、后背、臀部、膝部及踝部。救护者同时站立，抬起病人，齐步前进，以保持病人躯干不被扭转或弯曲。适用于脊柱骨折的伤者

2. 器械搬运法　是指用某些简易的辅助工具（如床单、被子、椅子、木板等）或轮椅、担架、轮式担架（车床）作为搬运器械的一种搬运方法。搬运器械越来越多，也越来越人性化，以适应现代社会的需要。

自动上车担架	与救护车配套使用，仅需一个操作就可顺利上下救护车，折叠式设计使上下救护车自如，担架推进救护车时，担架能自动折叠，进入救护车后，担架锁定不滑动，担架拉出救护车时，担架自动释放，并分别锁紧前、后担架，操作方便灵活
铲式担架	由对称两部分组成，似铲，故得名。其头尾两端各有一开关按钮，控制担架的开合。担架两侧设有输液器插杆插孔、手抬把手孔及接各种引流管挂钩孔隙。当病人平卧时，担架分开从病人两侧铲人合拢锁定，抬至需要地方后又按压开关，担架由两侧脱离，此过程对病人是整体移动，而避免部分躯体运动及不规则运动 优点：省人力，重量轻，可拆卸，体积小，储放方便，尤其适于颈、胸、腰椎损伤的病人搬运

楼梯担架	采用铝合金材料,结构轻巧灵活。可折叠式结构便于携带,用于上下楼道之用
板式担架	采用轻巧耐用的特殊高分子材料制成,是两种很薄,重约4.5kg,正面是光滑面,反面是防滑面,两边有1对手孔,称提携手柄,方便前后左右移动,滑板四周设计成弧形缘,可以任意方向、任意角度将滑板置入病人身下,而病人不需大幅度挪动,2名医务人员就能使病人舒适、安全地过床不但节省人力,而且避免医务人员受到身体的损害

3. 特殊病人的搬运法　适用于脊柱骨折、骨盆骨折、腹部内脏脱出、颅脑损伤等病人的搬运方法。

脊柱骨折的搬运	脊柱骨折的病人,在固定骨折或搬运时要防止脊椎弯曲或扭转。严禁用一人抬胸、一人抬腿的拉车式搬运。搬运时,由3~4人同时托住病人的头、肩、臀和下肢,不使病人的脊柱弯曲以免造成脊髓断裂和下肢瘫痪的严重后果。因此,不能用普通软担架搬运,要使用硬板床或铲式担架
颈椎骨折的搬运	搬运方法同脊柱骨折。首先要予颈托固定,专人牵引,固定头部,然后一人托肩,一人托臀,一人托下肢,动作一致抬放到硬板担架上,颈下必须垫一小枕,使头部与身体成直线位置。颈两侧用沙袋固定,肩部略垫高,防止头部左右扭转和前屈、后伸
胸、腰椎骨折的搬运	由3~4人,分别扶托病人的头、肩、臀和下肢,动作一致,把病人抬到硬板担架上,或用铲式担架抬起
骨盆骨折的搬运	应使病人仰卧,两腿髋、膝关节半屈,膝下垫好衣卷,两大腿略向外展。用3人平托式放在担架上或用铲式担架搬运
腹部内脏脱出的搬运	严禁把脱出的内脏送回腹腔,应首先用消毒纱布或大小合适的碗固定脱出的内脏,搬运时病人应采取仰卧位,膝下垫高,使腹壁松弛,减少痛苦
颅脑损伤的搬运	颅脑损伤(包括脑膨出)搬运时病人应向健侧卧位或稳定侧卧位,以保持呼吸道通畅,头部两侧应用衣卷固定,防止摇动并迅速送往医院
颌面伤的搬运	病人应采取健侧卧位或俯卧位,便于口内血液和分泌液向外流,保持呼吸道的通畅,以防止窒息。若伴有颈椎损伤时,应按颈椎伤处理
身体带有刺入物的搬运	包扎伤口,固定刺入物,方可搬运。避免挤压、碰撞,途中防止震动,以防刺入物脱出或深入

第二节　院前急救护理

一、护理体检

护理体检的原则	（1）尽量不移动病人，尤其对不能确定病情的创伤病人 （2）注意"四清"：①听清：病人或知情者的主诉（发病经过、表现）；②问清：与发病或创伤有关的细节；③看清：与主诉相符合的症状体征及局部表现；④查清：阳性体征 （3）恰当应用基本检查，尤其侧重于对生命体征的观察 （4）体检应迅速而轻柔，全面但重点突出 （5）体检中要随时处理直接危及生命的症状与体征
护理体检顺序	（1）判断意识状态，气道是否开放 （2）测量生命体征，必要时做心电图、检测血糖 （3）观察病人一般情况，如言语表达能力、四肢活动情况等 （4）全面体检，重点突出。依次从头、颈、胸、腹、脊柱、四肢、伤口进行检查

二、急救护理措施

急救护理主要是给病人予安全舒适的体位，保持呼吸道通畅，有效的氧疗，建立有效的静脉通道，观察和维持生命体征的平稳等。

给予安全、舒适的体位，注意保暖	（1）在不影响急救处理的情况下，对轻症或中重度的病人可采用平卧头侧位或屈膝侧卧位。这种体位可保持呼吸道通畅，防止误吸。尤其在处理成批病人时，对轻症或中重度的病人不能照顾周全，这种体位具有最大的安全性 （2）如果病人面部朝下，但必须要移动时，应把病人整体翻转，即头、肩、躯干同时转动，避免躯干扭曲，头、颈部应与躯干始终保持在同一个轴面上。对有脊髓损伤的病人不适当的搬动可能造成截瘫

保持呼吸道通畅	当病人无反应或无意识时，肌张力下降，舌体和会厌可能阻塞咽喉部，舌体后坠又是造成呼吸道阻塞最常见的原因。有自主呼吸时，吸气时气道内呈负压，也可将舌体、会厌或两者吸附到咽后壁，产生气道阻塞，此时可采用口咽通气道来保持呼吸道通畅。如无颈部创伤，可用仰头抬颏法开放气道，并清除口中异物和分泌物。如果义齿松动，应取下，以防脱落阻塞气道 （1）仰头抬颏法：把一只手放在病人前额，用手掌把额头用力向后推，使头部向后仰，另一只手的手指放在下颏处，向上抬颏 （2）托颌法：把手放置在病人头部两侧，肘部支撑在病人躺的平面上，握紧下颌角，用力向上托下颌。因为舌附在下颌上，把下颌向上抬，使舌离开咽喉部，使气道打开。此法效果肯定，但费力，有一定技术难度。对于怀疑有头、颈部创伤的病人，此法更安全，不会因颈部动作而加重颈部损伤
有效的氧疗	院前急救中的给氧途径，包括鼻塞、鼻导管、面罩、简易呼吸气囊、气管插管等。可根据病人发生缺氧的可能机制选择切实有效的给氧途径，并根据呼吸困难的程度，随时调节给氧的浓度；密切观察氧疗的效果，缺氧是否改善
建立有效的静脉通道	在院前抢救病人时，常规开通较大的静脉通道，便于提高输液速度，准确有效使用急救药物 （1）静脉穿刺部位一般选择前臂静脉或肘正中静脉，尤其在进行心肺脑复苏时，选择上肢静脉明显优于下肢静脉 （2）尽量选择使用留置针，并固定牢固，以防在病人躁动、体位改变和搬运过程中脱出或穿破血管 （3）对于低血容量休克的病人来说，尽快恢复有效循环血量是抢救成功的关键，应争分夺秒，迅速建立 2 条静脉通道，多采用 16～18 号静脉留置针进行静脉穿刺，以迅速达到补充血容量的目的 （4）疑有骨盆骨折、腹部内脏出血损伤时不能从下肢静脉输液，不能在受伤肢体远端输液 （5）心肺脑复苏时，如在静脉通道尚未建立之前已完成气管插管，急救药物如盐酸肾上腺素、利多卡因、阿托品可通过气管内给药

续　表

脱去病人衣物的技巧	有时为了暴露伤口、便于抢救与治疗、减少脏衣服的污染，要为病人脱去衣物。为了避免加重伤情，脱去病人衣物时需要掌握一定的技巧： （1）脱上衣法：解开衣扣，将衣服尽量往上推，背部衣服向上平拉，提起一侧手臂弯曲，脱去一侧衣袖；之后，把扣子包在衣服内卷成一卷，将衣服从颈后推至对侧，拉出衣袖从另一侧手臂脱下。要注意先健侧后患侧，如为争取抢救时间，可用剪刀剪开衣服 （2）脱长裤法：病人平卧位，把长裤推至髋下，保持双下肢平直，将长裤向下平拉脱出。注意不要随意将下肢抬高或弯曲 （3）脱鞋袜法：托起并固定踝部，顺脚形方向脱下鞋袜 （4）脱除头盔法：用力将头盔向两侧扳开，解除夹头的压力，再将头盔向后上方托起，即可除去。动作要稳妥，以免加重伤情
配合医生进行现场急救	心肺脑复苏术、给药、止血包扎、固定等急救处理
保存好离断的肢体	及时妥善处理好离断肢。如手指或肢体被截断时，要将离断的部分用生理盐水冲洗后，用无菌纱布包好放入塑料袋内，同时将碎冰放在塑料袋外面，带到医院以供再植。注意不能把离断肢体直接放入碎冰中，致使离断的部位无法再植，离断的组织亦可能对创面修复有作用

三、途中监护

搬运对于危重病人来说也是一种危险的因素，尤其是对于病情不稳定的病人，可能会导致病情的恶化，因此，在搬运之前，一定要做好相应的急救措施，尽量稳定病情；搬运过程中要谨慎小心，避免过多地改变病人的体位或剧烈震动病人；一旦病人进入了救护车，就要充分地利用车上的设备对病人进行监护，以及时发现病情变化。

合理的体位	根据病情选择，一般重病人均可取仰卧位，颅脑损伤和呕吐病人头应偏向一侧，以免发生窒息
呼吸系统的监测	观察气道是否通畅，呼吸频率、节律、深度有无改变，口唇、末梢有无发绀，连续监测血氧饱和度；氧气是否充足，缺氧是否改善；使用机械通气时，密切观察两侧胸廓起伏是否对称，人机是否同步，呼吸机参数是否正常等
循环系统的监测	做好心电监护，观察心率，是否存在严重心律失常，血压是否正常等
维持有效的静脉通道	观察静脉通道是否通畅、输液的速度是否合适，注意用药安全
神经系统的监测	观察病人的意识状态，瞳孔大小、对光反射是否灵敏。合并颅脑伤时，病人意识由安静转入躁动，或由躁动转入沉睡，结合瞳孔变化，要考虑有继发颅内血肿、脑疝的可能
严密观察伤情	注意病人面色、表情、伤口敷料污染程度

四、注意事项

在急救工作中，除了与院内急救的相同注意点外，还应注意如下事项。

1. 执行医嘱时，严格"三查八对，三清一复核"的用药原则。空安瓿保留回院以便核对。

2. 对生命体征不稳定者，或在转送途中有生命危险的病人，应暂缓转送。

3. 搬运前测量各项生命体征，向病人家属或单位人员说明病情、途中可能发生的意外情况，取得同意与谅解。

4. 转送危重病人要及时与收治医院联系，让收治医院做好接收的准备。

5. 如病人可能出现气道的并发症或呼吸衰竭，应在出发前进行气管插管及机械通气；如果存在气胸或因肋骨骨折可能导致气胸，应行胸腔引流后再转运。

6. 医护人员应陪护在病人身边，严密观察，发现病情变化要立即做急救处理，如行驶中不能操作，应立即停车急救。

7. 救护车行驶平稳，担架床要牢固固定，确保病人安全。同时，救护人员注意自身安全也一样地重要，应使用安全带并抓紧扶手。

8. 做好相关的医疗护理记录，到达目的医院后，应向该院救护人员介绍病情、处理经过，以供下一步救治做参考。

第四章 常用急诊救护技术与护理

第一节 心肺复苏术

心肺复苏（CPR）是针对呼吸停止、心脏停搏的病人所采取的抢救措施，即用心脏按压或其他方法形成暂时的人工循环并恢复心脏自主搏动和血液循环；用人工呼吸恢复自主呼吸，达到复苏和挽救生命的目的。

心肺复苏的程序包括基础生命支持（BLS）、进一步生命支持（ALS）和高级生命支持（PLS），心肺复苏是一个连续的、系统的急救技术，各时期应紧密结合，不间断进行。

一、适应证

1. 心血管疾病引起的心脏呼吸骤停者。

2. 意外事件、创伤、溺水、中毒、酸碱失衡与电解质紊乱等引起的心脏呼吸骤停者。

3. 麻醉、手术及其他诊疗技术操作中引起的心脏呼吸骤停者。

二、禁忌证

1. 胸壁开放性损伤。

2. 肋骨骨折。

3. 胸廓畸形或心包填塞。

4. 凡已明确心、肺、脑等重要器官功能衰竭无法逆转者，可不必进行复苏术。如晚期癌症等。

三、操作方法

（一）基础生命支持（BLS）

BLS 又称初步生命急救或现场急救，是复苏的关键。

1. 评估和观察　确认现场环境安全、病人无意识、无运动、无呼吸（终末叹气应看做无呼吸），立即呼救。

2. 判断有无脉搏，建立人工循环（C）

判断有无 脉搏	触摸颈动脉搏动方法，右手示指及中指并拢，沿着病人的气管纵向滑行至喉结处，在旁开 2～3cm 处停顿触摸搏动，时间小于 1 秒，确认无颈动脉搏动，立即进行心肺复苏
胸外按压	（1）按压部位：在胸骨中下 1/3 处。快速测定按压部位，用右手示指和中指确定病人近侧肋弓下缘，然后以肋弓下缘上移至两侧肋弓交点处的胸骨下切迹，将示指及中指两横指放在胸骨下切迹上方，左手的掌根部紧贴示指上方放置，再将右手掌放于另一手背上，两手手指交叉抬起，使手指脱离胸壁 （2）注意事项：①救护者需双臂绷直，双肩在病人胸骨正上方，垂直向下用力按压。按压时利用上半身体重量和肩、臂肌肉力量，频率至少 100 次/分钟；②按压应平稳、有节律地进行，不能间断，按压下陷深度以至少 5cm 为宜；③病人头部应适当放低以避免按压时呕吐物反流至气管，也可防止因头部高于心脏水平而影响脑血流；④按压时，密切观察病情，判断效果。有效的指标是按压时可触及颈动脉搏动及肱动脉收缩压≥60mmHg，有知觉反射、呻吟或出现自主呼吸；⑤防止并发症的发生，如肋骨骨折、肝破裂、血气胸

3. 开放气道（A）　开放气道是为了保障呼吸道通畅，是进行人工呼吸的首要步骤。将病人仰卧在坚实表面（地面或垫板），暴露胸腹部，松解衣领及裤带，挖出口中污物和呕吐物，取出义齿，然后按以下方法开放气道。

仰头抬颈法	病人平卧，一手放于病人颈后将颈部上抬，另一手置于病人前额，用小鱼际侧下按前额，使病人头后仰，颈部抬起。此种手法禁用于头颈部外伤者
仰头举颏法	病人平卧，一手置于病人前额，手掌用力向后压以使其头后仰，另一手指放在靠近颏部的下颌骨的下方，将颏部向前抬起，使病人牙齿几乎闭合
推举下颌法	病人平卧，用两手同时将左右下颌骨托起，一面使其头后仰，一面将下颌骨前移。对有头颈部外伤者，不应抬颈，避免进一步损伤脊髓

4. 判断呼吸，人工呼吸（B）

判断呼吸	在通畅气道后，可以明确判断呼吸是否存在。用耳贴近病人的口鼻，采取看、听和感觉的方法来判断 看：看病人胸部或上腹部有无起伏（呼吸运动） 听：听病人口、鼻有无呼吸的气流声 感觉：用面颊感觉有无气流的吹拂感
人工呼吸	现场急救主要采用以救护者呼出气为气流的口对口、口对鼻人工呼吸 （1）口对口人工呼吸是一种快速有效的向肺部供氧的措施。正确的方法是在气道通畅的情况下，救护者用放在病人额部手的拇指和示指将鼻孔闭紧，防止吹入的气体从鼻孔漏出，正常吸气后紧贴病人口唇，口对口将气吹入2次 （2）注意事项：①吹入的气体量和速度要适当，每次吹入 800～1200ml，每次吹气时间应为1秒，速度应当在 12 次/分左右；②单人心肺复苏（CPR）时，每按压胸部 30 次后，吹气2次，即30：2；③双人 CPR 时，按压：呼吸＝30：2；④吹气速度和压力均不宜过大，防止咽部气体压力超过食管开放压而造成胃扩张；⑤通气良好的标志是有胸部的扩张和听到呼气的声音 （3）口对口人工呼吸只是一种临时措施，因为吸入氧的百分比只有 17%，对于需要长时间心肺复苏者，远远达不到足够动脉血氧合的标准。因此，在徒手心肺复苏的同时应积极给予面罩给氧或气管插管以获得足够的氧气供应。有氧源情况下使用简易呼吸器连接氧气，调节氧流量至少 10～12L/min，使面罩与病人面部紧密衔接，挤压气囊1秒，使胸廓抬举，连续2次，通气频率8～10 次/分。另外，气管插管还可以提供一条给药途径，尤其是在静脉通路未建立时尤为重要

（二）进一步生命支持（ALS）

ALS 主要是在 BLS 基础上应用辅助设备及特殊技术建立和维持有效的通气和血液循环，并改善和保持心肺功能及治疗原发疾病等。

给氧	纠正缺氧是复苏中最重要的环节之一。应尽快给氧，早期以高浓度为宜，后期可以根据血气分析逐步将吸氧浓度降低至 40%～60% 为宜
开放气道	（1）口咽通气管和鼻咽通气管：可以使舌根离开咽后壁，解除气道梗阻 （2）气管插管：有条件时，应尽早作气管插管，以保持呼吸道通畅，便于清除气道分泌物及行机械人工呼吸 （3）环甲膜穿刺：遇有插管困难而严重窒息的病人，可先行环甲膜穿刺，接 T 形管给氧，以缓解严重缺氧情况，为进一步抢救赢得时机 （4）气管造口术：为了保持较长期的呼吸道通畅，便于清除气道分泌物，减少呼吸道无效死腔，主要用于心脏复苏后仍然长期昏迷病人

药物治疗 （D）	（1）用药目的：①增加心肌血液灌注量、脑血流量；②减轻酸中毒，使其他血管活性药物更能发挥效应；③提高心脏按压效果，激发心脏复跳，增强心肌的收缩力；④提高室颤阈值或心肌张力，为除颤创造条件 （2）给药途径：①静脉内给药，为首选给药途径，以上腔静脉系统给药为宜；②气管滴入法，是给药的第二种选择。此法可快速有效地吸收，因气管插管比开放静脉快。早期可将必要的药物适当稀释至 10ml 左右，从气管导管内用力推注，并施以正压通气，以便药物弥散到两侧支气管。吸收速度与静脉给药相似，而维持作用时间是静脉给药的 2～5 倍。但药物可被分泌物稀释或因局部黏膜血循环量不足而影响吸收，故需用的剂量较大是静脉给量的 2～3 倍；③心内注射给药，因其有许多缺点，如在用药时需中断 CPR，还可引发气胸、血胸、心肌或冠状动脉撕裂、心包积液等并发症，故目前临床上应用较少
心电监护 （E）	（1）可及时发现和识别心律失常，判断药物治疗的效果 （2）可及时发现和识别电解质的变化 （3）可及时发现心肌缺血或心肌梗死的动态变化 （4）可观察心脏临时或永久起搏器感知功能，以免发生意外
除颤（F）	心电除颤是室颤最有效的治疗方法，约占全部心脏骤停的2/3，一旦明确为室颤，应尽快进行电除颤。除颤的迟早是病人能否存活的关键，目前强调除颤越早越好，故应争取在 2 分钟内进行，1 次除颤未成，应当创造条件重复除颤 （1）心前区捶击法：心前区捶击只能刺激有反应的心脏，对心室停搏无效，在无除颤器时可随时进行 　　方法：右手松握空心拳，用小鱼际在距胸骨 20～30cm 高度处用力适当捶击胸骨中、下 1/3 交界处 1 或 2 次，力量中等 （2）电击除颤法：用一定能量的电流使全部或绝大部分心肌细胞在瞬间内同时发生除极化，并均匀一致地进行复极，然后窦房结或房室结发放冲动，从而恢复有规律的、协调一致的收缩

（三）高级生命支持（PLS） PLS 的重点是脑保护、脑复苏及复苏后疾病的防治。

评估生命体征及病因治疗（G）	严密监测心、肺、肝、肾、消化等器官及凝血功能，一旦发现异常立即采取有针对性的治疗措施
特异性脑复苏措施（H）	中枢神经细胞功能的恢复主要受脑循环状态和体温两个因素影响。因此防治脑水肿、降低颅压，是脑复苏的重要措施之一。 （1）低温疗法：低温可降低脑代谢，减少脑缺氧，减慢缺氧时 ATP 的消耗和乳酸血症的发展，有利于保护脑细胞，减轻缺血性脑损害，也可降低大脑脑脊液压力，减轻脑容积，有利于改善脑水肿。①方法：头部置于冰帽内，但要对耳、眼做好防护工作，同时还可在颈部、腋下、腹股沟等大血管部位放置冰袋。有条件者可以使用冰毯或冰床；②要点：降温时间要"早"，在循环停止后最初 5 分钟，在心脏按压同时即可行脑部降温。降温速度要"快"，1～1.5小时内降至所需温度。降温深度要"够"，头部要求 28℃，肛温 30～32℃。降温持续时间要"长"，持续至中枢神经系统皮质功能开始恢复，即以听觉恢复为止 （2）脑复苏药物的应用：冬眠药物、激素、脱水剂、促进脑细胞代谢药物、巴比妥类等药物，可以减轻脑水肿，降低颅压，对脑组织有良好的保护作用
重症监护（I）	病人复苏成功后病情尚未稳定，需继续严密监测，及时处理和护理。主要是复苏后期的医疗和护理，包括心电监护、血流动力学监护、呼吸系统监护、中枢神经系统监护、肾功能监护，密切观察病人的症状和体征，维持酸碱平衡，防止和治疗继发感染

四、注意事项

1. 评估现场时，能迅速有效地远离各种危险环境（如触电、塌方、毒气泄漏等），使病人处于安全场所。

2. 启动急救医疗服务系统时，呼救者提供完整有效信息：位置、电话、发生事件、病人的情况等。

3. 心肺复苏前当病人面部朝下时，翻转时要保持病人头、颈、躯干在同一轴面上，同时转动。

4. 气道开放的仰头-抬颏法的开放标准是：下颌与耳垂的连线与地面垂直。颈椎外伤与怀疑颈椎外伤而无反应的病人，可试用托颌法，若仍未能成功开放气道时，应使用仰头-抬颏法。

5. 给予人工呼吸每次吹气时间应为 1 秒以上，1 秒吹气可以满足气体需要量，同时减少吹气时间，可尽快恢复中断的胸外按压；吹气不要过急过猛，以免造成胃扩张等并发症，正常吸气即可，无需深吸气。

6. 胸外按压时，身体前倾，手臂要伸直，保持腕、肘、肩关节与按压点垂直进行按压；按压与放松时间相等，用力、快速地按压，尽量减少中断，按压下陷幅度至少 5cm。

7. 成人与儿童、婴儿心肺复苏不同。儿童、婴儿先行 5 个循环心肺复苏再呼叫、启动 EMS。

8. 特殊情况时（如溺水、电机等）应先行心肺复苏，再启动 EMS。

五、护理措施

1. 心肺复苏后需采用正确的复苏体位的目的在于避免病人气道梗阻和误吸的危险，此体位必须平稳，为接近自然侧卧位，头有所依靠，前臂位于躯干的前面，避免胸部受压影响呼吸，还要注意体位本身不应造成病人进一步损伤。

2. 心肺复苏操作过程中应注意医务人员的安全。心肺复苏中感染艾滋病、乙型肝炎以及细菌和真菌疾病的可能性很小。尽管传播疾病的危险性相当小，一般能选择其他有效方式的通气就不要行口对口呼吸，医务人员急救时防止接触血液或其他体液，使用防护用品如手套等。

第二节　气管插管术

气管插管术是需紧急解除上呼吸道阻塞，吸取下呼吸道分泌物和便于给氧、加压人工呼吸的一种急救方法。气管插管能有效地保持呼吸道通畅，便于清除气道分泌物异物，增加肺泡有效通气量，减少气道阻力及死腔，提高呼吸道气体交换效率，便于应用机械通气或加压给氧，并利于气道雾化及气道内给药等。

一、适应证

1. 呼吸功能不全或呼吸困难综合征，需行人工加压给氧和辅助呼吸者。
2. 呼吸、心脏骤停行心肺脑复苏者。
3. 呼吸道分泌物不能自行咳出，需行气管内吸引者。
4. 各种全麻或静脉复合麻醉手术者。
5. 颌面部、颈部等部位大手术、呼吸道难以保持通畅者。
6. 婴幼儿气管切开前需行气管插管定位者。
7. 新生儿窒息的复苏。

二、禁忌证

1. 喉头水肿、急性喉炎、喉头黏膜下血肿、插管创伤引起的严重出血等。

2．咽喉部烧灼伤、肿瘤或异物存留者。

3．主动脉瘤压迫气管者，插管可导致主动脉瘤破裂。

4．下呼吸道分泌物潴留所致呼吸困难、难以从插管内清除者，应做气管切开。

5．颈椎骨折脱位者。

三、器械准备

包括麻醉喉镜、气管导管、金属管芯、套囊充气注射器、套囊管夹、导管衔接管或接头、阻咬器（牙垫）、润滑剂、吸引管、表面麻醉喷雾器、固定胶布、口咽或鼻咽通气导管、面罩和简易呼吸器等。

四、操作方法

1．病人取仰卧位，头、颈、肩适度抬高，头后仰，使口、咽、喉三条轴线尽量呈一致走向。

2．最好先用面罩和呼吸器进行辅助通气 1~2 分钟，以改善缺氧和二氧化碳潴留状态。

3．以右手强迫病人张口，用纱布垫于上切牙处以保护牙齿。

4．左手紧握喉镜柄，镜片经病人右口角置入，并同时将舌体推向右侧，以免舌体影响镜片右侧视野，右手推病人前额，使头适度后仰。

5．将镜片移向中线，并轻轻向前推进，暴露悬雍垂、咽腔、会厌和声门。

6．以 2% 利多卡因对喉及气管黏膜进行喷洒麻醉。

7．右手 1~3 指捏住导管尾部，按弧线路经口送入咽腔，在明视下通过声门插入气管。

8．放置牙垫，取出喉镜。

9．进行通气试验，听诊双肺，确定导管位于气管内后，向套囊内充气以固定导管，并用胶布固定导管和牙垫，连接呼吸器施行呼吸支持。

五、注意事项

1．操作要轻巧准确，插管大小适宜，插管时间不宜超过 72 小时。

2．带气囊导管气囊内不宜充气过多，每小时放气 5~10 分钟，以防引起局部压迫性坏死，并使用抗生素控制感染。

3．施行气管插管前，除选择预计号码导管外，还要备好相近号码大小导管各 1 支，以便临时换用。

4．经鼻气管插管较困难、费时、损伤大和可能将鼻腔细菌带入下呼吸道，故一般选用经口气管插管术。但在某些情况下，如病人仍有自主呼吸且无窒息、下颌活动受限、张口困难或不可能将头部后仰（如颈椎骨折）等，就需要经鼻途径插管，且病人对鼻导管较经口导管易于耐受，尤适用于需较长时间插管呼吸支持的病人。

5. 气管导管误入食管后应立即拔出，重新行气管内插管。

六、护理措施

1. 严密观察病人的生命体征，包括血压、脉搏、呼吸、血氧饱和度、神志等。

2. 保持口、鼻腔清洁，口腔护理每 4 ~ 6 小时 1 次。

3. 妥善固定导管，防止病人翻身躁动时牵拉脱出。每班记录气管导管插入的长度，并做好交接班。

4. 保持呼吸道通畅，定时吸痰，吸痰时应注意无菌操作，动作轻柔、迅速，每次吸引时间不超过 15 秒。吸痰管为一次性的，每次吸完应更换，且口腔、鼻腔、气管导管的吸痰管不能共用。如痰液黏稠，可先向导管内注入生理盐水 2 ~ 4ml 湿化稀释痰液后再抽吸，吸痰前后均应充分给氧。

5. 气管导管如不接呼吸机，可用单层的盐水纱布覆盖导管口，以湿化吸入的气体并防止灰尘吸入。

6. 拔管护理 气管插管一般留置不超过 72 小时，否则应改气管切开术。①拔管前应进行深呼吸，咳痰训练，以便拔管后能自行清理呼吸道；②拔管时应该先吸尽口腔、鼻腔导管内的分泌物，以防拔管时误吸；③拔管后立即给予面罩吸氧或高流量的鼻导管吸氧，30 分钟后复查血气分析；④拔管后应注意观察病人有无声嘶、呛咳、吸气性呼吸困难等；⑤鼓励病人咳嗽排痰，定时变换体位，叩背。

第三节 气管切开术

气管切开术是一种挽救危重疾病的急救技术，是将颈段气管前壁切开，通过切口将适当大小的套管插入气管，病人可以直接经套管呼吸。通过气管切开，可防止或迅速解除呼吸道梗阻，或取出不能经喉取出的较大的气管内异物。气管切开可减少呼吸道解剖死腔的 50%，增加有效通气量，也便于吸痰、气管内给药、加压给氧等。

一、适应证

1. 气管插管留置时间长于 72 小时，仍需呼吸机支持者。

2. 上呼吸道阻塞包括急性喉炎、喉水肿、会厌炎、上呼吸道烧伤、喉及气管异物等。

3. 重症肌无力者。

4. 不能经口、鼻插管或呼吸道异物不能经喉取出者。

二、禁忌证

1. 甲状腺肿大或甲状腺癌所致难以暴露切口部位或导致血管、神经损伤或导致癌细胞播散。

2. 局部有化脓性感染。

三、器械准备

包括气管切开包、气管套管、吸引器、缚带、局部麻醉药、碘伏、棉签、无菌纱布等。

四、操作方法

选择合适的体位	病人取仰卧位，肩下垫沙枕，使头后仰，充分暴露颈前部和气管，助手固定病人头部，使其与胸骨上切迹维持在正中线上，若呼吸困难严重，病人无法仰卧，则可取半卧位或坐位
选好切口	选择甲状软骨下缘至胸骨上窝沿颈前正中线的纵形切口
消毒	常规消毒局部皮肤，戴好口罩、帽子及无菌手套，打开气管切开包，检查器械，铺无菌洞巾
麻醉	以2%利多卡因于颈前中线行皮下及筋膜下浸润麻醉
切皮	切开皮肤及皮下组织
分离颈前肌层	用止血钳沿正中线作钝性分离，以拉钩将胸骨、舌骨肌、胸骨甲状肌用相等力量向两侧牵拉，以保持气管的正中位置，并常以手指触摸气管，避免偏高气管或将气管拉于拉钩内
暴露气管	若甲状腺峡部不宽，在其下缘稍行分离，向上牵拉，便能暴露气管；若峡部过宽，可将其切断、缝扎
切开气管	分离气管前筋膜，在气管第3~4环切开气管
插入气管套管	用气管扩张器或弯止血钳撑开气管切口，插入已选妥的带管芯的套管，取出管芯，即有分泌物至管口咳出，用吸引器将分泌物吸清，如无分泌物咳出，可用少许棉花置于管口，视其是否随呼吸飘动，如不飘动，则套管不在气管内，应拔出套管，重新插入
固定套管	套管板的两外缘，以带子将其牢固地缚于颈部，以防脱出，缚带松紧要适度
缝合	气管套管以上的切口可以缝合，但不必缝合切口的下部，以防气肿

五、注意事项

1. 操作要轻柔、准确，勿伤及甲状腺、颈部大血管、神经、食管等重要脏器。

2. 气管切口要选择恰当，一般选择气管第 3~4 环，不宜过高，也不宜过低，过高易伤及环状软骨而致喉狭窄，过低易发生出血和气肿。

3. 术后，保持内套管通畅，防止套管阻塞或脱出，维持下呼吸道通畅。

4. 术后要防治切口感染，应每日换药 1 次，保持伤口清洁，酌情应用抗生素，控制感染。

六、护理措施

1. 密切观察病人的生命体征，包括血压、脉搏、呼吸、血氧饱和度、神志等。

2. 注意观察切口出血情况。

3. 妥善固定气管套管，防止病人翻身、躁动时牵拉脱出。

4. 定时更换切口的敷料，2 次/天，分泌物多时应该随时更换、消毒，保持敷料清洁干燥。

5. 气管内套每 4~6 小时取出清洗消毒 1 次，更换内套时应保证供氧，气管套管不接呼吸机时应用单层的生理盐水纱布覆盖，以湿化吸入气体及防止灰尘吸入。

6. 保持呼吸道通畅，定时吸痰，吸痰时应注意无菌操作，动作轻柔迅速，每次吸引时间不超过 15 秒，应用一次性的吸痰管，每次吸完应更换，痰液黏稠时，可予雾化吸入，或套管内滴入 2~4ml 生理盐水以稀释痰液。

7. 拔管护理

（1）拔管前先用木塞、套管芯堵管 24~48 小时。堵管全程必须监测病人的生命体征、血氧饱和度，以防发生意外。

（2）拔管后 24~48 小时，注意观察病人的呼吸情况。

第四节 洗 胃 术

洗胃术即洗胃法，是指将一定成分的液体灌入胃腔内，混合胃内容物后再抽出，如此反复多次。其目的是为了清除胃内未被吸收的毒物或清洁胃腔，为胃部手术、检查作准备。对于急性中毒如吞服有机磷、无机磷、生物碱、巴比妥类药物等，洗胃是一项极其重要的抢救措施。

一、适应证

1. 清除胃内各种毒物。

2. 治疗完全性或不完全性幽门梗阻。

3. 急、慢性胃扩张。

二、禁忌证

1. 腐蚀性胃炎（服强酸或强碱）。

2. 食管或胃底静脉曲张。

3. 食管或贲门狭窄或梗阻。

4. 严重心肺疾患及上消化道出血者。

三、器械准备

胃管 1 条、水溶性润滑剂、漏斗、镊子、纱布、棉签、弯盘、压舌板、开口器、输液架、盛水容器、污物桶、洗胃液、电动洗胃机。

四、操作方法

1. 病人取左侧卧位，如有活动义齿应先取下，置盛水桶于头下，置弯盘于病人口角处。

2. 胃管插管法插入胃管。

3. 证实胃管已插入胃内，即可洗胃，将漏斗放置在低于胃的位置，挤压橡皮球，抽尽胃内容物，并留取标本送检。

4. 漏斗高举 30～50cm，慢慢从漏斗灌入洗胃液 300～500ml，当漏斗内尚余少量溶液时，迅速将漏斗降至胃底部以下，并倒置于盛水桶上，利用虹吸作用引出胃内灌洗液。若引出不畅时，可挤压橡皮球吸引，直至排尽灌洗液，然后再高举漏斗，注入溶液。如此反复灌洗，直至洗出液澄清无味为止。

5. 电动洗胃机洗胃法　将胃管插入胃内后，由洗胃机自动灌入洗胃液，待达到 300～500ml 时，人工将旋钮拨至吸出部位或由机器自动控制，以负压吸出胃内容物，以后每次如上方法灌洗，直至洗净为止。

五、注意事项

1. 呼吸心跳停止者，应先复苏后再行洗胃。洗胃前检查呼吸道，分泌物多者，先吸痰，保持呼吸道通畅，再插入胃管洗胃。

2. 插管时动作要轻快，切勿损伤病人食管及误入气管。

3. 病人中毒物质不明时，及时抽取胃内容物送检，应用温开水或者生理盐水洗胃。

4. 洗胃过程中注意生命体征的变化，观察洗出液的颜色、气味，出现血性液体，立即停止洗胃。并给予胃黏膜保护剂；发现病人惊厥或窒息应立即停止操作；深度昏迷、休克病人洗胃同时采取救治生命措施。

5. 洗胃过程中注意改变体位，以利"盲区"毒物的排出。无论何种体位，必须将头偏向一侧，防止误吸。

6. 洗胃时准备好抢救仪器及药物，危重病人洗胃时，进行心电监护；及早开放静脉通道，便于应用解毒剂和急救药物。

7. 洗胃液应用开水和冷开水配置，温度为 35~38℃。过热可引起黏膜下血管扩张，加速毒物吸收；过凉可刺激肠蠕动，将毒物推向远端；老年人或心脏病病人可诱发心绞痛；冬季，病人可因水温过低出现寒战或心血管反应。

8. 洗胃完毕观察腹部膨隆情况，防止胃潴留。

9. 幽门梗阻病人，洗胃宜在饭后 4~6 小时或者空腹时进行，并记录胃内潴留量，以了解梗阻情况，供补液参考。

10. 强酸、强碱中毒切忌洗胃，以免造成胃穿孔。可给予牛奶、蛋清等保护胃黏膜。

11. 保证洗胃机性能处于备用状态。

六、护理措施

1. 清醒病人一定要做好解释工作，拒绝洗胃病人要家属理解取得配合。

2. 为提高插管成功率，清醒病人当胃管插入 10~15cm（咽喉部）时，嘱病人做吞咽动作，轻轻将胃管推进。如病人呈昏迷状态，插管前用开口器张开嘴巴，插至咽喉部时，用一手托起头部，使下颌靠近胸骨柄，使咽喉部弧度增大，再插至需要长度。

3. 在插入胃管过程中如遇病人剧烈呛咳、呼吸困难、面色发绀，应立即拔出胃管，休息片刻后再插，避免误入气管。

4. 检查胃管在胃内的方法　①经胃管抽出胃液；②将胃管的末端置于装水碗中，查看有无气泡逸出；③用注射器注射 10ml 空气注入胃管，听诊胃区有气过水音。

5. 洗胃过程如病人出现大量呕吐，可采取头低位并转向一侧，以免洗胃液误入气管内，病人出现呕吐时应及时清理口腔及呼吸道异物，保持气道通畅。

6. 密切观察病人的生命体征变化，特别是呼吸的变化，解开紧身内外衣，减少呼吸运动障碍，必要时吸痰、吸氧。最好做血气分析，如氧分压低于 50mmHg，则应气管插管，使用呼吸机。

7. 拔管时分离胃管后注意反折夹紧，用纱布包裹胃管，嘱病人深呼吸，于呼气末时拔管，管端至咽喉部快速拔出，避免管内液体流入气管。

8. 洗胃完毕，协助病人漱口、洗脸、更换衣服、必要时洗头、擦身，更换床单、枕套、被套、做好环境清洁，整理用物，归回原处。

9. 洗胃机处理 排水——消毒清洗——关机——放固定位置备用。一次性用物用黄色垃圾袋装好送指定地点。

10. 做好洗胃记录 包括病人在洗胃过程出现的病情变化及处理，洗胃入量与出量，洗出液性质、气味、颜色，病人神志，生命体征变化等，以及洗胃后的进一步治疗。

第五节 胸腔闭式引流术

胸内压急剧增高时，胸腔内的高压气体、液体使患侧肺受压萎缩、功能丧失。此时，高压的气体或液体将纵隔推向健侧，引起对侧肺受压萎缩、功能减退。同时，严重的胸内压升高可使静脉回心血量骤减，心搏出量急剧下降，发生严重呼吸衰竭，甚至死亡。若脓胸、脓气胸引流不畅、拖延日久，可引起长期发热、中毒症状持续、胸膜粘连、胸廓变形，故需尽早做胸腔闭式引流。

一、适应证

1. 外伤性血气胸，影响呼吸、循环功能者。

2. 气胸压迫呼吸者（一般单侧气胸肺压缩在50%以上者）。

3. 急性脓胸。

二、禁忌证

结核性脓胸。

三、器械准备

消毒盘	内放2%碘酒、75%乙醇、棉签等
胸膜腔闭式引流包	内有引流管、套管穿刺针、玻璃接头、血管钳、纱布、注射器等。引流管为长60~75cm的硅胶管，排气用内径0.5cm规格的引流管，排液用内径1.5cm规格的引流管，头端1.5cm处有两个侧孔
无菌水封瓶	容积为2000~3000ml，瓶内装生理盐水500ml。水平面应作标记，以便观察引流量。瓶内有长、短2根玻璃管，长管下端插入水面下3~4cm，短管与外界相通
带活动金属芯的硅胶多孔引流导管	采用套管针穿刺法置管时使用，需要1条。该管由两部分组成：一部分为不锈钢针芯；另一部分为有端孔及侧孔的透明硅胶管，针芯与导管紧密结合并较导管长3mm左右

四、操作方法

术前准备	先做普鲁卡因皮肤过敏试验（如用利多卡因，可免做皮试），并给予肌内注射苯巴比妥钠 0.1g
体位	病人取半卧位，生命体征未稳定者，取平卧位
引流	积液（或积血）引流选腋中线第 6～7 肋间进针，气胸引流选锁骨中线第 2～3 肋间
消毒	术野皮肤以碘酊、酒精常规消毒，铺无菌手术巾，术者戴无菌手套
肋间切开插管法	局部浸润麻醉切开胸壁各层直至胸膜；沿肋间走行切开皮肤 2cm，沿肋骨上缘伸入血管钳，分开肋间肌肉各层直至胸腔；见有液体涌出时立即置入引流管。引流管伸入胸腔深度不宜超过 4～5cm，以中号丝线缝合胸壁皮肤切口，并结扎固定引流管，铺盖无菌纱布；纱布外再以长胶布环绕引流管后粘贴于胸壁。引流管末端连接于消毒长橡皮管至水封瓶，并用胶布将接水封瓶的橡皮管固定于床面上。引流瓶置于病床下不易被碰倒的地方
套管针胸腔穿刺法	主要适用于张力性气胸或胸腔积液 （1）咳嗽较频者，施术前需口服可待因 0.03～0.06g，避免操作时突然剧烈咳嗽，影响操作或使针尖刺伤肺部 （2）穿刺部位同胸腔闭式引流术入口处 （3）皮肤常规消毒，铺无菌手术巾，常规局部麻醉直至胸膜层 （4）入针处皮肤先用尖刀做一 0.5cm 的小切口，直至皮下；用套管针自皮肤切口缓慢刺入，直达胸腔；拔除针芯，迅速置入前端多孔的硅胶管，退出套管；硅胶管连接水封瓶；针孔处以中号丝线缝合 1 针，将引流管固定于胸壁上。若需记录抽气量时，将引流管连接人工气胸器，可记录抽气量，并观测胸腔压力的改变

五、注意事项

1. 如系大量积血（或积液），初放引流时应密切监测血压，以防病人突然休克或虚脱，必要时间断施放，以免突发危险。

2. 整个操作应该严格无菌程序，以防止继发感染，穿刺引流处应以无菌纱布覆盖。

3. 严格执行引流管"双固定"的要求，用胶布将接水封瓶的胶管固定在床面上。

4. 注意保持引流管畅通，不使其受压或扭曲。

5. 每日帮助病人适当变动体位，或鼓励病人做深呼吸，使之达到充分引流。

6. 记录每天引流量（伤后早期每小时引流量）及其性状变化，并酌情

X线透视或摄片复查。

7. 更换消毒水封瓶时，应先临时阻断引流管，待更换完毕后再重新放开引流管，以防止空气被胸腔负压吸入。

8. 如发现引流液性状有改变，为排除继发感染，可做引流液细菌培养及药敏试验。

9. 拔引流管时，应先消毒切口周围皮肤，拆除固定缝线，以血管钳夹住近胸壁处的引流管，用12～16层纱布及凡士林纱布（含凡士林稍多为佳）覆盖引流口处，术者手按住纱布，另一手握住引流管，迅速将其拔除。并用面积超过纱布的大块胶布，将引流口处的纱布完全封贴在胸壁上，48～72小时后可更换敷料。

六、护理措施

体位	血压平稳后采取半卧位
引流管及水封瓶妥善固定	胸膜腔引流管与引流瓶连接后，即观察有无水柱波动。将水封瓶放在地上，固定，位置低于胸膜腔60cm。引流管别针固定于床单上，保持1m左右，防止翻身、活动时导管脱落。搬动病人时，应先用两把血管钳夹闭引流管，待搬动完毕后再松开
保持引流管通畅	(1) 引流管通畅时，水封瓶内玻璃管水柱会随呼吸的运动而上下波动，如波动停止，提示引流管堵塞 常见原因有：引流管内有血块、纤维素块或脓块堵塞；引流管侧孔紧贴脓腔壁或引流管安装的位置过低，膈肌上升后堵塞引流管；安装引流管的胸壁切口太小而压迫引流管；胸壁切口的包扎过紧而使引流管受压；引流管与水封瓶长玻璃管的连接处扭曲或打折；引流管插入过深或太浅。应针对不同的原因给予相应的处理。 (2) 鼓励病人咳嗽、排痰及深呼吸，以促使肺复张。术日每0.5小时挤压引流管1次，1天后改为2～3小时挤压1次，从近端向远端挤压胸壁段的引流管 (3) 密切观察引流情况及病情变化。观察水封瓶中玻璃管水柱波动情况。如水柱随呼吸运动上下波动在4～6cm，表明引流通畅，如波动消失，应考虑引流管堵塞或肺的复张良好。记录引流液的颜色、性质和量，每24小时总计1次引流量。如引流量大于100ml，呈血性，持续3小时，则提示有活动性出血；如有较多气体逸出，则考虑有新的损伤，应及时与医生联系 (4) 根据置管的目的，进行冲洗和引流。脓胸者应每天以无菌生理盐水冲洗直至冲洗液澄清，冲洗后注入抗生素并用血管钳夹住引流管，10分钟后再开放引流管。气胸或血胸者只用水封瓶引流即可

更换引流管及水封瓶	更换水封瓶时，瓶内盛 500ml 生理盐水或蒸馏水，用胶布在瓶外做好液平标记，将引流管长玻璃管、短玻璃管及瓶塞插入水封瓶内，长玻璃管浸入水封瓶液平面下 2 ~4cm，盖严瓶塞。更换引流瓶时，用两把血管钳将胸膜腔导管对夹后，取无菌纱布置于胸膜腔引流管下，并分离胸膜腔导管与胸膜腔引流管，上提引流管使残留液流入水封瓶内，接头处应以碘酒、75% 乙醇消毒，在无菌纱布内将胸膜腔导管与胸膜腔引流管接头连接好，并紧密固定，始终保持胸膜腔闭式引流的负压状态。引流管口的敷料每 1 ~2 天更换 1 次，如有污染或被分泌物渗湿，应及时更换。整个操作过程应严格无菌，引流管一旦脱落，禁止将其再插入，防止感染
拔管指征	当胸膜腔内已无积气、积液，肺复张良好；或术后引流量逐渐减少，24 小时引流量小于 50ml，水柱停止波动，无气体排出；脓胸病人经治疗脓液量<10ml；夹闭引流管 24 ~36 小时后无胸闷、憋气；听诊呼吸音清晰，摄胸片证实胸腔内无积气、积液，肺复张良好即可拔管
拔管方法	消毒创口，拆除缝线。拔管时嘱病人深吸一口气后屏气，用 7 ~8 层后的纱布上放 4 层凡士林纱布盖住引流口，迅速拔出引流管，再用无菌敷料覆盖，宽胶布严密固定，压迫 10 分钟，必要时对切口做荷包缝合，防止空气进入胸膜腔。拔管后听诊肺部呼吸音，观察呼吸情况，进行胸部摄片和复查。观察局部有无渗血、渗液、漏气、皮下气肿等

第六节 心电除颤术

心脏电复律是在短时间内向心脏通过以高压强电流，使心肌瞬间同时除极，消除异位快速心律失常，使之转复为窦性心律的方法。最早用于消除心室颤动，亦称心脏电除颤。

一、同步电复律

（一）适应证

心房纤颤	持续性心房纤颤是电复律最常见的适应证，成功率为90%。适应证为：①心房纤颤持续发作在 1 年以内；②心房纤颤时心室率过快，药物控制室率不满意者；③经药物治疗仍因心房纤颤而诱发心力衰竭或心绞痛者；④去除病因后心房纤颤仍持续；⑤预激综合征伴快速心房纤颤，特别是由旁道下传而 QRS 波增宽的房颤，应及早电复律
心房扑动	持续性心房扑动药物效果不满意者，电复律效果好，且所需电能低，成功率较高

续　表

室上性心动过速	在心动过速引起心力衰竭、低血压、少尿，或心绞痛等血流动力学不稳定时选用
预激综合征并发心动过速	预激综合征并发心房纤颤或心房扑动时伴有晕厥或低血压应立即电复律
室性心动过速	一般选用药物治疗，但如为急性心肌梗死、急性心肌缺血、心脏外科手术后的室性心动过速或药物治疗无效，或室性心动过速伴有心力衰竭、低血压、少尿等情况者，应及早电复律

（二）禁忌证

1. 巨大左心房或二尖瓣有明显反流者。
2. 心脏扩大明显，心胸比例>60%，心房纤颤病史>5 年者。
3. 心房纤颤伴高度房室传导阻滞。
4. 洋地黄中毒或低血钾者。
5. 室上性心动过速伴房室传导阻滞者。
6. 心房纤颤而又处于心肌炎的活动期者。
7. 服药无效而仍反复发作者。

（三）操作方法

电复律前的准备	（1）纠正低血钾或酸中毒
	（2）用维持量洋地黄类药物的心房颤动病人，停用洋地黄至少 1 天
	（3）术前 1～2 天给予奎尼丁 0.2g（或普萘洛尔 10mg），每 6 小时 1 次
	（4）术前复查心电图并利用心电示波器检查电复律器的同步性
调节充电	（1）静脉缓慢注射地西泮 0.3～0.5mg/kg，达到病人睫毛反射开始消失的程度，严密观察呼吸
	（2）松开病人衣扣，暴露胸部
	（3）两个电极板均匀涂上导电糊
	（4）旋转能量选择键，选择适当能量，进行充电
放电	将电极板涂上导电糊或垫以生理盐水的纱布分置于胸骨右缘第 2～3 肋间和胸前部心尖部，按压同步按钮，选择电量（心房颤动 100～150J，心房扑动 100J 左右，室上性心动过速 100～150J，室性心动过速 100～200J），按压放电按钮，若复律未成功，可增加电能，重复电复律
	复律成功后，要监测血压、心率及心律变化，以后每 6～8 小时口服复律前使用的抗心律失常药，若有栓塞者，复律前后服用华法林类药物抗凝治疗 2 周

（四）注意事项

1. 操作前应开通静脉通道，持续心电监护，给予吸氧。

2. 根据不同的心律失常，选择适合的能量，重复进行时，应间隔 3 分钟以上，3～4 次后不应再继续。

3. 病人同步电复律应卧床休息 24 小时，请配合 2 小时内避免进食，以免恶心、呕吐。

4. 密切观察生命体征、瞳孔、皮肤、肢体活动情况、有无栓塞征象。

5. 病人皮肤保持干净、干燥，电极板应均匀涂满电极糊，以免烫伤皮肤。

6. 放电前应再次确认病人的心电图，放电时操作者及旁人不得接触病人及床沿。

7. 电极板切忌对空放电，以免伤及他人及损坏机器。

8. 除颤器用完应及时充电，检查性能，使其处于待命状态。

（五）护理措施

1. 操作完毕及时擦干病人胸前及电极板上的电极糊。

2. 密切观察病人的神志、血压、心率、心律变化。

3. 除颤位置的皮肤如有灼伤则按一般烧伤处理。

4. 及时记录病人电复律的日期、时间、选择的电能、复律的效果。

二、非同步电复律

（一）适应证

心室颤动或扑动。

（二）操作方法

打开除颤电源，接好心电监护仪，观察心电情况。若心电监护显示室颤，迅速将电极板均匀涂以导电糊或垫以生理盐水的纱布电极板放置位置同同步电复律，选择非同步按钮，选择电量（首次除颤电能为 200J，第二次为 300J，第 3 次为 360J），按压放电按钮，通过心电监护仪观察病人心电是否转为窦性心律；若连续三次无效，应胸外心脏按压，注射肾上腺素、利多卡因、5% 的 $NaHCO_3$ 等药物后再次除颤。

（三）注意事项

同同步电复律。

（四）护理措施

同同步电复律。

第七节　环甲膜穿刺术

环甲膜穿刺术可改善因急性上呼吸道梗阻而引起的缺氧，以达到抢救病人生命的目的。

一、适应证

1. 各种原因引起的上呼吸道完全或不完全阻塞，需通气急救者。

2. 牙关紧闭经鼻气管插管失败，需通气急救者。

3. 喉头水肿及颈部或面颌部外伤致气道阻塞需立即通气急救者。

4. 3 岁以下的小儿不宜做环甲膜切开而需通气急救者。

5. 注射治疗药物，湿化痰液。

6. 注射局麻药物为气管内其他操作做准备。

二、禁忌证

有出血倾向。

三、器械准备

环甲膜穿刺针或 16 号注射针头或用作通气的粗针头，无菌注射器，1% 丁卡因溶液或所需的治疗药物，必要时准备支气管留置给药管。

四、操作方法

1. 病人头部保持正中，尽可能使颈部后仰，不需局麻，用左手示指摸清甲状软骨与环状软骨间的环甲膜，右手将 16 号粗针头在环甲膜上垂直下刺，通过皮肤、筋膜及环甲膜，有落空感时即挤压双侧胸部，发现有气体自针头逸出或用空针抽吸很容易抽出气体时，即以 T 形管的上臂一端与针头连接，并通过 T 形管的下臂接氧气瓶而输氧。也可以左手固定穿刺针头，以右手示指间断地堵塞 T 形管上臂的另一端开口处而行人工呼吸。

2. 病人平卧头后仰，常规消毒，以消毒的左手示指及拇指触按穿刺部位，固定皮肤，右手示指及拇指持注射器（内吸 2ml 液体），针头与气管中线呈垂直方向刺入，当到达喉腔时有落空感，病人有反射性咳嗽，注射器可有气泡抽出。固定注射器垂直位置。按穿刺目的进行其他操作。

五、注意事项

1. 注意定位准确。

2. 环甲膜穿刺通气用的针头及 T 形管应作为急救常规装备而消毒备用。接口必须紧密不漏气。

3. 穿刺时勿过深，以免损伤咽后壁黏膜。

4. 病人出现剧烈咳嗽时应放弃穿刺。

5. 穿刺或切口部位有明显出血时，应注意止血，以免血液反流入气管内。

6. 一次性的锐器应放在锐器盒中集中处理。

7. 经环甲膜穿刺置管时间不宜过长，以免损伤环状软骨，造成声门下瘢痕狭窄，儿童尤应注意。

8．环甲膜穿刺或切开术仅仅是呼吸复苏的一种急救措施，不能作为确定性处理，因此，在初期复苏成功后应该改做正规气管切开或立即做消除病因的处理。

六、护理措施

1．注意观察病人的生命体征，包括血压、脉搏、呼吸、体征及血氧饱和度、神志。

2．观察病人的穿刺切开部位有无出血，有出血时应注意止血，以免血液反流入气管内。

3．记录穿刺或切开的日期、时间。

第八节　腹腔穿刺术

腹腔穿刺术是为了诊断和治疗疾病，对有腹腔积液的病人进行腹腔穿刺、抽取积液的操作过程。其目的是：①检查腹腔积液的性质，以协助诊断；②向腹腔内注射药物；③当大量的腹腔积液引起呼吸困难或腹胀时，通过穿刺放液可降低腹内压力，减轻症状，达到治疗的目的。

一、适应证

1．抽取腹腔积液协助诊断。

2．进行诊断性或治疗性腹腔灌洗。

3．腹腔积液过多引起胸闷、气急难以忍受者，放水减轻压迫症状。

4．行人工气腹作为诊断和治疗手段。

5．经穿刺注入药物，以协助治疗疾病

二、禁忌证

1．严重腹内胀气。

2．大月份妊娠者。

3．躁动而不能合作者。

4．因既往手术或炎症引起腹腔内广泛粘连者。

5．有肝性脑病先兆者，禁忌腹腔穿刺放腹腔积液。

三、器械准备

腹腔穿刺包（内有腹腔穿刺针 1 副、弯盘、镊子、直、弯血管钳、纱布、药杯、洞巾、橡皮管等）、无菌手套、无菌注射器、无菌试管、无菌容器、腹带、局麻药等。

四、操作方法

核对	核对床号、姓名，向病人解释目的、取得合作
体位	取坐位或半卧位、稍左侧卧位
定位	常选择左下腹部脐与髂前上棘连线中外 1/3 交界处，也可取脐与耻骨联合中点上 1cm，偏左或右 1.5cm 处或侧卧位脐水平线与腋前线或腋中线的交点。穿刺点也可用 B 超检查定位
消毒	暴露穿刺部位，进行皮肤消毒（卧位者应垫中单），戴手套，铺孔巾
局麻	必须深达腹膜壁层
穿刺	(1) 作诊断性抽液时，可用 7 号长针头，由穿刺点自上向下斜行刺入，抵抗感突然消失时，即已进入腹腔，做诊断性穿刺只需取 10～20ml 腹腔积液即可 (2) 腹腔放液减压穿刺时，可用接有橡皮管的 8 号或 9 号针头，先平行刺入皮下后，再垂直进针，待抵抗感消失时，即已进入腹腔，有腹腔积液自然流出，再接上橡皮管放液于无菌容器内，用输液夹控制速度。初次放液一般应不超过 1000ml。针头处盖无菌纱布。穿刺完毕，拔出针头，穿刺点用碘伏消毒后局部盖纱布，胶布固定，测量腹围 (3) 用腹带固定，以防腹内脏器因腹压低而血管扩张血压下降，协助病人卧床休息
术后处理	清理用物，整理床单，洗手。与病人交流，观察了解病人情况

五、注意事项与护理措施

1. 有肝性脑病先兆者，禁忌腹腔性穿刺放腹腔积液。

2. 术中密切观察病人，如有头晕、心悸、恶心、气短、脉搏增快及面色苍白等，应立即停止操作，并进行适当处理。

3. 放液不宜过快、过多，肝硬化病人一次放液一般应<3000ml，过多放液可诱发肝性脑病和电解质紊乱。放液过程中要注意腹腔积液的颜色变化。

4. 放腹腔积液时若流出不畅，可将穿刺针稍作移动或稍变换体位。

5. 术后嘱病人平卧，并使穿刺孔位于上方以免腹腔积液继续漏出；对腹腔积液量较多者，为防止漏出，在穿刺时即应注意勿使自皮肤到腹膜壁层的针眼位于一条直线上，方法是当针尖通过皮肤到达皮下后，即在另一手协助下，稍向周围移动一下穿刺针头，再向腹腔刺入。如遇穿刺孔继续有腹积液渗漏时，可用蝶形胶布或火棉胶粘贴。大量放液后，需束以多头腹带，以防腹压骤降，内脏血管扩张引起血压下降或休克。

6. 注意无菌操作，以防止腹腔感染。

7. 放液前后均应测量腹围、脉搏、血压、检查腹部体征，以视察病情变化。

第九节　腰椎穿刺术

一、适应证

腰椎穿刺术常用于检查脑脊液的性质，对诊断脑膜炎、脑血管病变、脑瘤等神经系统疾病有重要意义。有时也可用于鞘内注射药物，以及测定颅内压力和了解蛛网膜下腔是否阻塞等。

二、禁忌证

1. 颅压明显增高，已明确颅后窝占位病变或已有脑疝迹象者。
2. 穿刺局部感染、腰椎畸形或骨质破坏。
3. 垂危、休克及躁动不能合作者。
4. 穿刺部位或颅底骨折脑脊液漏，腰穿可能增加感染的机会。
5. 高位颈段脊髓肿瘤，腰穿后可至脊髓急性受压，出现呼吸麻痹。
6. 血液系统疾病，应用肝素药物导致出血倾向及血小板计数$<50\times10^9$/L 者。

三、器械准备

治疗盘内盛皮肤消毒剂、棉签、胶布、利多卡因、腰穿包（内有穿刺针头、测压管、5ml 注射器、7 号针头、试管、孔巾）、无菌手套、火柴、酒精灯。

四、操作方法

核对	核对床号、姓名，向病人解释目的，取得合作
体位	病人卧于硬板床上，取去枕侧卧位，背齐床沿，曲颈抱膝，使脊柱尽量后突以增宽脊椎间隙，便于进针
穿刺点定位	以左、右髂后上棘的连线与后正中线的交汇处作为穿刺点，并做好标记（成人选第 3～4 腰椎棘突间隙，或选第 4～5 腰椎棘突间隙）
消毒	常规消毒皮肤，戴无菌手套，铺孔巾，暴露穿刺部位
局麻	用利多卡因 1～2ml 自皮下至椎间韧带作局部麻醉
穿刺	用左手固定穿刺点皮肤，右手持穿刺针垂直于脊柱缓慢刺入，成人进针深度为 4～5cm，儿童为 2～3cm。当针头穿过韧带与硬脊膜时，可感到阻力突然消失，此时可将针芯慢慢拔出，如有脑脊液溢出，应立即插上针芯
测压	检查测压工具，拔出针芯后迅速接上测压管或脑压表，测量压力。测毕，取下测压管，如需培养时，用无菌试管接 2～4ml 脑脊液送检，必要时鞘内注射药物或行药物灌洗
穿刺完毕	将针芯插入，再一并拔出穿刺针，穿刺点用碘伏消毒后覆盖无菌纱布，用胶布固定
新生儿	可用头皮针穿刺测压

五、注意事项

1. 严格掌握禁忌证。凡疑有颅压增高者必须做眼底检查；如有明显的视盘（视神经乳头）水肿或有脑疝先兆者，或脊椎部位有化脓病灶者，禁止穿刺；凡病人处于休克、衰竭或濒危状态，或颅后窝有占位性病变，或伴有脑干症状者均禁忌穿刺。

2. 针头刺入皮下组织后进针要缓慢，以免用力过猛时刺伤马尾神经或血管，产生下肢疼痛或使脑脊液混入血液影响结果的判断。如系外伤出血，须待5～7天后才能重复检查（过早则脑脊液仍可有陈旧性血液成分）。

3. 术中发现颅压增高时，可用针芯尖端堵住针栓的出口，以控制脑脊液的流速，防止脑脊液突然大量喷出。放液时不宜过快。侧卧位腰椎的正常压力为70～180mmH$_2$O，流速为40～50滴/分。压力超过200mmH$_2$O，或流速超过50滴/分，提示有颅压增高，可使用脱水药。

4. 鞘内给药时，应先放出等量脑脊液，然后再注入用生理盐水充分稀释药物，做检查时，应先缓慢放脑脊液10ml，再注入滤过空气10ml，反复进行，达所需量再行摄片。

六、护理措施

1. 帮助病人维持有效体位，防止断针等意外发生。

2. 穿刺过程中密切观察病人意识、面色、呼吸、脉搏、血压等，有异常及时报告，并做相应的处理。

3. 观察脑脊液的性质，正常脑脊液为无色透明液体，血色或粉红色脑脊液常见于穿刺损伤或椎管、颅内有出血性病变。区别方法：用三管连续接取脑脊液，如果管中红色依次变淡，最后转清，则为穿刺损伤出血；如三管皆为均匀一致的血色，则为出血性病变。

4. 术毕及时送检脑脊液标本，以免影响检查结果。术后病人宜去枕平卧4～6小时，以免出现穿刺术后头痛等。如出现头痛，应卧床休息，静脉滴注0.9%生理盐水和5%葡萄糖溶液可改善症状。保护穿刺处敷料，防止潮湿、污染和脱落。术后24小时不宜沐浴，以免感染。

第五章　急诊常见症状鉴别与护理

第一节　发　　热

发热是机体在内、外致热源的作用下或由各种病因导致体温调节中枢功能障碍，体温超出正常范围，见于各种全身性或局部性感染以及许多非感染性疾病。发热不仅是急诊常见的症状，也是病人就诊常见的原因之一。

一、病因

感染性发热	各种病原体的细菌、病毒、肺炎支原体、立克次体、真菌及寄生虫等侵入体内
非感染性发热	坏死组织吸收、变态反应、内分泌与代谢疾病、心力衰竭或某些皮肤病、体温调节中枢功能失常、自主神经功能紊乱，如原发性低热、感染后低热、生理性低热等

二、急诊检查

一般检查	（1）多次测量体温 （2）血常规（全血细胞计数） （3）尿常规 （4）如发热原因通过查体不能明确时，可做胸片
备选检查	（1）电解质、肝肾功能、血糖 （2）血培养 （3）腹部 B 超 （4）如发热合并意识、精神状态改变，或发热合并头痛时，可做头颅 CT 和（或）腰椎穿刺

三、急诊处理措施

1. 退热、降温 0.5～1 小时后，应再测体温，以观察降温效果。体温如果突然下降，应考虑病情有变化，需及时采取急救措施。

2. 一般体温<39℃时，不必退热治疗（高热惊厥儿童及有心肺或脑功能

不全的病人例外），因退热治疗可能对体温变化和其他临床征象形成干扰，掩盖基础疾病。常用的退热药物会有不良反应。

3. 退热过程中均伴有出汗，为防止虚脱，应让病人多饮水。

4. 物理降温应用及注意事项

（1）体温较高或运用药物降温效果不理想时多用物理降温。

（2）中枢性高热、严重肝病或中暑等不能运用药物降温。

（3）物理降温应选择温热水浴，其目的是避免出现寒战，但中暑病人应使用冷水浴。

5. 护理要点

（1）高热病人应卧床休息，饮食清淡、易消化、少量多餐。鼓励病人多饮水，多吃新鲜水果和蔬菜。

（2）适当及时地补充液体，防止虚脱。

（3）观察生命体征变化，注意高热惊厥病人使用镇静药的观察。

（4）注意水、电解质紊乱情况。

（5）口服退热药物时，观察病人有无胃肠道反应，如消化道出血等不良反应。

四、流程图

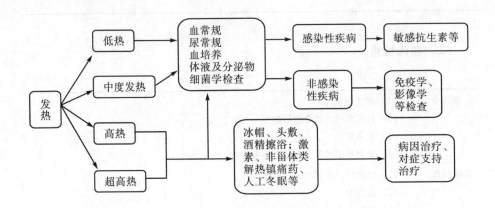

五、注意事项

1. 对发热病人应定期监测体温，进行记录；热度的高低、时限、热型与演变对诊断和预后有参考价值。

2. 仔细询问病史，尤其是伴随症状，伴随症状越多，越有利于诊断和鉴别诊断。此外还应注意流行病学资料的采集。

3. 重视全面的体格检查及有关实验室检查资料。

4. 在长期发热的鉴别诊断中，首先应考虑常见疾病的不寻常表现，然后考虑少见或罕见病。

5. 关于治疗性试验，如甲硝唑或氯喹用于早期阿米巴痢疾可取得良好疗效；怀疑结核病者，一般需用充足的抗结核治疗2~3周方能决定其疗效。但是，对大多数发热病例来说，治疗性试验并无价值。

6. 滥用抗生素、激素及解热药，会扰乱体温曲线，掩盖病情，耽误诊断与治疗，尤其是激素可能产生不良的副作用，可增加病情的复杂性。

第二节　呼 吸 困 难

呼吸困难是指病人感到空气不足或呼吸急促，并出现呼吸费力，呼吸肌及辅助呼吸肌参与呼吸运动，通气增加，呼吸频率、深度与节律都发生变化。严重者可呈端坐呼吸及发绀。

一、病因

呼吸系统疾病	大气道堵塞、哮喘、慢性阻塞性肺病、支气管炎、肺水肿、肺炎、成人型呼吸窘迫综合征（ARDS）、气胸、肺栓塞、肺动脉高压、胸腔积液等
心源性疾病	心力衰竭、急性心肌梗死、心肌炎、心律失常、心肌病等
神经肌肉疾病	重症肌无力、格林-巴利综合征
血液系统疾病	贫血、输血反应等
中毒	酸中毒、一氧化碳中毒、亚硝酸盐中毒
其他	妊娠、肥胖、创伤、发热、腹腔积液、中暑、高山病等

二、急诊检查

呼吸频率、深度、节律	（1）呼吸频率加快见于呼吸系统疾病、心血管疾病、贫血、发热等，减慢是呼吸中枢受抑制的表现，见于麻醉、安眠药中毒、颅内压增高、尿毒症、肝性脑病等 （2）呼吸加深见于糖尿病及尿毒症酸中毒，呼吸变浅见于肺气肿、呼吸肌麻痹及镇静剂过量 （3）出现潮式呼吸等呼吸节律异常反映呼吸中枢兴奋性降低，病情严重
体位	病人的体位姿态常能提示诊断线索，充血性心力衰竭病人多为端坐呼吸，胸腔积液病人常喜患侧卧位，而气胸病人则采取健侧卧位，肺气肿有呼吸困难的病人往往静坐吹气，肺水肿病人惊恐躁动，大块肺梗死病人突然惊呼
呼吸受限	吸气性呼吸困难多见于上呼吸道不完全阻塞及肺顺应性降低；呼气性呼吸困难多见于下呼吸道不完全阻塞；吸气与呼气均感困难多见于胸腔积液、气胸、呼吸肌麻痹、胸廓限制性疾病

三、急诊处理措施

1. 发作性呼吸困难的病人应吸氧，严重病人应面罩给氧，根据 PaO_2、SPO_2 调节用氧浓度，观察缺氧、发绀、呼吸困难改善情况。

2. 监测呼吸、心率、血压、心电图、血气等，保持呼吸道的通畅，及时清除异物、分泌物、血凝块等，必要时需配合医生做环甲膜穿刺、气管切开、进行机械通气。

3. 确保静脉通路通畅，及时遵医嘱用药、观察用药效果和药物的不良反应。

4. 气胸病人应尽快配合明确诊断，采取胸腔穿刺抽气；心力衰竭病人配合给予强心、扩血管、利尿等急救处理；肺梗死病人配合溶栓、抗凝治疗等。

四、流程图

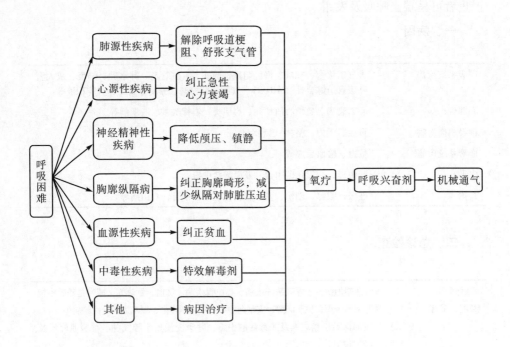

五、注意事项

呼吸困难既是症状，也是体征，所以诊断时一目了然；但病因诊断有时却非常困难，需要周全思考，细致检查，相互鉴别，避免误诊。呼吸困难的发生，有时是逐渐进展的，要详细询问病史，系统检查，动态观察，明确诊断；但有时突然发生，危及生命，则应善于抓住主要矛盾，当机立断，进行抢救，并在抢救过程中做必要的各种检查，以验证诊断是否正确。

第三节　昏　迷

　　昏迷是由于脑功能受到极度抑制而意识丧失和随意运动消失，并对刺激无反应或出现异常反射活动的病理状态，是意识障碍最严重的阶段。昏迷分为浅、中、重度。

一、病因

颅内疾病	脑出血、脑梗死、蛛网膜下腔出血、颅脑外伤、颅内感染、癫痫性昏迷等
颅外疾病	（1）缺氧-缺血性脑病：肺部疾病、高山病、窒息、一氧化碳中毒、严重贫血、心律失常、心脏停搏、急性心肌梗死、充血性心力衰竭、肺梗死、休克、夹层动脉瘤、高血压脑病、弥散性血管内凝血等 （2）代谢性脑病：肝性昏迷、肾性昏迷、肺性脑病、糖尿病酮症酸中毒、低血糖、高血压脑病、黏液性水肿与甲状腺危象、水、电解质与酸碱平衡紊乱等 （3）外源性中毒：药物中毒、化学物质中毒及动、植物中毒等
其他	如中暑、败血症、癌症、肠套叠、子痫等

二、急诊检查

一般检查	（1）对昏迷病人必须首先进行生命体征的监测，包括体温、脉搏、呼吸、血压等。昏迷伴发热多见于脑炎、脑膜炎、肺炎或败血症等感染性疾病，体温过低见于休克、中毒、肾上腺皮质功能减退等。严重的脉搏过缓、过速或节律不齐提示心源性因素 （2）不同水平的脑部结构损害可引起不同特征的呼吸异常。血压显著升高常见于脑出血、高血压脑病，血压降低见于休克、Admas-Stokes综合征 （3）此外尚需注意头、面部有无伤痕及头颅骨折、心脏杂音、心律、心率、肺部啰音、肝脾肿大、腹腔积液征、腹肌紧张、水肿等，并注意检查眼、耳、鼻、口腔及咽部、皮肤、黏膜等
神经系统检查	（1）根据言语对答、疼痛刺激、反射情况，来判断意识障碍程度；意识障碍程度一般可分为意识模糊、嗜睡、昏睡、昏迷 （2）眼部体征：眼球运动随昏迷的加深逐渐消失；昏迷病人瞳孔大小、对称性及对光反射对昏迷病人的病因、定位及病情的判断具有重要意义；眼底检查视盘水肿提示颅压增高 （3）生理反射、病理反射及脑膜刺激征的检查对区别局限性、弥漫性颅内病变及脑膜疾病十分重要。此外还应注意体位、肢体姿势、不自主运动及肌张力
辅助检查	（1）血常规对贫血、出血性疾病、感染等病症的诊断有重要意义 （2）血糖、尿糖及酮体异常多为糖尿病性昏迷 （3）血尿素氮、肌酐升高见于尿毒症性昏迷 （4）肝性脑病可出现肝功能异常 （5）血电解质、酸碱度、渗透压测定有助于发现电解质紊乱、酸碱平衡失调、高渗或低渗血症 （6）心源性疾病多有心肌酶谱和心电图的改变 （7）脑脊液的检查对颅内出血、感染性疾病的鉴别诊断十分重要 （8）脑电图异常一般为癫痫性昏迷 （9）CT检查对颅内出血、损伤、脑梗死、脑肿瘤、炎症、脑水肿等的诊断具有快速、准确、方便等优点

三、急诊处理措施

1. 将病人置于安静、安全的室内，防止意外，注意保暖。

2. 吸氧，保持呼吸道通畅，取仰卧位，头偏向一侧，舌后坠或分泌物吸入气道，随时吸痰，必要时气管插管或气管切开。

3. 严密观察病情变化，注意意识、瞳孔、体温、脉搏、呼吸、血压的变化。

4. 严密记录 24 小时出入量，维持水、电解质及酸碱平衡。

5. 给予扩容纠酸及血管活性药物，以防治循环衰竭。

6. 治疗脑水肿和脑疝，给予脱水剂。

7. 制止全身性抽搐，可适当选用地西泮（安定）及苯巴比妥等药物。

8. 降低脑代谢、减少氧耗量。

9. 应用脑细胞代谢促进药物。

四、流程图

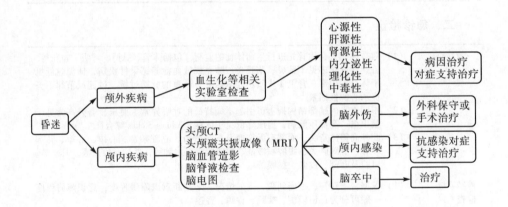

五、注意事项

昏迷病人的护理直接关系到病人的诊断、治疗、合并症和病情康复，是绝对不能忽视的一个救治环节。除密切观察病情变化、医护协作外，还应注意呼吸道、眼睛、口腔、泌尿道、消化道、皮肤、营养等护理。

第四节 腹 痛

腹痛是由于各种原因引起的腹腔内外脏器的病变而表现为腹部的疼痛。腹痛可分为急性与慢性，包括炎症、肿瘤、出血、梗阻、穿孔、创伤及功能障碍等。急性腹痛又称急腹症，具有起病急、发展快、病情重、病因复杂等特点。

一、病因

腹腔脏器的病变	（1）炎症：急性胃炎、肠炎、胰腺炎、胆囊炎等
	（2）溃疡：胃与十二指肠溃疡
	（3）穿孔：胃肠、胆囊穿孔
	（4）梗阻和扭转：肠梗阻、输尿管结石梗阻、卵巢囊肿蒂扭转
	（5）破裂：异位妊娠子宫破裂、脾破裂
	（6）血管病变：腹主动脉瘤、肠系膜动脉血栓形成
	（7）其他：急性胃扩张、肠痉挛
腹腔外脏器与全身性疾病	（1）胸腔疾病：急性心肌梗死、心包炎、胸膜炎、带状疱疹
	（2）变态反应性疾病：腹型紫癜症
	（3）中毒及代谢性疾病：铅中毒、糖尿病酮症酸中毒
	（4）神经系统疾病：神经官能症、经前紧张症

二、急诊检查

应查明是全腹压痛还是局部压痛	全腹压痛表示病变弥散，如弥漫性腹膜炎。局部的压痛往往能提示病变的所在，如麦氏点压痛为阑尾炎的体征等
检查压痛时注意有无肌紧张与反跳痛	肌紧张往往提示为炎症，反跳痛则表示病变（通常是炎症——包括化学性炎症）涉及腹膜
检查有无肿块	如触及有压痛和边界模糊的肿块，提示有肿瘤的可能性。肿瘤性的肿块质地皆较硬。肠套叠、肠扭转、闭袢性肠梗阻亦可扪及病变的肠曲，小儿小肠中的蛔虫团、老人结肠中的粪便亦可能被当作"肿块"
注意有无胃肠型病变	在腹壁上看到胃形、肠形病变，是幽门梗阻、肠梗阻的典型体征。听到亢进的肠鸣音提示肠梗阻，而肠鸣音消失则提示肠麻痹
下腹部和盆腔的病变检查	需做直肠指诊、右侧髂窝触痛或扪及包块，提示阑尾炎或盆腔炎。直肠子宫隐窝饱满、子宫颈有举痛可能提示宫外孕子宫破裂
其他	心和肺功能及体温、脉搏、呼吸、血压均必须检查

三、辅助检查

血、尿、粪的常规检查	血常规中白细胞总数及中性粒细胞增高提示炎症性病变。尿中出现大量红细胞提示泌尿系结石、肿瘤或外伤
血液生化检查	血液淀粉酶增高提示为胰腺炎，是腹痛鉴别诊断中最常用的血液生化检查。血糖与血酮的测定，可用于排除糖尿病酮症引起的腹痛
腹腔穿刺液的常规及生化检查	腹痛诊断未明但发现腹腔积液时，必须做腹腔穿刺检查。穿刺所得液体应送常规及生化检查，必要时还需作细菌培养
X 线检查	腹部 X 线平片检查在腹痛的诊断中应用最广。若膈下发现游离气体，多提示胃肠道穿孔。肠腔积气扩张、肠管中多数液平则可诊断肠梗阻。输尿管部位的钙化影可提示输尿管结石
B 超与 CT 检查	对肝、胆、胰疾病的鉴别诊断有重要作用
内镜检查	可用于胃肠道疾病的鉴别诊断

四、急诊处理措施

腹痛是一个症状，治疗腹痛应查明病因，针对引起腹痛的疾病进行治疗。有时腹痛及伴发的各种症状严重，在查明病因、实施病因治疗的同时还必须对这些症状给予积极的治疗。包括：

1. 若有休克，需给予积极抢救，因出血引起者，根据症状，应适量输血。

2. 若疑有胃肠道梗阻、穿孔、胃扩张、急性胰腺炎等应立即禁食，并行胃肠减压，同时给予输液治疗。

3. 若有水、电解质、酸碱平衡紊乱，应立即予以纠正。

4. 应用广谱抗生素以预防与控制可能已发生的感染。

5. 在诊断未明时仅可酌情适量应用解痉止痛剂，以免掩盖病情延误诊断。若诊断已明确为胆绞痛、肾绞痛等则可以用强镇痛剂与解痉止痛药合用。如已确诊为肝癌结节破裂等，可用些麻醉剂以使疼痛缓解。

五、流程图

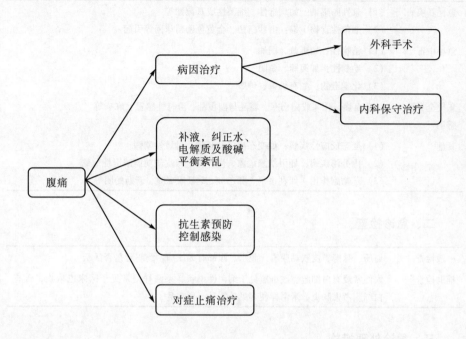

六、注意事项

1. 在诊断不明时，为免掩盖病情，禁用强效镇痛剂。
2. 老年人上腹痛应注意有无患心肌梗死。
3. 有糖尿病病史的病人，应排除酮症酸中毒。
4. 女性病人下腹痛应考虑妇科疾病。

第五节　腹　　泻

腹泻是一种常见症状，是指肠黏膜的分泌旺盛与吸收障碍，肠蠕动加快，致排便频率增加，粪质稀薄，含有异常成分。按病程时间可分为急性腹泻（2周以内）、迁延性腹泻（2周至2个月）、慢性腹泻（2个月以上）。

一、病因

急性肠疾病	(1) 急性肠感染：如病毒性、细菌性或真菌性等
	(2) 细菌性食物中毒：由沙门菌、金黄色葡萄球菌等引起
急性中毒	(1) 植物性：如毒蕈、桐油
	(2) 动物性：如河豚、鱼胆
	(3) 化学毒物：如有机磷、砷等
急性全身性感染	如败血症、伤寒或副伤寒、霍乱与副霍乱、流行性感冒、麻疹等
其他	(1) 变态反应性疾病：如变态反应性肠病、过敏性紫癜
	(2) 内分泌疾病：如甲状腺危象、慢性肾上腺皮质功能减退性危象
	(3) 药物副作用：如利血平、胍乙啶、5-氟尿嘧啶、新斯的明等

二、急诊检查

一般检查	血压、脉搏、皮肤黏膜有无脱水、腹部有无压痛、肠鸣音是否活跃
辅助检查	大便常规有白细胞、红细胞见于细菌性痢疾，果酱样便常见于阿米巴痢疾，含有白细胞考虑肠炎，米泔样便多见于霍乱、副霍乱

三、急诊处理措施

病因治疗和对症治疗都很重要。在未明确病因之前，要慎重使用止泻药和止痛药，以免造成误诊耽误病情。

病因治疗	抗感染：大肠杆菌、志贺菌属、沙门菌、弯曲杆菌等所致的腹泻可用复方新诺明、喹诺酮类（诺氟沙星、氧氟沙星、环丙沙星）治疗。艰难梭菌感染所致的腹泻可用甲硝唑或万古霉素治疗。肠结核所致的腹泻应选用三联或四联抗结核治疗。阿米巴痢疾所致的腹泻可选用甲硝唑治疗
对症治疗	(1) 纠正水电解质平衡紊乱：轻度脱水者用口服液补充液体，病情较重者则应静脉补液。根据脱水的性质和血清电解质状况补充氯化钠、氯化钾。有酸碱平衡紊乱者亦应及时纠正
	(2) 纠正营养失衡：根据病情可以补充维生素、氨基酸、脂肪乳剂等营养物质。有缺铁、缺钙者亦应及时补充
	(3) 黏膜保护剂：思密达、硫糖铝等具有保护黏膜的作用，可用于感染性或非感染性腹泻，可口服亦可灌肠
	(4) 微生态制剂：可以调节肠道菌群，用于急、慢性腹泻。常用微生态制剂有嗜酸乳酸杆菌、双歧杆菌
	(5) 止泻剂：有药用炭、氢氧化铝凝胶，感染性腹泻者禁用
	(6) 止痛剂：654-2 等具有良好的解痉作用，但青光眼、前列腺肥大者慎用

四、流程图

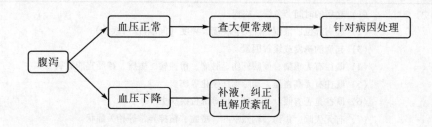

五、注意事项

1. 发病后切忌随意服药，应前往医院查明腹泻病因，在医生的指导下用药。
2. 年老体弱者腹泻易发生脱水、血压下降及心脑血管并发症等，应及时就医。

第六节 头 痛

头痛是常见症状，是指不局限于一个神经分布范围的头部各个部分的疼痛。头痛分为原发性、继发性。

一、病因

颅内病变	（1）感染：脑膜炎、脑炎、脑膜脑炎、脑脓肿
	（2）血管病变：蛛网膜下腔出血、脑出血、脑血栓形成、高血压脑病、脑栓塞、脑供血不足、脑血管畸形、血栓闭塞性脉管炎
	（3）占位性病变：脑肿瘤、颅内转移瘤、颅内白血病浸润、颅内囊虫病或包虫病
	（4）颅脑外伤：脑震荡、脑挫伤、颅内血肿、硬膜下血肿、脑外伤后遗症
	（5）其他：偏头痛、丛集性头痛、癫痫性头痛
颅外病变	（1）颅骨疾病：颅底凹入症、颅骨肿瘤
	（2）颈椎病及其他颈部疾病
	（3）神经痛：三叉神经、舌咽神经及枕神经痛
	（4）眼、耳、鼻和齿疾病所致头痛
全身性疾病	（1）急性感染：流感、伤寒、肺炎等发热疾病
	（2）心血管疾病：高血压病、心力衰竭等
	（3）中毒：酒精、一氧化碳、重金属盐、药物中毒等
	（4）其他：贫血、尿毒症、低血糖、肺性脑病、系统性红斑狼疮、月经期及绝经期头痛、中暑等
其他	神经官能症、神经衰弱及癔症性头痛

二、急诊检查

病史	(1) 起病的时间、急缓、病程
	(2) 起病部位、范围、性质、程度、频度（间歇性/持续性）
	(3) 起病的诱发或缓解因素
	(4) 既往有无感染、颅脑外伤、肿瘤、精神病、癫痫、神经官能症病史
	(5) 既往有无高血压、动脉粥样硬化等病史
	(6) 既往是否有眼、耳、鼻、齿等部位疾病史
	(7) 有无失眠、焦虑、剧烈呕吐、嗜睡、精神异常等相关症状
	(8) 有无头晕、眩晕、晕厥、出汗、抽搐、视力障碍、感觉或运动异常、意识障碍
	(9) 病人的职业特点、毒物接触史
	(10) 既往治疗经过及对药物的反应
体格检查	(1) 生命体征，如是否有呼吸、血压、心率是否平稳
	(2) 注意意识是否清醒
	(3) 是否存在阳性神经系统检查体征
	(4) 疼痛与头的位置是否相关
辅助检查	根据病情选做下述检查：
	(1) 血、尿、粪便三大常规检查
	(2) 血电解质、血糖、血气检查
	(3) 脑电图检查
	(4) 头颅 CT 检查
	(5) 头颅 MRI 和磁共振波谱检查法
	(6) SPECT 检查
	(7) PET 检查
	(8) 脑功能定位
	(9) 腰穿 CSF 检查

三、急诊处理措施

急性发作的剧烈头痛伴意识丧失病人	立即给予基本生命支持；保持气道通畅、呼吸循环支持；密切监测意识状态，生命体征和血氧饱和度等
遵医嘱配合处理的紧急情况	（1）颅内高压者的处理：首先应卧床休息、以避免头颈扭曲；然后进行脱水药静脉滴注，注意电解质、心肾功能；急救过程中应避免引起颅内高压的其他因素，如激动、用力、呼吸道不通畅、咳嗽 （2）高血压急性阶段的监测：每 15～30 分钟监测 1 次血压和脉搏，同时注意测量双侧血压
使用镇痛药病人	（1）注意观察药物的治疗效果及引起的不良反应 （2）注意药物成瘾性，不能推荐病人自行使用
精神性头痛病人	应予以心理治疗

四、流程图

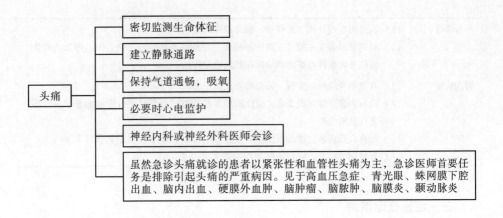

第七节　胸　痛

　　胸痛主要是由胸部疾病所引起的，少数由其他部位的病变所致。急性胸痛是急诊科很常见的一种病症，因为它包括了一组致命的疾病，所以急性胸痛是应该高度重视的病变。其特点是起病急、变化快、病死率高。急性胸痛的预后与抢救是否及时有关。

一、病因

炎性病变	（1）胸壁的炎性感染：如带状疱疹、胸壁软组织炎、肋软骨炎、肋间神经炎、肩关节周围炎等
	（2）胸腔内脏器感染：如胸膜炎、肺炎、心包炎、纵隔炎、食管炎、膈下脓肿等
血供失常	心绞痛、心肌梗死、肺梗死等
机械压迫、刺激和损伤	主动脉瘤侵蚀胸骨、肥厚性脊椎炎时增生骨疣压迫脊神经根、胸腔内肿瘤的膨胀或压迫、气管与食管内异物的刺激和胸部外伤等
化学刺激	胃酸反流性食管炎，腐蚀剂引起的食管炎及毒气引起的气管、支气管炎等
自主神经功能失调	过度换气综合征、心脏神经官能症、贲门痉挛等
其他	邻近器官病变的反射痛或牵涉痛

二、急诊检查

一般检查	（1）胸壁炎症或外伤，由视诊、触诊即可确定
	（2）胸内脏器病变一般需仔细体格检查。特别是心脏的视、触、叩、听诊，对先天性及风湿性心脏病的诊断往往起决定作用
辅助检查	（1）有发热者应查血常规，必要时查血沉
	（2）疑有胸膜或肺部病变者，应作胸部 X 线检查。必要时进行痰液细胞学及纤维支气管镜检查
	（3）疑有心脏病者，做心电图，并且查 CK、CK-MB、AST 及肌钙蛋白 T 等
	（4）疑有胸椎病者，应做胸椎 X 线检查

三、急诊处理措施

1. 胸痛病人就诊时，应比其他病人优先得到处理。对有胸痛病人都应按照疑诊急性心肌梗死或主动脉夹层来快速分诊、检查。

2. 胸痛病人必须常规测量双侧血压，以利于筛查主动脉夹层及减少在排除高血压和休克时血压人为测量的误差。

3. 胸痛病人通常必须做心电图检查，当心电图有缺血改变，立即加做右心室和后壁导联；一旦被怀疑是急性心肌梗死应立即限制其活动，并同时给予心电监护、吸氧、建立静脉通道，准备好除颤器，并同时向病人家属告知病情。

4. 止痛对胸痛病人来说非常重要，常用止痛药物为吗啡，因其不仅有镇痛作用，还具有扩张血管、镇静的作用。但在使用时应观察效果，注意其不良反应的发生，并及时汇报医生处理。

5. 对不能排除心绞痛或急性心肌梗死的胸痛，不仅需密切观察生命体征且应注意 ECG 的改变，还需跟踪心肌酶标志物的检验结果。

四、流程图

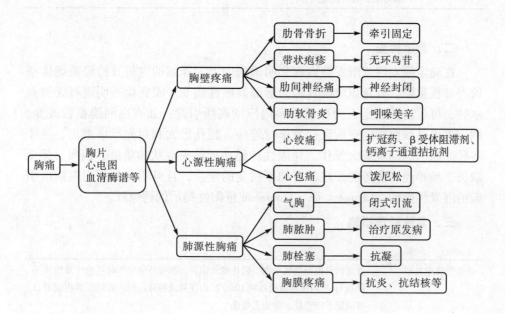

五、注意事项

因急性胸痛的病因涉及内、外科几十种疾病，所以在确定诊断时，应密切结合病史，首先考虑常见的严重胸痛疾病。有胸部外伤史应主要考虑肋骨骨折、肺挫伤及血胸、气胸等疾病；无胸部外伤史病人应依次考虑冠心病、主动脉夹层动脉瘤、急性心包炎、自发性气胸、急性肺梗死、肋间神经痛、肋软骨炎、严重主动脉瓣关闭不全等疾病。这样有利于对严重胸痛疾病及时作必要的处理。

第八节　抽　搐

抽搐是指身体的全部或局部肌肉不自主快速、阵发性收缩，有强直、阵挛等多种表现形式，在临床上其特点表现为发作突然和反复发作。常为持续性发作。

一、病因

局部性疾病	癫痫、脑外伤、颅内感染、寄生虫病、血管性疾病、肿瘤、先天性异常
全身性疾病	感染、缺氧、代谢、心源性缺血、营养及内分泌疾病、中暑、中毒、触电、子痫、结缔组织病、破伤风等

二、急诊检查

在确定原发性或继发性癫痫和明确病因上，详细的内科及神经系统体格检查都很重要。有意识障碍者多为脑部器质性病变。眼底检查明确有无视盘水肿，可了解抽搐是否为肿瘤等颅内压增高所引起；如有视网膜血管改变，则应考虑是脑血管病变所致；发作时若病人瞳孔散大和对光反应消失，见于各种原因引起的癫痫大发作。局限性神经功能缺失症状如单瘫、偏瘫、感觉缺失、颅神经麻痹等的发现，有助于病变的定位，且可明确为颅内疾病所引起的继发性癫痫。Chvostek 征、Trousseau 征阳性提示低钙惊厥。

三、急诊处理措施

抽搐的急诊处理	首要的是控制抽搐发作，防止意外伤害。抽搐持续发作时可给予苯巴比妥钠 0.1g 肌内注射或地西泮 10mg 肌内注射或静脉注射。需用压舌板或开口器固定于白齿处，防止舌咬伤
防治并发症	常见的并发症有脑水肿、肺炎、电解质紊乱、酸中毒、呼吸和循环衰竭、休克等，要及时预防和治疗
治疗原发病	抽搐可由多种原因引起，如颅内感染、中毒、脑肿瘤等，应针对病因进行治疗
一般治疗和护理	应密切注意病人的体温、呼吸、脉搏、血压和病情变化。高热时用物理降温，如病人发生发绀，应及时吸氧，清除口咽部分泌物，以防止吸入而产生肺炎或窒息，注意营养和液体的补充，可给予广谱抗生素以预防感染

四、流程图

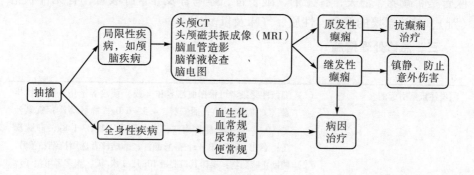

五、注意事项

对病史明确及抽搐发作时伴有神经系统症状或全身性症状，如发热等，诊断并不困难，但对初发病例，即使脑电图有异常改变，也应仔细进行必要的相关检查，明确病因，不能武断诊断为原发性癫痫，贻误病情。

第九节 咳嗽、咳痰

咳嗽是人体的一种保护性反射动作，呼吸道的病理性分泌物和从外界吸入呼吸道的异物可借咳嗽反射运动而排出体外。咳痰是呼吸道内病理性分泌物凭借支气管上皮的纤毛运动，支气管肌肉的收缩与咳嗽时气流冲动，将呼吸道内分泌物从口腔排出的动作。

一、病因

呼吸道疾病	咽喉、气管、支气管和肺等呼吸道各部位在吸入冷、热空气，氯、溴、酸、氨等刺激性气体及异物，炎症、出血、肿瘤等的刺激后，均可引起咳嗽
胸膜疾病	胸膜炎或自发性气胸、胸腔穿刺等使胸膜受到刺激时，也引起咳嗽
心血管疾病	当二尖瓣狭窄或其他原因所致左心力衰竭引起肺淤血、肺水肿或右心瓣膜赘生物，附壁血栓及体循环静脉栓子脱落引起梗死时，也是引起咳嗽的常见病因
中枢神经因素	脑炎、脑膜炎时所致的咳嗽

二、急诊检查

了解病人的生命体征，测血压、脉搏、呼吸、体温，观察病人的神志及意识状态。有无呼吸急促、吸气性或呼吸性呼吸困难及三凹征，有无口唇、甲床发绀，颈部、锁骨上淋巴结肿大，气管移位，是否桶状胸，两肺听诊呼吸音是否减弱、消失，有无干、湿啰音、哮鸣音及异常呼吸音，有无杵状指（趾），并注意痰的颜色、性质、气味及量。

三、急诊处理措施

因炎性疾病引起的	（1）细菌性感染者可根据血培养和（或）痰培养选用：敏感抗生素（如青霉素类）；丽安林，4.5～6.0g，静脉滴注；氧氟沙星，0.2～0.4g，静脉滴注；克林霉素，1.2～1.8g，静脉滴注；泰能，0.2～0.4g，静脉滴注，肺结核者选用抗结核治疗
	（2）辅助止咳药物：泰诺其口服液10ml，3次/天，痰多者可给予沐舒坦静脉滴注或溴己新口服，干咳无痰者可予喷托维林口服
因左心力衰竭引起的	应控制心力衰竭进行强心、利尿、扩血管处理
因中枢神经系统疾病引起的	应控制中枢神经系统疾病以及进行脱水处理再辅助止咳药物

四、流程图

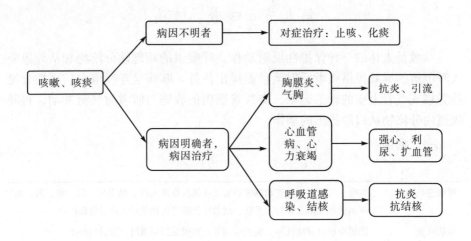

第十节 咯 血

咯血是指喉以下，气管、支气管或肺组织出血，并经口腔咯出；咯血大多数来源于支气管动脉，少数来源于肺动脉。咯血是一种临床常见症状，常由呼吸、循环系统疾病所致，有时也可由外伤、其他系统的疾病或全身性因素引起。咯血量的多少视病因或病变性质而定。

一、病因

呼吸系统疾病	如支气管扩张、肺结核、肺癌、肺炎、肺栓塞、肺脓肿、肺真菌病等
循环系统疾病	如风湿性心脏病（二尖瓣狭窄）、急性左侧心力衰竭等
外伤	如胸部的挫伤、刺伤、肋骨骨折、医疗操作（胸腔或肺穿刺、支气管镜检查）引起损伤
其他	如血液病、急性传染病（流行性出血热、肺型鼠疫等）等

二、急诊检查

有黏膜、皮下出血等全身出血倾向者要考虑血小板减少性紫癜、白血病、血友病等；老年病人有锁骨上淋巴结肿大要注意肿瘤的肺内转移；肺部听到局限性哮鸣音提示支气管有狭窄、阻塞现象，常由肿瘤引起；肺部湿性啰音可能是肺部炎性病变的体征，也应考虑是否为血液存积在呼吸道所致；杵状指（趾）多见于支气管扩张、慢性肺脓肿、先天性心脏病。

三、急诊处理措施

咯血的处理	（1）小量咯血：告知病人不要紧张、应放松、卧床休息，遵医嘱合理用药，观察有无继续咯血的情况。禁用吗啡，以免抑制咳嗽反射，引起窒息 （2）大咯血：注意预防病人呼吸道阻塞。①安慰病人，消除情绪紧张，鼓励把血咯出，避免喝热饮料；②采取头低患侧侧卧位，避免血液流向健侧；③吸氧，监测生命体征、血氧饱和度，保持气道通畅；④准备好抢救物品、仪器
止血药的应用及观察	治疗大咯血的首选药为垂体后叶素，缓慢静注。使用时需注意有无不良反应，如面色苍白、心悸、胸闷、腹痛等
支气管动脉栓塞术	药物治疗不能控制咯血且又无手术指征者，应做选择性支气管动脉造影确定病变血管，以进行治疗性栓塞 栓塞治疗的指征有：病变范围广泛或心肺功能损害且不能耐受手术者；肺切除术后又大咯血者；诊断不明且需及时止血者；无条件进行急诊手术的大咯血者 应注意防治栓塞术的严重并发症，如脊髓损伤
肺切除术	经各种药物治疗但仍有大量咯血，已严重威胁病人生命时，应考虑肺切除术，以彻底消除出血源
并发症处理和急救配合	（1）窒息的抢救措施：采取头低脚高向患侧卧位，将病人头部后仰，偏向一侧，拍击病人胸背部，用吸引器吸出或用手指掏出口咽部血凝块。体位引流无效时，配合在喉镜下插入气管插管，必要时进行机械通气 （2）失血性休克的抢救措施：建立有效静脉通道，静脉加压快速补充代血浆、平衡液或输血。此外，给予抗休克血管活性药物，应注意根据血压调节滴速

四、流程图

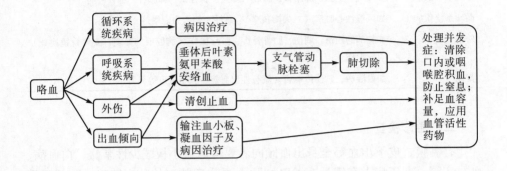

五、注意事项

1. 在诊断时，应注意与鼻咽部出血、呕血相鉴别。

2. 引起咯血的疾病繁多，最常见为肺结核、支气管扩张、支气管肺癌、肺炎、慢性支气管炎、风湿性心脏病、肺脓肿等心肺疾病，但其他全身性疾病（如血液病、过敏性紫癜等）也可引起咯血，在诊断时不容忽视。

3. 大咯血窒息是导致咯血病人死亡的主要原因，所以在抢救时应注意清除口内积血及正确的体位引流，预防窒息。

第十一节 休 克

休克是机体在各种有害因素侵袭下引起的以有效循环血容量骤减，组织灌注不足，细胞代谢紊乱，微循环障碍为特点的病理过程。休克发病急，进展快，若未能及时发现及治疗，则可发展至不可逆阶段而死亡。

一、病因

低血容量性休克	（1）失血性休克：外出血（外伤出血等）或内出血（自发性脾破裂出血、宫外孕子宫破裂出血） （2）失液性休克：呕吐、腹泻、利尿、大汗、某些饮食摄入等
感染性休克	（1）低动力型（低排高阻型）休克：多见于革兰阴性细菌感染，表现为冷休克 （2）高动力型（高排低阻型）休克：多见于革兰阳性细菌感染，表现为暖休克
心源性休克	（1）泵衰竭：急性心肌梗死、急性心力衰竭、严重心肌炎或严重心律失常 （2）血流阻塞性：心包填塞、主动脉夹层、肺动脉栓塞等
神经源性休克	是由于神经调节功能障碍，使阻力血管功能失调、血管张力下降、血管扩张、有效血容量相对不足所致的休克，如安眠药、神经节阻滞剂过量、脊髓麻痹、各种穿刺及剧烈疼痛和精神创伤等
过敏性休克	过敏原对过敏性体质者产生特异性的速发型全身性变态反应，全身细小血管扩张，通透性增加，血浆外渗致有效血容量不足所致，如药物性及生物毒性

二、急诊检查

基本检查	了解病人的生命体征，测血压、脉搏、呼吸、体温，观察病人的神志及意识状态，有无唇、甲发绀；颜面部苍白现象；皮肤黏膜有无淤斑、出血点情况；有无呼吸急促，两肺听诊呼吸音是否消失、减弱；了解心脏的节律及心率情况；有无腹部隆起，腹部有无压痛或反跳痛，腹部肠鸣音有无消失现象；女性病人要了解妇检情况，对外伤病人还要了解内脏及脑部情况
辅助检查	（1）实验室检查：呕吐物常规+潜血、大便常规+潜血（了解有无消化道出血）、心电图、心肌酶谱、肌钙蛋白（了解有无心肌梗死）、血常规（了解有无贫血及程度）。同时完善肝肾功能、血糖及电解质检查 （2）器械检查：对外伤病人要选择结合胸部 X 线或 CT 检查、腹部 X 线或 CT 检查、诊断性胸穿或腹穿检查，了解病灶所在 （3）有创及无创监测

三、急诊处理措施

一般治疗	(1) 体位：将病人头、躯干抬高 20°~30°以利呼吸，下肢抬高 15°~ 20°可防止膈肌及腹腔脏器上移而影响心肺功能，并可增加回心血量，应避免过多搬动 (2) 体温：保持体温接近正常，适当降温或保暖 (3) 尽快控制活动性出血 (4) 保持呼吸道通畅，维持呼吸功能，创伤病人可适当镇痛
扩充血容量	迅速建立 1~2 条输液通道，一般先迅速输入晶体液以增加回心血量和心搏输出量，后输胶体液，以减少晶体液渗入血管外第三间隙
消除病因	消除一切引起休克的病因
纠正酸碱平衡紊乱	休克病人大多会伴有酸中毒，需视病情纠正酸中毒，可根据血气分析结果，给予碳酸氢钠静脉滴注
血管活性药物和强心药物的应用	(1) 多巴胺：20~40mg 加入 250~500ml 等渗盐水或葡萄糖液中，静脉滴注，血压平稳后减慢滴速或停止静脉滴注 (2) 毛花苷 C：0.4mg，加入 20ml 5% 葡萄糖溶液中，静脉缓慢推注
皮质激素的应用	一般用于过敏性休克、感染性休克和其他严重休克。地塞米松 10~30mg 加入 5% 葡萄糖液中静脉滴注或甲基泼尼松龙 80mg 加入适量 5% 葡萄糖溶液中静脉推注
休克并发 DIC 的治疗	低分子右旋糖酐 125~250ml 静脉滴注，每 6 小时 1 次

四、流程图

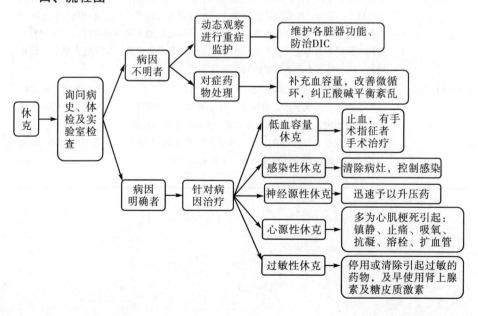

五、注意事项

休克重症病人有以下表现应警惕：

1. 过高热或过低温。

2. 无神经系统疾病，但意识异常。

3. 呼吸增快出现低氧血症和（或）代谢性酸中毒，而胸部 X 线片无明显异常。

4. 尿量减少。

5. 心率明显增快和（或）有低血压倾向。

6. 血小板减少，白细胞减少或过高，出现幼稚细胞。

7. 原因不明的肝、肾功能异常。

第十二节　呕　吐

呕吐是人体的生理性保护机制之一，是指胃或部分小肠的内容物，经过食管逆流出口腔的一种复杂的反射动作。呕吐可分为恶心、干呕、呕吐三个阶段。有时也可无恶心或干呕的前兆。

一、病因

反射性呕吐	咽部受到刺激，如吸烟、剧咳、鼻咽部炎症或溢脓等；各种原因的胃肠疾病，如急慢性胃肠炎、消化性溃疡、急性胃扩张或幽门梗阻等；肝、胆、胰与腹膜疾病，如急性肝炎、肝硬化、肝淤血等；心血管疾病，如急性心肌梗死、休克、心功能不全等；其他原因，如青光眼、肾绞痛、盆腔炎、急性传染病、百日咳等
中枢性呕吐	中枢神经系统疾病，如中枢神经感染、脑血管疾病、颅内高压症、颅脑外伤、偏头痛；药物或化学性毒物的作用；其他，代谢障碍（如低钠血症、酮症酸中毒、尿毒症）、妊娠、甲状腺危象等
前庭障碍性呕吐	晕动病、迷路炎等
神经官能性呕吐	癔病、胃神经官能症等

二、急诊检查

倾听主诉	了解呕吐的特点，呕吐物的量及性质
快速观察	观察病人精神状态、意识、面色、皮肤有无出汗、黄疸等
询问病史	(1) 呕吐的伴随症状：①腹痛：见于腹腔脏器炎症、梗阻、破裂；②头痛：见于颅内高压、脑血管病、脑肿瘤等；③头晕：见于椎基底动脉供血不足、迷路炎、梅尼埃病、晕动病等；④发热：见于胃肠道的急性感染；⑤腹泻：见于细菌性食物中毒等；⑥停经妇女：见于妊娠呕吐或妊娠剧吐；⑦胸痛：心肌梗死早期症状；⑧伴背痛：见于肾盂肾炎、肾绞痛、主动脉夹层、动脉瘤破裂等
	(2) 呕吐的特点：①呕吐伴恶心先兆，吐后感觉轻快，多见于胃、十二指肠疾病，如急性胃肠炎；②呕吐呈周期性发作，于食后一段时间出现，呕吐量大，呈喷射性，有隔夜宿食，多见于幽门狭窄或梗阻；③肠梗阻表现为呕吐剧烈伴恶心，有肠绞痛与肛门停止排气排便；④糖尿病、甲状腺功能亢进、尿毒症病人伴呕吐及病情加重，应注意是否糖尿病酮症、甲状腺危象、尿毒症等；⑤妊娠高血压综合征在妊娠 20～24 周后，出现恶心、呕吐、高血压水肿、蛋白尿等症状
分诊检查	生命体征、神志意识、神经状态。有无头痛、头晕，面色有无苍白，心率增快或减慢、血压下降等；观察皮肤有无出汗、黄疸，皮肤弹性是否良好；腹痛的部位，触诊有无压痛、反跳痛、腹肌紧张

三、急诊处理措施

1. 掌握呕吐的特点，观察呕吐的量及性质，及时详细记录并报告医生进行有关的治疗，对症处理。

2. 针对不同病因引起的呕吐对症治疗，如由颅内高压症引起，可进行脱水治疗（20%甘露醇、呋塞米）；如糖尿病酮症酸中毒，可用胰岛素降低血糖水平。

3. 观察解痉、止吐药的疗效及不良反应。

4. 呕吐次数多，严重脱水的病人，除遵医嘱及时输液补充容量，纠正电解质、酸碱平衡紊乱外，必要时还需配合定时化验血清电解质、血气分析等，以利观察治疗效果。

5. 对病人多关心、安慰，待其精神状态好转，逐渐给予少量多次的流质饮食。

6. 对于病情危重，积极治疗无效者；体温持续在 38℃ 以上；伴有精神症状出现者，应积极配合抢救，采取相应的治疗、护理等措施。

四、流程图

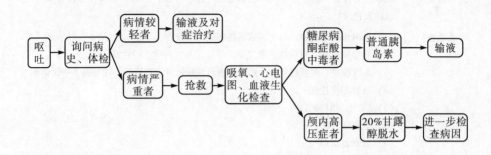

五、注意事项

妊娠呕吐与酒精性胃炎的呕吐常于清晨发生。胃源性呕吐一般与进食、饮酒、服用药物等有关，常伴恶心，吐后感觉轻松。喷射性呕吐常见于颅内高压症，常无恶心的先兆，呕吐后不感觉轻松。呕吐物如为大量宿食，提示有幽门梗阻、胃潴留或十二指肠淤滞。腹腔疾病、心脏病、尿毒症、糖尿病酮症酸中毒、颅脑疾患或外伤等所致呕吐，一般有相应病史提示诊断。

神经官能性呕吐与精神因素密切相关，可有恶心，进食后可立即发生，呕吐一般不费力，每口吐出量不多，吐完后可再进食，营养状态无明显改变。条件反射性呕吐一般是因嗅到不愉快的气味或看到厌恶的食物而引起，也属神经官能症范畴。

第十三节　血　尿

血尿是新鲜尿沉渣每高倍视野红细胞>3 个或 1 小时尿红细胞计数超过 10 万，称镜下血尿；外观呈血样或洗肉水样，称为肉眼血尿。

一、病因

肾脏及尿路疾病	占 95%~98%，包括肾和尿路炎症、结石、肿瘤、机械性损伤、血管病变和先天畸形
全身性疾病	出血性疾病、代谢性疾病、感染性疾病和免疫因素，药物、毒物、放射性损伤
尿路邻近器官疾病	泌尿系统及邻近器官炎症的刺激、肿瘤的侵蚀
其他	特发性血尿和运动性血尿

二、急诊检查

基本检查	基本生命体征，重点是血压；腹部触诊、腰部叩诊；皮肤、黏膜；是否有双下肢水肿及程度
特殊检查	(1) 尿液细菌学检查：可对泌尿系统感染性疾病作出诊断 (2) 膀胱镜检查：可明确血尿发生的部位，并明确病变的性质 (3) X线检查：包括腹平片、静脉与逆行性膀胱肾盂造影等，均有助于明确诊断 (4) 腹部超声检查 (5) CT 或 MRI 检查 (6) 放射性肾图 (7) 肾动脉造影 (8) 肾穿刺活检 (9) 尿涂片找肿瘤细胞，对诊断尿路肿瘤引起的血尿有重要参考价值

三、急诊处理措施

病人出血量大时	(1) 监测生命体征，密切观察神志的变化、周围末梢的循环情况 (2) 建立大静脉通路，双管快速补液 (3) 急查血常规、血型、配血以备输血
止血药的使用	观察用药效果及不良反应。判断为上尿路出血时，为了避免凝血血块阻塞尿路，不宜大剂量使用止血药；使用止血药时特别要观察尿色、尿量变化
准备	协助病人正确留取标本，及时追查结果；做好各项检查及急诊手术的准备，如膀胱镜、剖腹探查前准备

四、流程图

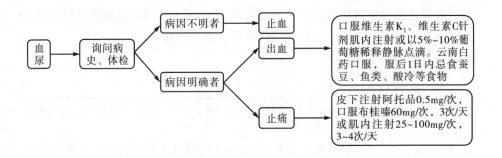

五、注意事项

注意血尿与血红蛋白尿的鉴别：血尿呈鲜红色或洗肉水色，镜检可见大量红细胞。血红蛋白尿由溶血引起呈浓茶色、红葡萄酒色或酱油色，镜检无红细胞或偶见红细胞。

第十四节　血　便

血便是指消化道出血，血液从肛门排出，颜色可呈鲜红、暗红或柏油样，或粪便带血。一般上消化道出血量在 50ml 以上即可出现黑便，发病多是由于消化道病变及其他全身性疾病引起。

一、病因

上消化道疾病	食管疾病、胃十二指肠疾病、胰腺疾病、肝胆疾病
下消化道疾病	小肠疾病，如急性出血性坏死性肠炎；结肠疾病，如细菌性痢疾、结肠癌；直肠疾病，如直肠癌；肛管疾病，如肛裂、痔疮
其他疾病	急性传染病与寄生虫病，如流行性出血热、重症肝炎、伤寒；血液病，如白血病、血友病等；维生素缺乏症，如维生素 C、维生素 K 缺乏

二、急诊检查

常规检查	（1）血压水平 （2）皮肤黏膜有无黄染、蜘蛛痣、出血点 （3）腹部有无静脉曲张，注意肝脾大小 （4）腹痛部位
辅助检查	（1）血常规：消化道出血多有血色素下降 （2）大便常规：细菌性痢疾病人大便里有大量白细胞及红细胞 （3）B 超检查：肝硬化病人的肝脏、脾脏形态大小有改变。有时伴腹腔积液形成 （4）消化道内窥镜：急性消化道出血，病因不明时可行急诊胃镜检查以明确病因

三、急诊处理措施

1. 卧床休息，注意观察神志意识，血压、脉搏情况，记录便血量、次数；注意有无发热、呕吐、腹胀情况，有无休克等并发症的发生。

2. 及时补充水、电解质等，注意预防酸碱失衡情况。

3. 因针对不同病因，给予相应的治疗：如消化道出血应给予输液、抑酸、止血；细菌性痢疾应给予抗感染治疗；直肠或结肠癌应给予输液、止血，平稳后考虑手术治疗；血小板减少性紫癜应给予输血小板治疗。

4. 注意有无腹痛加重、肠梗阻、腹膜炎表现，必要时积极配合纤维肠镜止血、手术止血等抢救措施。

四、流程图

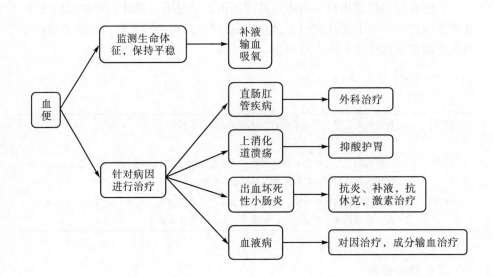

五、注意事项

伤寒与副伤寒出血常发生在夏秋季，消化性溃疡出血时多发生在秋末春初。

儿童少年便血应多注意肠套叠、直肠息肉、Meckel 憩室炎与溃疡、急性出血性坏死性肠炎、钩虫病等。

青壮年便血应多注意消化性溃疡、肠结核、局限性肠炎、伤寒与副伤寒、慢性非特异性结肠炎等。

中老年便秘应多注意结肠或直肠癌、肝硬化、胃癌、缺血性结肠炎等。直肠癌也可见于青壮年。

第十五节　黄　　疸

黄疸是各种原因引起胆红素代谢障碍，致使血液中胆红素浓度增高，症状和体征表现为皮肤、黏膜、巩膜和其他组织、体液发黄。

一、病因

溶血致胆红素生成过多	遗传性红细胞增多症、新生儿溶血、不同血型输血后
肝细胞损害影响胆红素的生物转化	病毒性肝炎、肝硬化、钩端螺旋体病
胆道阻塞破坏胆红素循环	肝肿瘤、胆结石、先天性胆道闭锁

二、急诊检查

基本检查	(1) 胆红素水平，明显升高提示梗阻：正常血清总胆红素浓度为 $1.7 \sim 17\mu mol/L$（$0.1 \sim 1.0mg/dl$），直接胆红素 $<3.4\mu mol/L$（$0.2mg/dl$），间接胆红素 $<13.6\mu mol/L$（$0.8mg/dl$） (2) 碱性磷酸酶：肝炎、肝硬化、肝外胆道梗阻、肝内胆汁淤积时升高 (3) 谷丙转氨酶：升高提示肝细胞受损 (4) γ-氨酰转肽酶（GGT） (5) 血、尿、便常规检查 (6) 腹部超声检查
备选检查	(1) 肾功能、电解质、血糖 (2) 5′-核苷酸酶：证实碱性磷酸酶升高是肝源性 (3) 白蛋白、白蛋白与球蛋白比值 (4) 凝血功能：凝血酶原时间 (5) 血淀粉酶、脂肪酶 (6) 病毒性肝炎血清学指标 (7) 肝活检 (8) 腹部CT：在诊断胰腺和腹腔内肿瘤方面优于超声 (9) 内镜下逆行胰胆管造影（ERCP）：①恶性肿瘤：管腔狭窄；②胆结石症：管腔充盈缺损；③乳头肌切开取石；④胆道梗阻时置入支架

三、急诊处理措施

黄疸病人的急诊处理主要为对因治疗。

急性溶血性黄疸者	密切观察腹痛、尿色及尿量变化，同时配合医生迅速控制溶血，静脉滴注激素和免疫抑制药；正确使用利尿药，适当应用碳酸氢钠碱化尿液，以预防和治疗肾衰竭
急性重型肝炎并发消化道出血者	需注意生命体征的变化，及时建立静脉通路做抗休克处理
怀疑急性病毒性肝炎者	应做适当隔离
对症药物的使用	注意止痛药、退热药等对症药物的使用和效果观察

四、流程图

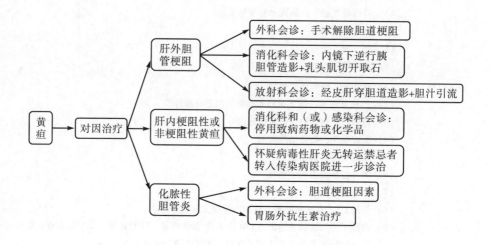

第十六节　发　绀

发绀指当皮肤或黏膜毛细血管内的血液还原血红蛋白的浓度增高，或出现高铁血红蛋白、硫化血红蛋白等异常血红蛋白时，皮肤黏膜呈现出的弥漫性青紫颜色。绝大多数的发绀是由于血液中还原血红蛋白含量增多所引起的。

一、病因

中心性发绀	（1）肺源性中心性发绀：支气管哮喘、肺炎、喉头或支气管急性梗阻、肺动脉栓塞、毒性气体中毒、急性呼吸窘迫综合征、急性肺水肿、慢性阻塞性肺气肿、尘肺特发性含铁血黄素沉着症等 （2）心源性中心性发绀：静脉血通过分流混入或掺杂至动脉血液，如先天性发绀型心脏血管畸形
周围性发绀	导致外周组织静脉淤血或动脉灌注不足的全身性疾病，如慢性充血性心力衰竭、休克、缩窄性心包炎、腔静脉阻塞综合征等。局部血流障碍，如雷诺病、下肢静脉曲张、血栓性静脉炎、弥散性血管内凝血、创伤性窒息等
化学性（混合性）发绀	异常血红蛋白或变性血红蛋白导致的发绀；药物或化学品引起的继发性高铁血红蛋白血症与硫化血红蛋白血症

二、急诊检查

发绀程度与色泽	极度发绀多见于高铁血红蛋白血症和发绀类先天性心脏病。慢性肺源性心脏病、发绀类型先天性心脏病、继发性肺动脉高压伴有右向左分流综合征的发绀往往也较明显。伴有休克或贫血者，发绀程度大多较轻微，皮肤黏膜多呈青灰色而不出现典型青紫色。真性红细胞增多症所引起的发绀，其程度也较轻，且带有紫红色泽或呈古铜色
发绀的分布	如发绀仅限于末梢部位如鼻尖、耳垂、手指、足趾等处，而温暖部位并无青紫，在加温后消失或减轻者则为周围性发绀。如身体温暖部位黏膜或口腔黏膜也同时呈现青紫，在加温后发绀并不消失则为中心性发绀
杵状指（趾）	一般情况下，慢性中心性发绀严重或明显时，多伴有杵状指（趾）。急性呼吸道疾病、后天性心脏病、变性血红蛋白血症以及真性红细胞增多症等一般都不伴有杵状指（趾）
伴随体征	充血性心力衰竭或呼吸道疾病引起的发绀常伴有显著的呼吸困难及心血管或肺部疾病本身的表现，变性血红蛋白血症的病人，发绀虽较明显或相当深，却往往毫无呼吸困难。周围循环衰竭伴有休克者，除皮肤呈青灰色外，四肢湿冷，血压下降。急性发绀多伴有意识障碍，常见于某些药物或化学品的急性中毒

三、急诊处理措施

肺源性发绀	治疗主要在于控制原发病，辅以氧疗，如鼻导管给氧、人工机械通气等
心源性发绀	治疗原则为控制心力衰竭，手术纠正先天性心血管畸形
周围性发绀	首先必须加强护理，注意保暖，治疗原发病
高铁血红蛋白血症	应立即静脉注射大剂量维生素 C、亚甲蓝等药物；有条件者可进行高压氧治疗

四、流程图

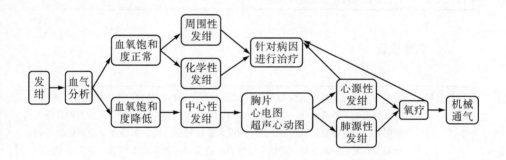

五、注意事项

贫血可因血红蛋白总量的减少而影响发绀的出现或其程度，故发绀病人并发贫血后，缺氧虽加重，但发绀反可消退或减轻。红细胞增多常使原有发绀明显加重。

第十七节 皮 疹

皮疹，又称皮损是皮肤损害体征的总称。在皮肤病、全身系统性疾病和传染性疾病的发病过程中可发生或伴有。可分为原发性和继发性，原发性皮疹是指皮肤特有的病理过程直接产生的初期表现，包括斑疹、疱疹、丘疹、脓疱、结节、风团等。继发性皮疹是原发性损害经过治疗、搔抓、继发传染和在损害修复过程中进一步产生的病变，包括鳞屑、浸渍、溃疡、糜烂、苔藓样变、萎缩等。

皮疹作为一种皮肤变化，特别是对急性传染病的诊断很重要。根据皮疹的出现情况和形状，有时可以对疾病作出诊断，而且还能成为采取相应治疗措施的依据。

一、病因

斑疹	（1）红斑：见于丹毒、麻疹、体癣、接触性皮炎、日光性皮炎、药疹
	（2）紫斑：见于过敏性紫癜、特发性血小板减少性紫癜、结缔组织病、血友病
	（3）色素减退斑：见于麻风病、梅毒、白癜风、白化病
	（4）色素增多斑：见于阿狄森病、神经纤维瘤
丘疹	常见于药物疹、猩红热、麻疹、寻常疣、体癣、皮脂腺瘤

二、急诊检查

好发部位	（1）局限性神经性皮炎多发于颈项部或四肢、腰骶
	（2）寻常型银屑病好发于头皮和肘、膝伸面和臀部
	（3）痤疮、扁平疣好发于面部
	（4）体癣多见于潮湿、受热、摩擦部位，如股根部内侧、臀部及腰部
	（5）疥疮好发于手指缝、腕屈面、腰、腹、臀部等处
	（6）寻常型原发性皮肤淀粉样变性好发于小腿伸面，其次为上背部
	（7）玫瑰糠疹好发于躯干部等处
大小和数目	大小可实际测量或用实物比喻，如针尖、针头、绿豆、蚕豆、鸡蛋大等。如水痘为绿豆大小发亮水疱，扁平疣为针头到粟粒大小的扁平丘疹，结核性溃疡常为多发
颜色	扁平苔藓常呈特殊的紫红色，荨麻疹风团呈鲜红色或瓷白色，银屑病为银白色的片状鳞屑
边缘及界限	（1）接触性皮炎皮疹限于接触部位，界限清楚
	（2）体癣呈环状扩展，境界清楚
	（3）恶性溃疡边缘隆起、外翻、坚硬
形状	（1）红斑狼疮常出现蝶形红斑
	（2）多形红斑常呈为虹膜状
	（3）扁平疣、扁平苔藓丘疹呈扁平状
	（4）病毒类疾病水疱呈多房性
	（5）神经性皮炎丘疹常与皮嵴一致，呈多角形
表面情况	（1）玫瑰糠疹皮损可直接为圆形、椭圆形的玫瑰色斑疹，表面附有少量糠秕状鳞屑，皮损中央趋向消退，呈黄褐色
	（2）钱币状湿疹为圆形或椭圆形局限性斑片、边界清楚，由群集性丘疹及小水疱组成、表面有点状渗出及痂皮
	（3）传染性疣的表面光滑，丘疹中央有脐凹
	（4）寻常型银屑病在红色丘疹上覆盖多层角白色鳞屑

续 表

坚硬度	(1) 寻常疣、扁平疣质地坚实
	(2) 结节性痒疹丘疹大如黄豆或蚕豆，表面增殖明显、粗糙、质地坚实
分布及排列	(1) 急性湿疹皮损的特点是多形性，由红斑、丘疹、水疱组成，呈对称分布，可泛发全身
	(2) 皮肤淀粉样变的斑疹和丘疹常密集但不融合，平行排列成串珠状，常呈对称分布
	(3) 带状疱疹损害为成群水疱，沿周围神经呈带状分布，一般为单侧性
皮疹的伴随症状	临床常见的伴随症状有发热，了解皮疹与发热的关系对皮疹的诊断有一定的帮助，如麻疹、风疹、猩红热、水痘是先发热后出疹。皮疹处瘙痒感重，多见于皮炎、湿疹、荨麻疹等。皮疹局部疼痛明显，可见带状疱疹、丹毒、结节性红斑、重型药疹等。皮疹伴较重的全身症状，多见于急性传染病和严重的皮肤病，如系统性红斑狼疮、药疹等

三、急诊处理措施

处理以处理原发病为主，同时辅以对症药物处理。

抗组胺药	用于各种过敏性疾病，如异丙嗪25mg 肌内注射
皮质激素	用于治疗各种变态反应和自身免疫性疾病
抗生素	常用于原发性或继发性皮肤感染。如青霉素用于淋病双球菌、螺旋杆菌感染，四环素、甲硝唑用于痤疮等
维生素类	维生素 A 用于角化过度性疾病
抗真菌药	酮康唑为广谱抗真菌药
其他	免疫抑制剂

四、流程图

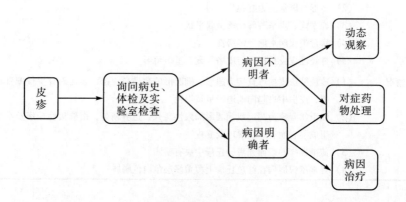

五、注意事项

检查皮疹时，应在充足的自然光线下进行，室温要适当，检查时必须尽量暴露患部，全身其他部分也应进行检查。观察皮损时，应从各个不同角度和距离进行。必要时利用放大镜、玻片压诊。

系统检查	大部分无内脏损害的皮疹病人可不做此检查，但对结缔组织病（红斑狼疮、硬皮病、皮肌炎等）、皮肤淋巴瘤、晚期梅毒、皮肤结核和某些系统性和传染性疾病的病人则需重点了解
皮肤黏膜检查	首先应检查辨认皮损种类，然后观察其特征

第十八节　腹腔积液

任何病理状态下导致腹腔内游离液体量增多超过 200ml 时，称为腹腔积液。腹腔积液是一种病症，是许多疾病发展到严重阶段的表现之一。

一、病因

单纯腹腔积液无全身性水肿	（1）肝硬化失代偿 （2）腹腔脏器肿瘤腹膜转移 （3）结核性腹膜炎 （4）门静脉血栓形成 （5）急性胰腺炎
腹腔积液伴水肿	（1）心肾疾病 （2）营养不良 （3）下腔静脉阻塞
腹腔积液伴腹痛、发热	（1）腹膜炎（结核、细菌性等） （2）恶性肿瘤 （3）腹腔空腔脏器破裂穿孔
腹腔积液伴呕血、黑便	（1）肝硬化 （2）肝癌 （3）尿毒症
腹腔积液伴黄疸、脾大	（1）重症肝炎 （2）肝硬化 （3）肝癌
腹腔积液伴腹部包块	（1）腹腔肿瘤 （2）结核性腹膜炎

二、急诊检查

收集资料	（1）倾听主诉：腹腔积液出现、持续时间，是否有心慌、气短或黄疸、腹痛等 （2）观察：观察腹腔积液程度，病人有无心悸、呼吸困难表现，判断是否腹腔积液造成呼吸、循环系统的压迫 （3）询问病史：①腹腔积液出现的方式、增长速度、伴随症状等；②检查、用药、治疗情况，如 X 线、B 超、CT、MRI 报告，腹腔积液常规、生化的结果，相关专科疾病的用药情况，外院或本院的处理、治疗
分诊检查	生命体征；腹部形状；其他体征如肝掌、蜘蛛痣、颈静脉充盈

三、急诊处理措施

1. 如腹腔积液严重，出现呼吸、心悸等不适时，病人应卧床休息，取半卧位并监测或密切观察生命体征。

2. 应严格控制钠盐的摄入量，目的是尽可能多的将体内多余的水经肾脏排出体外。其次是水的摄入量；饮食上宜进高糖、高蛋白、高维生素、低脂饮食。

3. 使用利尿药时，需严格记录体重、腹围、症状、出入量、电解质的情况。利尿药的种类与剂量应遵循因人而异、因腹腔积液多少而异及因原发病而异的原则。

4. 如病人的呼吸或腹胀症状重时，可采取放腹腔积液治疗，以减轻症状。每次抽取腹腔积液量以 1000～3000ml 为宜；抽完腹腔积液后可向腹腔内注射多巴胺 20mg，可增强利尿效果。

5. 如腹腔积液为漏出液，且量大而利尿效果欠佳时，为改善肾脏的血流供应，可适当应用血管扩张药，例如静脉滴注川芎嗪，100～150mg/d，或多巴胺 20～40mg 有利于增强利尿效果。

四、流程图

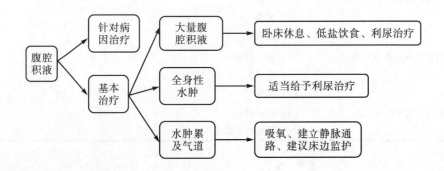

第十九节　贫　血

贫血是单位容积周围血液中血红蛋白浓度、细胞计数、血细胞比容低于相同年龄、性别和地区正常值。临床上常以血红蛋白（Hb）浓度来代替红细胞容量。在我国海平面地区，成年男性 Hb<120g/L，成年女性（非妊娠）Hb<110g/L，孕妇 Hb<100g/L 即为贫血。

一、病因

红细胞生成减少	（1）营养性因素：如铁、叶酸、维生素 B_{12} 缺乏
	（2）血红蛋白病：地中海贫血
	（3）骨髓衰竭：再生障碍贫血，骨髓异常增生综合征
丢失或破坏过多	（1）失血：如外伤，内脏出血
	（2）溶血：如输异型血后，蚕豆病

二、急诊检查

收集材料	（1）倾听主诉：贫血出现及持续时间，是否有心悸、晕厥等
	（2）密切观察：病人精神、意识、口唇、面色、皮肤情况，判断有无急性循环衰竭现象
	（3）询问病史：①有无出血史、失血量估计，贫血的伴随症状等；②检查、用药、治疗情况，如实验室检查结果；血液检查、骨髓检查结果；原发病的用药情况；外院病历资料、本院既往的处理
分诊检查	生命体征；皮肤黏膜、结膜的颜色、有无出血点；骨骼、关节是否肿痛

三、急诊处理措施

1. 急性贫血病人监测生命体征变化，观察意识状态、末梢循环情况，掌握贫血的动态进展并配合医生对症处理。如为外伤出血或怀疑内脏出血者，需用止血药或外科手段包扎处理伤口，终止出血；开通大静脉通道、快速输液及输血以抗休克；配合腹腔穿刺。

2. 根据病因进行针对性的指导，如指导病人正确服药，避免接触诱发贫血的药物和食物，注意个人卫生和休息等。

四、流程图

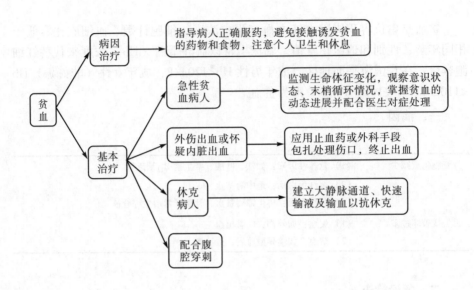

第二十节　水　肿

水肿是人体血管外组织间隙中过多体液积聚，而引起组织肿胀，为临床常见症状之一。根据体液的分布情况可分为全身性水肿和局限性水肿。

一、病因

全身性水肿	(1) 心源性水肿：①右心功能衰竭；②全心衰竭；③缩窄性心包炎
	(2) 肾源性水肿：①急性肾小球肾炎；②急性和慢性肾衰竭
	(3) 肝源性水肿：①肝硬化失代偿；②肝功能衰竭；③肝癌
	(4) 营养不良性水肿：由于慢性损耗性疾病长期营养缺乏、蛋白丢失性胃肠病、重度烧伤等所致低蛋白血症或维生素 B_1 缺乏，可产生水肿
	(5) 其他原因的全身性水肿：①黏液性水肿；②经前期紧张综合征；③特发性水肿；④其他：可见于妊娠中毒症、硬皮病、血清病、间脑综合征、血管神经性水肿及老年性水肿等
局限性水肿	常由于局部静脉、淋巴回流受阻或毛细血管通透性增加所致。如肢体血栓形成致血栓性静脉炎、丝虫病致象皮腿、局部炎症、创伤或过敏等

二、急诊检查

收集资料	（1）倾听主诉：水肿出现及持续时间，有无诱因及前驱症状 （2）密切观察：精神意识状态，判断有无口唇、甲床发绀、呼吸费力等急救指征 （3）询问病史：①水肿出现的首发部位及伴随症状；②检查、用药、治疗情况，如B超、CT、静脉造影结果；实验室检查结果；强心药、利尿药、激素的使用；外院病历报告、本院既往的处理
分诊检查	生命体征；水肿程度，是否凹陷性水肿，全身和局部情况

三、急诊处理措施

1. 观察病人精神意识、呼吸、循环情况，注意有无局部和全身的压迫症状。

2. 心源性水肿无休克、意识障碍的病人应采取半卧位，双腿下垂，以减少回心血量、减轻心脏的负担；局部水肿，如蜂窝织炎、丹毒病人则应抬高患肢，以减轻局部症状。

3. 强心药、利尿药、扩血管药的使用和观察。

4. 注意水肿的部位变化、消退情况、加重诱因，准确记录尿量，定时测量腹围。

四、流程图

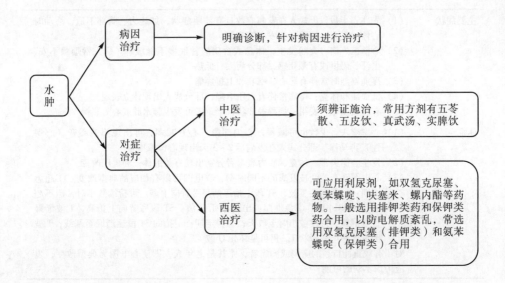

第六章 循环系统急诊

第一节 急性心肌梗死

急性心肌梗死（AMI）是心肌的缺血性坏死，是在冠状动脉病变的基础上发生的冠状动脉血供急剧减少或中断，以及相应的心肌严重而持久的急性缺血所致。根据心电图有无 ST 段抬高，目前将 AMI 分为两大类，即 ST 段抬高的 AMI 和非 ST 段抬高的 AMI。

一、病因

冠脉内血栓形成是 AMI 的主要发病原因。冠状动脉内血栓形成是由于冠状动脉粥样硬化斑块破溃，一些足够数量的致血栓形成的物质暴露，冠状动脉腔就可能被纤维蛋白、血小板凝聚物和红细胞集合而堵塞。

另外剧烈运动、情绪激动、不稳定型心绞痛发展、急性失血的外科手术、心律失常、心力衰竭、心源性休克、主动脉瓣狭窄、发热、心动过速、焦虑不安也可引发 AMI。上午 6～12 点是 AMI 的发生高峰。

二、急诊检查

主要症状	（1）先兆：半数以上病人在发病前数日有前驱症状，如乏力、胸部不适、活动时心悸、气急、烦躁，频发心绞痛等 （2）心前区疼痛：突然发生，休息或含硝酸甘油多不能缓解。病人常烦躁不安、出汗、恐惧或有濒死感，部分病人有低热 （3）疼痛剧烈时常伴有恶心、呕吐和上腹疼痛 （4）低血压和休克：疼痛常伴有血压下降，部分病人出现休克表现 （5）有呼吸困难、发绀、烦躁等症状，严重者可发生肺水肿或心力衰竭
体征	（1）心率增快，少数也可减慢，心尖部第一心音减弱，可出现第四心音（心房性）奔马律。部分病人在发病后 2～3 天出现心包摩擦音 （2）发生心律失常、休克、心力衰竭者分别出现有关的体征和血压改变 （3）心电图动态改变按发病的不同时期，心电图可以有相应的典型改变。①超急性期：出现高尖 T 波，ST 段上抬逐渐呈弓背向上型。可持续数小时，但不超过 24～48 小时；②急性期：出现坏死 Q 波，ST 段弓背向上抬高，T 波渐降直至倒置。持续数小时至数天；③稳定期：上抬的 ST 段逐渐回至基线，T 波倒置加深可呈冠状 T。仍可见坏死 Q 波 对于有较重而持久的胸闷或胸痛者，尤其是老年人，即使心电图无典型改变，也应考虑本病的可能

辅助检查	心肌梗死后，大量酶从坏死的心肌释放到血液中。各种特异性酶的释放速度不同，其释放的时相类型在诊断上有重要意义 (1) 磷酸肌酸激酶（CK）：起病后 5～8 小时开始升高，24 小时达高峰，一般在48～72 小时恢复正常。正常值：速率法 25～200U/L (2) 乳酸脱氢酶（LDH）：起病后 8～10 小时开始升高，3～5 天达高峰，7～14 天恢复正常。正常值：120～230U/L

三、鉴别诊断

1. 与心绞痛的鉴别 （表 6-1）

表 6-1 心绞痛与心肌梗死的鉴别要点

临床表现	心绞痛	心肌梗死
疼痛性质	沉重，紧缩感	更剧烈、持久，常为压榨性
时间	数分钟	较长，数小时至 1～2 天
硝酸甘油疗效	缓解疼痛较显著	较差
心电图改变	无，或 ST 段暂时性压低或抬高	有特征性及系列性变化
血清心肌酶	正常	常增高

2. 与急性心包炎、急性肺动脉栓塞和某些急腹症的鉴别

四、急诊处理措施

一般治疗	绝对卧床休息、吸氧、心电监护、镇痛镇静、通便
减少梗死面积	(1) 硝酸甘油 5～10μg/min 开始，逐步递增。低血压、低血容量慎用 (2) β-受体阻滞剂：美托洛尔 12.5mg，2 次/天，逐步加量。低血压、心动过缓、中度到重度心力衰竭、Ⅱ度以上 AVB、支气管哮喘禁用
抑制心室重构	贝那普利 10mg，1 次/天
稳定斑块	来适可 40mg，1 次/天，临睡前服
抗血小板治疗	阿司匹林 100mg/d；波立维 75mg/d

续　表

一般治疗	绝对卧床休息、吸氧、心电监护、镇痛镇静、通便
心肌再灌注	（1）溶栓治疗：溶栓前口服阿司匹林 300mg。①尿激酶（UK）：100 万~150 万 U，静脉给药，30~60 分钟滴完；8 小时后肝素抗凝，根据 APTT 调整肝素用量，保证 APTT 值为正常的 2 倍左右；②重组组织型纤溶酶原激活物（rt-PA）：一般以 100mg 90 分钟内静脉给予，先静注 15mg，继而 30 分钟内静滴 50mg，其后 60 分钟内静滴 35mg。低分子肝素皮下注射 （2）经皮冠状动脉介入治疗（PCI）：①直接 PCI：心肌梗死发病在 6 小时内；②补救性 PCI：在发病 24 小时内，静脉溶栓失败，病人仍有胸痛，可行急诊 PCI
心肌梗死并发症的治疗	（1）缓慢性心律失常：可用阿托品或安装起搏器 （2）快速心律失常：①室上性心动过速：无心力衰竭时适当应用 β-受体阻滞剂，使心率<70 次/分；②室性早搏用利多卡因效果良好；③室性心动过速无血流动力学改变用利多卡因、胺碘酮，有血流动力学改变用同步电复律+利多卡因或胺碘酮；④室性颤动：非同步电复律+利多卡因或胺碘酮 （3）心源性休克：适当补充血容量，根据病情可酌情用多巴胺、多巴酚丁胺等升压药和硝普钠、硝酸甘油等血管扩张剂

五、流程图

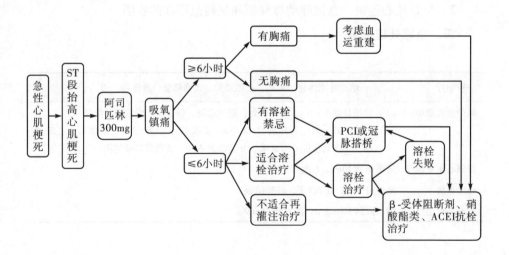

第二节　急性心力衰竭

急性心力衰竭是指由于各种心脏病变引起心排血量显著、急骤下降导致组织器官灌注不足和急性淤血的临床综合征。与急性右心衰竭相比，临床上急性左心衰竭较多见，以急性肺水肿或心源性休克为主要表现。急性右心衰竭主要见于急性右心室梗死和急性大块肺栓塞。

一、病因

心肌收缩力减退	如急性心肌梗死、心肌病、心肌炎、冠心病等
容量负荷过重	如瓣膜穿孔或关闭不全，乳头肌或腱索断裂，输液过多过快，左右心或动静脉分流性先天性心血管疾病、贫血、甲亢等
压力负荷过重	如血压急剧升高，严重瓣膜狭窄，肺动脉高压等
心律失常	如持续缓慢性（<35 次/分）或快速性（>100 次/分）心律失常
其他	（1）引起左心衰竭的常见疾病：高血压病、冠心病、主动脉瓣关闭不全等 （2）引起右心衰竭的常见疾病：肺心病、肺动脉瓣狭窄等 左心衰竭后期可发生右心衰竭，因而称为全心衰竭，但是也有些疾病如心肌炎、甲状腺功能亢进、贫血等一开始便为全心衰竭

二、急诊检查

临床表现	突发重度呼吸困难，呼吸频率可达 30~40 次/分，端坐呼吸，剧烈气喘，烦躁不安，大汗淋漓，面色苍白，口唇青紫，同时频繁咳嗽，咳粉红色泡沫痰。听诊时两肺布满哮鸣音和湿啰音，心尖部第一心音减弱，频率增快，同时有心尖部舒张期奔马律，严重时可因脑缺氧而出现意识模糊，甚至昏迷；心搏出量急剧下降而发展为心源性休克，甚至死亡
动脉血气分析	可有明显的动脉血氧饱和度下降，二氧化碳含量正常或下降
心电图	可出现窦性心动过速或各种心律失常，心肌损害，左心房、左心室肥大等表现
X 线胸片	典型病例可见肺门区有蝶形片状阴影并向周围扩展的肺水肿征象，心界扩大、心尖搏动减弱等
血流动力学监测	可进一步明确病人心力衰竭的程度和指导治疗。当肺动脉楔压（PCWP）>18mmHg 即出现肺循环淤血，当右心室舒张末压和左心房压升高至中心静脉压>16cmH₂O 时即出现体循环淤血

三、鉴别诊断

1. 左心衰竭需与下述疾病相鉴别

支气管哮喘	多见于青年人，以往有类似发作史，发作前多有过敏表现，如打喷嚏、流鼻涕等，突然发作呼吸困难，两肺哮鸣音，无湿啰音，无心脏病体征
自发性气胸	突然发作的胸痛、咯血、呼吸困难、查体有气胸体征，而无心脏病体征，胸透可明确诊断
成人呼吸窘迫综合征	多有休克或创伤史，呼吸困难与体征不相符，病人多平卧，吸氧及应用强心药物效果不明显
肺栓塞	突发呼吸困难、青紫、咯血、胸痛，多伴休克现象，肺动脉区可见搏动，肺动脉第二音亢进，心电图电轴右偏，胸片可见楔形肺栓塞阴影

2. 右心衰竭需与下述疾病相鉴别

心包疾病	心包积液、缩窄性心包炎时，因为腔静脉回流受阻可引起肝大，下肢水肿等表现，但心脏检查以奇脉、心包摩擦音、心脏外形的改变可鉴别，超声心动图检查可确诊
肾小球肾炎	可有水肿、腹腔积液，但多无呼吸困难，可平卧，无心脏病体征，尿检可鉴别
门脉性肝硬化	无基础心脏病和心脏体征，主要表现为肝病特征如腹壁静脉曲张、脾肿大、蜘蛛痣、肝功能异常等，右心衰竭晚期亦可发生心源性肝硬化

四、急诊处理措施

镇静	吗啡5~10mg，皮下或静脉注射，但已有呼吸抑制者或慢性肺病者应避免使用，低血压者则应避免静脉用药
吸氧	给氧途径有三种，即： （1）鼻导管给氧：流量为8L/min，供氧浓度约为53%，氧可经30%~50%酒精湿化或使用有机硅消泡剂，降低肺泡表面张力，改善通气 （2）面罩给氧：流量为5~6L/min，供氧浓度为41%~45%，如流量达12L/min时，FiO_2可达100% （3）正压给氧：带有调整瓣膜的特殊面罩，或呼吸机使用PEEP
减少静脉回流	可取端坐位或双腿下垂
利尿	可静脉给予作用快而强的利尿剂，如呋塞米20~40mg或依他尼酸25~50mg

续　表

血管扩张剂	可减轻心室前负荷及降低后负荷以改善心功能，减低氧耗，增加心搏量和心排出量，最有效的血管扩张剂有硝普钠及硝酸甘油、酚妥拉明，静脉滴注
强心药	近期未使用过洋地黄类药物者，可缓慢静注毛花苷 C 0.2 ~ 0.40mg
氨茶碱	0.25g，缓慢静脉注射，可减轻支气管痉挛并有强心利尿作用
多巴酚丁胺	$2.0 ~ 20\mu g/（kg \cdot min）$，静脉滴注，可增加心肌收缩力及心排出量
肾上腺皮质激素	可静脉注射地塞米松、氢化可的松、甲基泼尼松龙等
积极治疗原发病及诱发因素	（1）急性呼吸窘迫综合征（ARDS）所致肺水肿：关键是积极治疗原发病，迅速纠正缺氧，尽早气管插管使用人工呼吸机，可考虑使用 CPAP 或 PEEP，控制液体入量，适量应用 α 受体阻滞剂，如酚妥拉明、低分子右旋糖酐及肾上腺皮质激素，可改善微循环 （2）重度有机磷农药中毒伴急性肺水肿：按中毒处理，原则上胆碱酯酶复能剂与阿托品并用 （3）高原肺水肿：多见于儿童和青少年。首先纠正缺氧，减少肺血容量、降低肺动脉压是治疗关键。另外可用肾上腺皮质激素，静脉滴注，以减少毛细血管渗出及解除伴发的支气管痉挛

第三节　心律失常

心律失常是指心脏冲动的频率、节律、起源部位、传导速度或激动次序的异常。严重的心律失常是指由于心律失常而能引起严重的血流动力学改变，并威胁病人的生命。

一、病因

心脏的功能、血供、代谢和神经调节异常均可引起心律失常。常见的原因有：

生理性因素	精神兴奋、情绪激动、过度劳累、过量吸烟及饮酒、饮咖啡、剧烈活动等
病理性因素	主要为各种器质性心脏病，如冠心病、风湿性心脏病、高血压性心脏病、心肌病、心肌炎、肺心病等
药物中毒	如洋地黄、奎尼丁、锑剂中毒
电解质与酸碱紊乱	如低血钾、高血钾、低血钙、酸中毒等
心脏的特殊检查	如心导管检查、心脏手术
其他系统疾病	如甲亢、胆石症、胆囊炎、颅压增高等
多种感染	高热、缺氧、低温

二、急诊检查

症状	多数病人表现为心悸、胸闷、头晕、视物模糊等
体征	听诊：可发现心率异常，节律不整，心音减弱或增强，心音强弱不等，心音分裂等
辅助检查	心电图检查是诊断心律失常的最重要的一项无创伤性检查技术，动态观察心电图变化有利于观察病情变化；动态心电图连续观察病人 24 小时的心电图变化，能观察到心律失常的发作、自主神经对心脏的影响，用于诊断和评价治疗；运动试验用于平时无明显症状者，发现潜在的心脏疾患；食管心电图、心脏电生理检查应用于心律失常的诊断和治疗

三、急诊处理措施

吸氧	持续鼻导管或面罩吸氧，开始流量为 4~6L/min，稳定后改为 3~4L/min
严密观察病情变化	绝对卧床休息，给予心电监护，严密监测心率、心律的变化，还应观察药物的疗效和不良反应，包括胃肠道反应、心血管反应、肝肾毒性等
开通静脉通道	立即开通静脉通道，给予静脉套管针留置
电转律治疗护理	电转律是指给予心脏一定能量的、短暂电击，使心肌在短时间内同时除极，恢复窦房结对心律的控制。电转律使许多药物不能逆转的心律失常得到较满意的治疗，安全、疗效迅速可靠。电转律后应给予心电监护，严密监测心率、心律的变化，如有异常应及时报告和处理
介入治疗护理	心脏起搏治疗、导管射频消融治疗后给予心电监护，严密监测心率、心律的变化，如有异常应及时报告和处理
药物治疗	根据医嘱正确、及时地使用不同的抗心律失常药物

第四节　心脏骤停

心脏骤停是指心脏射血功能的突然终止。它常是心脏性猝死的直接原因，导致心脏骤停最常见的病理机制是心室颤动，其次是缓慢性心律失常或心室停搏、持续性室性心动过速，较少的是无脉搏性电活动。

一、病因

心脏疾病	冠心病、心肌炎、心肌病、心脏压塞、心瓣膜病、先天性或遗传性心脏疾病等
意外事件	脑外伤、胸外伤、大出血、溺水、电击伤、自杀、呼吸道阻塞等
电解质、酸碱平衡紊乱	严重的酸中毒、低血钾、高血钾等
中毒	药物过量、化学性气体、农药、毒品等
手术、麻醉及治疗操作	如心包或胸膜腔穿刺、小脑延髓池穿刺、心导管检查、心血管造影、脑血管造影、气管切开、气管插管等，较常见于胸内手术过程中

二、急诊检查

症状与体征	（1）意识丧失且常伴有抽搐 （2）心音及大动脉搏动消失 （3）呼吸困难或停止 （4）瞳孔散大 （5）发绀 主要的判断依据是病人突然意识丧失、颈动脉搏动消失
心电图特征	（1）心室颤动（室颤）：心室肌发生极不规则的快速颤动，心电图上可见 QRS-T 波群消失，代之以连续而不规则的室颤波 （2）心室自主节律：也称电机械分离，心肌仍有生物电活动，出现缓慢而无效的收缩；心电图表现为宽而畸形、振幅较低的 QRS 波群，频率为 20～30 次/分。此时心脏已丧失排血功能，心音、脉搏消失 （3）心室静止：心电图呈一直线；心房、心室肌完全失去电活动能力，心电图上房室均无激动波可见，或偶见 P 波

三、急诊处理措施

ABCS 评估	确认病人的心搏呼吸停止，立即平卧置复苏体位，呼叫来人，实施 CPR
辅助呼吸	在医院有条件的情况下，尽早给予气管插管人工呼吸机辅助呼吸，早期给纯氧 30 分钟
心电监护	发现室颤和无脉搏性室速立即给予 200J 电击除颤；若无效，分别给 300J、360J 再次除颤；连续三次除颤无效，可考虑给药。模式：除颤并给药，除颤并给药
建立静脉通道	首选近心端或中心静脉给药，其次行气管内给药，气管内给药剂量是静脉的 2～2.5 倍
常用复苏药物	（1）肾上腺素为心脏骤停的首选药物，1mg 静脉注射，3～5 分钟可重复使用，当室颤和无脉搏性室速引起心搏停止时，可选用加压素 40U，静脉注射，只用 1 次量 （2）对于室性心律失常，首选药物为利多卡因 1.0～1.5mg/kg，静脉注射，维持量 1～3mg/min （3）顽固性室颤可用胺碘酮 300mg，静脉注射，维持量 1mg/min，微量注射泵维持 6 小时后再减为 0.5mg/min，静脉维持 18 小时 （4）对于尖端扭转型室速或疑有低血镁或难治性室颤，用硫酸镁 1～2g，静脉注射 （5）纠正酸中毒和高血钾，用 5% 碳酸氢钠 125ml（成人），根据血气分析调节用量 （6）调节血压：多巴胺按医嘱使用，不同剂量对血压的调节作用不同 （7）寻找引起心脏骤停的常见原因并对症处理，如低血容量、低血钾、低体温、中毒、心包填塞、缺氧、气胸、肺动脉栓塞、冠状动脉栓塞等
脑复苏	（1）首选头部冰帽、全身大血管处冰敷，必要时可进行人工冬眠，保持亚低温状态，体温为 33～35℃，以降低脑耗氧 （2）按医嘱使用甘露醇、激素、利尿剂及改善脑细胞代谢的药物

第五节　急性冠脉综合征

急性冠脉综合征（ACS）是由于冠状动脉狭窄或闭塞所引起的心脏缺血缺氧状态，包括各种因冠状动脉病变而造成急性心肌供血不足或中断所致的临床综合征。包括急性心肌梗死和不稳定型心绞痛，前者又分为 ST 段抬高的心肌梗死和非 ST 段抬高的心肌梗死。血小板的激活在 ACS 的发生中起着重要的作用。

一、病因

冠状动脉粥样硬化是急性冠状动脉综合征的病理基础，心肌急性缺氧，导致心肌氧供需不平衡是急性冠状动脉综合征的病因。

二、急诊检查

稳定性心绞痛	（1）疼痛部位：胸骨上段，表现为胸骨后痛 （2）疼痛性质：憋闷感、紧缩感、压榨感 （3）发作诱因：常见诱因为劳累 （4）放射性：常放射至左肩臂、左手指尺侧或无名指和小指，有时会放射至左下颌或左牙及其他部位 （5）持续时间：一般为 3~5 分钟 （6）含服硝酸甘油片 90% 以上有效，1~2 分钟内可完全解除 （7）每次发作部位、性质、持续时间、诱因及放射性相对不变
不稳定性心绞痛	不稳定性心绞痛肌钙蛋白 TnT 及 TnI 不升高。主要有以下类型： （1）新近发生的劳累后心绞痛，病发时间在 1 个月以内 （2）心绞痛发作频率及持续时间增加，且硝酸甘油不能缓解 （3）静息性心绞痛，包括变异性心绞痛、卧位性心绞痛等
心电图非 ST 段抬高的心肌梗死	临床有不稳定性心绞痛的表现，肌钙蛋白 TnT 及 TnI 升高
ST 段抬高心肌梗死	心绞痛样剧烈疼痛超过 30 分钟，面色苍白、大汗淋漓、血压下降、心律失常、心力衰竭或休克。心电图表现为超早期巨大 T 波及弓背形 ST 段抬高、形成单向曲线；ST 段及 T 波形态演变，肌钙蛋白阳性等

三、急诊处理措施

保持呼吸道通畅	必要时吸痰
氧气吸入	依病情给予鼻导管或面罩吸氧，必要时可使用简易呼吸机或协助行气管插管
镇痛	对剧烈心绞痛者立即给予硝酸甘油片或速效救心丸含服，必要时可重复，若无效，遵医嘱静脉注射吗啡 3~5mg 或哌替啶 50mg
心肺复苏	发生心搏呼吸骤停时行紧急心肺复苏、电击除颤
遵医嘱及时给药	阿司匹林有抗凝作用，可治疗和预防急性冠脉综合征，最好选用拜阿司匹林 200~300mg，顿服

第六节 高血压危象

高血压危象是指在高血压的病程中，周围小动脉发生暂时性强烈痉挛，导致血压急剧升高（以收缩压升高为主）所引起的一系列临床表现。

一、病因

本病可发生于缓进型或急进型高血压、各种肾性高血压、嗜铬细胞瘤、妊娠高血压综合征、卟啉病等，也可见于主动脉夹层动脉瘤和脑出血，在用单胺氧化酶抑制剂治疗的高血压病人，进食过含酪胺的食物或应用拟交感药物后，均可导致血压的急剧升高。精神创伤、过度疲劳、情绪激动、寒冷刺激、气候因素、月经期和更年期内分泌改变等为常见诱因。

二、急诊检查

症状	（1）自主神经功能失调症状：如烦躁不安、手足发抖、多汗、口干、面色苍白等 （2）小动脉痉挛性收缩致脏器缺血症状：如一过性感觉障碍、视力障碍、平衡失调、胸闷、心绞痛、心力衰竭、排尿困难等
体征	血压突然显著升高，通常以收缩压升高更为明显，可达 200mmHg 以上，尿少，眼球震颤等
辅助检查	以实验室检查为主。可见少量蛋白尿、血尿，血中游离肾上腺素和（或）去甲肾上腺素增高，血清肌酐、血糖、尿素氮均可升高

三、鉴别诊断

本病需与脑血管意外、脑炎、脑肿瘤、蛛网膜下腔出血、癫痫、急性左心衰竭以及任何病因所致的尿毒症（特别是伴有容量负荷过重）相鉴别。

四、急诊处理措施

安定情绪	住院期间应绝对卧床休息，避免过多搬动。对烦躁不安者应及时镇静，并同时防止外伤
给氧	依病情采取适当体位，并保持呼吸道通畅，应中流量吸氧
降压护理	一般情况下，将血压降至160/100mmHg左右为宜，收缩压较治疗前下降50~80mmHg，舒张压较治疗前下降30~50mmHg为宜
静脉给药	静脉给药为首选的给药途径，而首选的有效药物为硝普钠，可直接扩张动静脉，作用强，持续时间短。硝酸甘油适于使用硝普钠禁忌证者选用，其有良好的扩张冠状动脉作用，尤其适用于有心绞痛的病人
舌下给药	适用于院外发生的高血压危象。高血压病人一旦在院外发生高血压危象，应迅速含服降压药物，如硝苯地平10~20mg或维拉帕米40~80mg或卡托普利25~50mg咬碎后舌下含服，一般5分钟后血压开始下降，至30~60分钟降至最低，同时到医院救治
口服给药	适用于紧急降压及血压降至安全水平时的维持治疗
病情观察	严密监测血压、心率、呼吸、神志、感觉、尿量、视力及末梢循环情况，关注病人主诉，尤其在使用硝普钠期间，对心电监护仪或电子血压计测得的血压有疑问时，应采用汞柱式血压计测压对照，防止血压下降幅度过大，一般以（150~160）/（90~100）mmHg为宜

第七节　急性主动脉夹层

急性主动脉夹层是指血液渗入主动脉壁，分开其中层形成的夹层血肿，也称主动脉夹层动脉瘤，是一种较少见但严重的血管疾病，未经特殊治疗者37%~50%在发病2天内死亡，1周内死亡者可达60%~70%。

一、病因

遗传性疾病	特别是许多结缔组织异常的疾病，如马方综合征、Turner综合征、Ehlers-Danlos综合征、Noonan综合征等都易发生主动脉夹层。马方综合征是最常见的一种
先天性心血管畸形	最常见的是先天性主动脉瓣钙化畸形、狭窄和主动脉缩窄
特发性主动脉中层退行性变	夹层主动脉壁结构中，弹力纤维和胶原纤维退行性变，出现黏液样物质，被称为是中层囊性坏死或中层囊性变
怀孕	本病与怀孕期间的血流动力学和激素水平的改变有关，如高血压、结缔组织松弛等
其他	高血压、钝性损伤、主动脉粥样硬化。主动脉壁的炎症反应和感染、吸毒

二、急诊检查

症状	(1) 疼痛：其特点为发作开始即呈持续性撕裂样剧痛
	(2) 临床上虽然有休克表现如大汗淋漓、面色苍白、皮肤湿冷、脉快细弱等，但血压下降并不一定平行，在早期甚至仍然持续为高血压
体征	(1) 在主动脉病变部位及其向大分支扩展的部位有血管性杂音及震颤，外周动脉搏动消失或两侧强弱不等，两臂血压可有明显差别
	(2) 突然出现主动脉瓣关闭不全的体征、急腹症或神经系统障碍等，同时伴有血管阻塞的表现
辅助检查	(1) X 线：远距离胸片显示进行性主动脉增宽，主动脉造影则可对本病能提供确切的诊断依据
	(2) 超声心动图：M 型和二维超声对本病诊断有一定价值，但对仅限于胸主动脉远端的病变可能会漏诊

三、鉴别诊断

急性心肌梗死	两者都可表现出剧烈胸痛或后背部疼痛，但急性心肌梗死的疼痛一般为逐渐增剧，而急性主动脉夹层一开始即为撕裂样剧痛。急性心肌梗死在心电图和心肌酶谱多有相应改变，但主动脉夹层累及冠状动脉时，也可并发心肌梗死。X 线、超声心动图等检查有助于急性主动脉夹层的诊断
急性肺梗死	一般表现为突然胸痛、呼吸困难、咳嗽和咯血，类似主动脉夹层的症状。但 X 线检查有助于两者相鉴别
急腹症	主动脉夹层侵犯到腹主动脉及其大分支时，会产生各种急腹症的表现，有时会被误诊为肠系膜动脉栓塞、急性胰腺炎、急性阑尾炎、急性胆囊炎、消化性溃疡和肠梗阻等。需密切观察身体其他部位有无血管阻塞体征，必要时进行 CT 主动脉造影以相鉴别

四、急诊处理措施

1. 必须严格卧床休息。对烦躁不安者予以镇静剂，剧烈疼痛者予以吗啡或哌替啶等强镇痛剂。

2. 病人取头高脚低位或平卧位，并把头偏向一侧，以防止呕吐物吸入呼吸道而引起窒息，保持呼吸道通畅，给予吸氧。有条件应给予心电监护。

3. 建立静脉通道，最好留置静脉套管针。

4. 迅速控制血压，镇静静痛及对症处理，保护受累的靶器官，以降低病死率。

5. 血压偏高者应迅速使血压降至维持脑、心、肾功能的最低血压水平。首选硝普钠静脉滴注，待血压满意下降并稳定后，改服血管紧张素转换酶抑制剂，口服降压药。为降低心肌收缩力和心率，在降压的同时还应给予β-受体阻滞剂。

6. 严密监测生命体征，尤其是心率、心律、血压等的变化。

7. 下列情况需行手术治疗

（1）伴有明显主动脉瓣关闭不全者。

（2）有心包填塞或左侧胸腔积液者。

（3）主动脉大分支有阻塞者。

（4）夹层动脉瘤发生在升主动脉者。

（5）药物治疗后病变仍在继续发展者。

第八节　急性心脏压塞综合征

急性心脏压塞是当炎性分泌物、脓液、血液或气体在短时间内急剧增加时，由于心包缺乏弹性，使心包压力突然增加，压迫心脏而影响舒张期心脏的充盈，使心排血量减少，轻者引起心排血量降低，重者导致心脏骤停。

一、病因

最常见的病因是凝血机制障碍导致手术视野出血，或心脏血管缝合口出血而引流不畅；纵隔、心包腔或已无心包者虽无积血，但心脏表面有凝血块；出血、水肿的胸腺有时可以压塞心脏流出道，流出道处心包缝合得太紧，起搏导线或左心房测压管拔除后出血。

二、急诊检查

症状	（1）典型症状为 Beck 三联征：动脉压下降、静脉压上升和心音遥远
	（2）急性发作时突发胸闷、呼吸困难、极度烦躁、全身冷汗、面色苍白或青紫、神志不清呈休克或休克前状态
体征	（1）奇脉：脉搏细弱，吸气时动脉搏动较呼气时明显减弱甚至消失；血压极低的病人有时可感觉不到奇脉
	（2）动脉血压下降：收缩压下降是本病的主要表现，或是唯一的早期表现
	（3）体循环静脉压增高，出现颈静脉怒张，呈现 Kussmaul 征象、肝-颈静脉回流征阳性、肝脏肿大、腹腔积液、下肢水肿表现。急性心脏压塞并伴有低血容量者或肥胖病人，上述表现可不明显
	（4）心脏听诊出现心率增快、心音低弱且遥远。较少的病人早期可因迷走反射，而出现窦性心动过缓或停搏

续　表

辅助检查	（1）超声心动图检查：为诊断心脏压塞的首选方法，对少量的心包积液即可做出诊断。主要特征表现为：①心包膜脏、壁层之间出现无回声区；②右心室显著受压（<7mm），右心室流出道变窄；③吸气时，右心室内径增大，左心室内径减少，室间隔向左心室偏移，呼气时相反；④主动脉瓣开放时间缩短，心脏每搏输出量降低；⑤二尖瓣、三尖瓣与肝静脉的多普勒血流频谱发生改变 （2）常规X线检查：透视发现心脏搏动普遍减弱是本病最主要的X线表现，当X线平片心包积液量>250ml时，可见心影向两侧扩大；积液量>1000ml时，心影普遍增大，正常轮廓消失，呈烧瓶样，且心影随体位的改变而变化。X线检查不适用于本病的早期诊断 （3）心电图：77%的病人表现为窦性心动过速，QRS波群低电压，尤其是肢体导联明显，但亦可无低电压 （4）心包穿刺液检查和心包活检可明确病因诊断 （5）心导管和放射性核素心血管造影：可提供心包压塞的确切诊断，了解血流动力学异常指导心包穿刺放液，但一般急性压塞时较难施行

三、急诊处理措施

救治原则是尽快手术解除心脏受压是抢救成功的关键。

1. 首先协助病人采取前倾坐位，应绝对卧床休息。

2. 建立静脉通道，迅速补充血容量，维持有效循环。增加有效血容量是抢救创伤休克的重要措施，根据休克程度建立2~3条静脉通道，静脉穿刺应在2分钟内完成。血管难以穿刺时，应迅速做锁骨下静脉穿刺，一管快速输入平衡液；另一管输血；若血压难以纠正，再开一管，酌情使用升压药物，并根据血压、中心静脉压、尿量随时调节滴速。如收缩压在60~90mmHg者，争取在1小时内输入平衡液1500ml；收缩压小于60mmHg者，在1小时内输入平衡液2000ml，晶体与胶体比例为3:1，使其既恢复血容量，补充功能性细胞外液，又能达到合理血液稀释，改善血流动力学状态，有利于氧的输送。密切观察生命体征变化，每15分钟测量血压、脉搏、呼吸1次。

3. 及时去除呼吸道分泌物，保持呼吸道通畅。

4. 及时给予鼻导管或面罩吸氧，氧流量为4~6L/min，必要时可行气管插管，给予呼吸机辅助呼吸。

5. 严密观察病情变化，给予心电监护，严密监测心电图、心率、心律、心音、血压、肺动脉压、中心静脉压、肺毛细血管楔压、尿量、神志、末梢循环、血氧饱和度等的变化，并做好记录。

6. 做好术前准备。对有紧急手术指征者，立即做好采血、配血、备皮、药物过敏试验等术前准备，通知手术室、麻醉科做好相应的准备。在送入手术室途中应有医生、护士护送，确保氧气的供给和输液、输血的通畅，并与手术室护士详细交班，确保安全。

第九节　病毒性心肌炎

病毒性心肌炎是病毒感染引起的心肌急性病变，心肌实质、间质均受累的局限性或弥漫性非特异性炎症。

一、病因

病毒性心肌炎是心肌受到病毒感染，加上自身免疫反应而引起的局灶性或弥漫性的心肌间质炎性渗出和心肌纤维的变性或坏死，导致不同程度的心功能障碍和全身症状的疾病，最常见的是柯萨奇病毒 B 组腺病毒、巨细胞病毒近年有增多的趋势。这些病毒对心肌细胞有很强的亲和力，当抵抗力下降时，就容易诱发病毒性心肌炎。病毒性心肌炎的发病还与营养不良、疲劳、应用激素、细菌感染、受凉、过热等因素有关。发病前 1～3 周大多数病人有上呼吸道感染或其他病毒感染的病史。

二、急诊检查

症状	无特异性。轻者可无症状或仅有气促、心悸、心前区不适及胸闷等，重者则可发生心力衰竭、休克或严重的心律失常
体征	与体温不成比例的心动过速，第一心音减弱，可有病理性第三或第四心音或杂音，累及心包者可有心包摩擦音，严重者有心力衰竭、休克或心律失常的体征
辅助检查	(1) 化验检查：①血常规 WBC 增高，血沉增快；②心肌酶 CK、CK-MB、AST 及 LDH 增高；③咽拭子、粪便或心包穿刺液中分离出病毒、血清病毒中和抗体效价>1：640；④心肌活检发现病毒或病毒颗粒 (2) 心电图：非特异性 ST-T 改变，R 波降低，病理性 Q 波，室性期前收缩或房室传导阻滞 (3) 彩超：左心室壁弥漫性或局灶性运动减弱，可有左心室增大，EF 降低等
其他	无心脏病史的健康者在近期病毒感染后 1～4 周突然出现不成比例的持续性窦性心动过速，各种房或室性心律失常及传导阻滞，不能解释的心脏增大或心力衰竭，在除外急性心肌梗死、中毒性心肌炎、风湿性心肌炎、二尖瓣脱垂综合征等疾病后，均提示有病毒性心肌炎的可能性，血清心肌酶升高是诊断本病的基础，心内膜心肌活检阳性可肯定心肌炎的诊断，但阴性结果也不能排除本病

三、鉴别诊断

原发性心肌痛	可有家族史，起病隐匿，进展缓慢，无病毒感染的证据，血清病毒中和抗体正常
风湿性心肌炎	常有扁桃体炎或咽峡炎等链球菌感染史，多合并全身大关节炎，血沉明显增快，抗链"O" >500U，C反应蛋白阳性，咽拭子培养出链球菌，阿司匹林治疗常能奏效

四、急诊处理措施

1. 一般治疗　急性期（<3周）应卧床休息，补充营养，恢复期可适当限制活动直至体温、心电图与扩大的心脏基本恢复正常。

2. 药物治疗

促进心肌营养与代谢药物	（1）维生素 C：600~1000mg，静脉滴注，每日1次 （2）肌苷：0.2~0.4g，肌内注射或静脉滴注，每日1~2次 （3）1,6-二磷酸果糖（FDP）：5g，静脉滴注，每日1~2次 （4）黄芪注射液：20mg 加入10%葡萄糖500ml中，静脉滴注，每日1次 （5）参脉注射液：20~40mg 加入10%葡萄糖500ml中，静脉滴注，每日1~2次 （6）辅酶 Q_{10}：100~200U，静脉滴注每日1~2次或10~20mg，口服，每日3次 以上药物可适当搭配或联合应用2~3种，一般10~14天为一疗程
抗病毒药物	（1）利巴韦林：0.3~0.5g 静脉滴注，每日1~2次 （2）阿糖胞苷：50~100mg 静脉滴注，每日1次，连用1周 （3）板蓝根：1包/次，口服，每日3次 （4）双黄连口服液：1~2支，口服3次 （5）清开灵注射液：2~3支加入液体中静点，每日1次
调节细胞功能药物	（1）干扰素：100万U，肌注，每周1次，2周为一疗程 （2）聚肌胞：1~2mg，肌注，每周2次，1~2个月为一疗程 （3）转移因子：1mg 加注射用水2ml，肌注，每周1~2次
肾上腺皮质激素	急性期尤其是最初2周，病情非危急者不主张用激素，但短期内心脏急剧增大、高热不退、急性心力衰竭、休克或高度房室传导阻滞者及考虑有自身免疫的情况下可试用，地塞米松每日10~30mg，分次静注，连用3~7天
对症治疗	针对休克、心力衰竭、心律失常等并发症给予对症治疗

第七章　呼吸系统急诊

第一节　急性上呼吸道感染

急性上呼吸道感染是指鼻腔、咽或喉部急性炎症，是呼吸道最常见的一种传染病。常见的病原体为病毒，少数是细菌。一般病情较轻，病程较短，预后良好，但是发病率高，全年皆可发病，以冬春季明显。

一、病因

急性上呼吸道感染70%～80%是由病毒引起的，致病病毒较多，常见有流感病毒、副流感病毒、鼻病毒、腺病毒、呼吸道合胞病毒、埃可病毒、柯萨奇病毒等。细菌感染可直接或继发于病毒感染之后，主要细菌为溶血性链球菌，其次有流感嗜血杆菌、肺炎链球菌、葡萄球菌等。

二、急诊检查

症状	（1）普通感冒：起病较急，初期表现为咽干、喉痒或烧灼感、继而出现喷嚏、鼻塞、流清水样鼻涕，有时由于咽鼓管炎可出现暂时性听力减退
	（2）急性病毒性咽炎：临床特征为咽部发痒和烧灼感，咽痛不明显
	（3）急性病毒性喉炎：临床特征为声音嘶哑、说话困难、咳嗽时疼痛，常有发热、咽痛或咳嗽
	（4）细菌性咽-扁桃体炎：有明显咽痛、畏寒、发热、体温可达39℃以上。检查可见咽部明显充血，扁桃体肿大、充血，表面有黄色点状渗出物，颌下淋巴结肿大、压痛、肺部无异常体征
辅助检查	（1）血常规：病毒感染白细胞计数多正常或偏低，淋巴细胞比例升高。细菌感染白细胞计数、中性粒细胞增多伴核左移现象
	（2）病毒和病毒抗原的测定：根据需要可用免疫荧光法、酶联免疫吸附检测法、血清学诊断和病毒分离鉴定等方法确定病毒的类型，区别病毒和细菌感染
	（3）X线：胸部X线无异常

三、鉴别诊断

过敏性鼻炎	临床上很像"伤风"，与急性上呼吸道感染所不同的是本病起病急骤、时有鼻腔发痒、频繁喷嚏、流清水样鼻涕，发作与环境或气温突变有关，有时异常气味亦可引起发作，数分钟至 1～2 小时内症状消失。检查可见鼻黏膜苍白、水肿，鼻分泌物涂片可见嗜酸性粒细胞增多
流行性感冒	常有明显的流行性发病。起病急，全身症状较重，高热，全身酸痛、眼结膜炎症状明显，但鼻咽部症状较轻。取病人鼻洗液中黏膜上皮细胞的涂片标本，用荧光标记的流感病毒免疫血清染色，置于荧光显微镜下检查，有助于早期诊断。病毒分离或血清学诊断可供相鉴别
急性传染病前驱症状	如麻疹、脊髓灰质炎、脑炎等在患病初期常有上呼吸道症状，在这些病的流行季节或流行区域应密切观察，并进行必要的实验室检查，以相鉴别

四、急诊处理措施

缓解症状	上呼吸道病毒感染目前尚无抗病毒药物，只能根据临床表现对症处理。多饮水，多休息，避免过度疲劳和防治继发性细菌感染为主
对症治疗	可选用含有解热镇痛及减少鼻咽充血和分泌物的抗感冒合剂或中成药，如双酚伪麻片、VC 银翘解毒片等
抗菌药物治疗	如有细菌感染，可根据病原菌选用敏感抗生素，常选用青霉素、第一代头孢菌素
抗病毒药物治疗	早期应用抗病毒药物有一定效果
预防并发症	注意有无耳鸣、耳痛、听力减退等中耳炎表现及发热、头痛加重、流鼻涕等鼻窦炎表现

第二节 急性肺炎

肺炎是指包括终末气道、肺泡及肺间质的肺实质炎症。病因复杂，可由病原微生物、理化因素、免疫损伤、过敏及药物所致。细菌性肺炎是最常见的肺炎，也是最常见的感染性疾病之一。

一、病因

当病原微生物数量多、毒力强和（或）宿主呼吸道局部和全身防御系统受损时，病原体可通过空气吸入、血流播散、邻近部位感染蔓延、上呼吸道或消化道定植菌的误吸等途径引起肺炎。急性肺炎常见的致病菌，有肺炎链球菌、金黄色葡萄球菌、甲型溶血性链球菌、革兰阴性杆菌。革兰阴性杆菌包括肺炎杆菌、铜绿假单胞菌、大肠杆菌、流感嗜血杆菌和军团菌等。

二、急诊检查

症状	咳嗽、咳痰、胸痛、呼吸困难是一般肺炎的共同表现，各种感染的特征性表现如下： （1）肺炎链球菌肺炎：痰少，可带血或呈铁锈色，患侧胸痛可放射至肩部或腹部，咳嗽和深呼吸时加剧 （2）金黄色葡萄球菌肺炎：咳黏液脓痰，量多可伴咯血；并发脓胸时病情迅速发展，出现剧烈胸痛、气促，局部叩诊过清音，呼吸音消失则可能并发气胸 （3）革兰阴性杆菌肺炎：肺炎杆菌感染痰液呈脓性棕红色胶冻样；有大量脓臭痰可能为厌氧菌感染；黄绿色脓痰则为铜绿假单胞菌感染的典型症状，伴腹痛、呕吐、排无脓血的水样便要考虑为军团菌感染 肺炎大多有寒战、高热、肌肉酸痛的全身中毒症状，以金黄色葡萄球菌感染全身中毒症状更为明显，还可出现抽搐、谵妄、昏迷；急性肺炎的严重后果为休克、肝、肾等器官功能障碍
辅助检查	（1）血常规：革兰阳性杆菌感染白细胞计数升高，中性粒细胞比例升高伴核左移；革兰阴性杆菌感染白细胞可正常，但有核左移或细胞质内出现毒性颗粒 （2）痰液检查：痰液及呼吸道分泌物检查可明确致病菌 （3）X线检查：胸部X线主要为片状或结节斑片状炎症浸润和突变征象，并发气胸或脓胸时有相关的X线表现

三、急诊处理措施

缓解症状	（1）急性期应绝对卧床休息，并注意保暖 （2）给予高热量、高维生素、易消化的饮食 （3）高热者给予物理降温，如额头、腋窝、腹股沟等处放置冰袋，或以温水、乙醇擦身 （4）嘱病人多饮水 （5）遵医嘱静脉补充液体 （6）使用退热药，并观察退热效果 （7）咳嗽、咳痰者注意保持呼吸道通畅，按医嘱予生理盐水、化痰药定时雾化吸入，以减轻呼吸道干燥、稀释痰液、促进排痰 （8）胸痛剧烈者取患侧卧位，可以使胸部肌肉放松，减少胸膜牵拉；尽量不用或慎用镇痛药 （9）呼吸困难、发绀者及时给予氧气吸入

续 表

控制感染	（1）一经诊断即遵医嘱给予抗生素治疗，掌握各种抗生素的作用和不良反应
	（2）正确留取血液和痰标本，及时送检并取回结果，为选择敏感性抗生素提供依据
	（3）病室内需保持空气流通，病人适当隔离，避免交叉感染
病情观察	定时测量生命体征及注意意识观察，如有以下危险因素或指征存在，应严密观察并及时采取急救措施：①年龄>65 岁；②存在基础疾病或相关因素，如慢性阻塞性肺疾病，慢性心、肾功能不全，肝功能不全；③有神志障碍、营养不良病人；④体温>41℃，或高热后大汗淋漓、脉搏细速；⑤呼吸>30 次/分，PaO_2 <60 mmHg，吸氧不能改善；⑥血压<90/60mmHg，且不断下降伴神情淡漠，少尿或无尿
并发症的处理	（1）出现脓胸或气胸时，配合医生进行胸膜腔穿刺排气、引流脓液
	（2）并发肝、肾功能损害者，应监测肝、肾功能变化，定时进行实验室检查
其他	配合基础疾病的治疗

第三节　支气管哮喘

支气管哮喘简称哮喘，是由多种细胞（如嗜酸性粒细胞、肥大细胞和 T 淋巴细胞）参与的气道慢性炎症性疾病。哮喘重症持续 24 小时以上，经一般治疗不能缓解者称哮喘持续状态。

一、病因

1. 哮喘的发病主要受遗传和环境的双重影响。

（1）遗传因素：支气管哮喘病人常有家族过敏史，具有特异体质。遗传影响免疫基因控制，对特定抗原产生相应 IgE，通过肥大细胞或嗜碱性粒细胞，释放炎性介质引起哮喘。

（2）环境因素：主要包括某些激发因素，如尘螨、花粉等各种特异性和非特异性吸入物；感染，如细菌、病毒、原虫等；食物，如虾、蟹；药物，如普萘洛尔、阿司匹林；气候变化、运动、妊娠等都可诱发哮喘发作。

2. 引起哮喘持续发作不能缓解的主要原因　过敏源或其他致敏因素持续存在，黏痰阻塞气道，继发支气管感染，酸中毒，受体激动药使用不当或抗感染治疗不充分，突然停用激素引起反跳现象。

二、急诊检查

症状	为发作性伴有哮喘音的呼气性呼吸困难或发作性胸闷和咳嗽。严重者被迫采取坐位或端坐呼吸，干咳或咳大量白色泡沫痰，甚至出现发绀等，有时咳嗽会是唯一的症状。哮喘症状可在数分钟内发作，经数小时至数天，用支气管舒张药或自行缓解。某些病人在缓解数小时后可再次发作。在夜间及凌晨发作和加重常是哮喘的特征之一。有些青少年，其哮喘症状表现为运动时出现胸闷、咳嗽和呼吸困难
体征	发作时胸部呈过度充气状态，有广泛性哮鸣音，呼气音延长，但在轻度哮喘或非常严重哮喘发作时，烦躁、哮鸣音可不出现。严重哮喘病人中可出现心率增快、奇脉、胸腹反常运动和发绀
辅助检查	（1）血液检查：哮喘发作时可有嗜酸性粒细胞增高，但多不明显，如并发感染则可有白细胞计数和中性粒细胞数增高 （2）痰液检查：涂片镜检可见较多嗜酸性粒细胞，血清 IgE 可增高 （3）动脉血气分析：哮喘发作程度轻者仅见轻度低氧血症；严重发作时，低氧血症逐渐加重，$PaCO_2$ 降低，出现呼吸性碱中毒。哮喘持续状态者可见严重低氧血症合并呼吸性和代谢性酸中毒 （4）肺功能检查：可帮助判断病情严重程度。有关呼气流速的指标均显著下降；支气管反应性测定呈高反应性 （5）血清电解质测定：病情重，病程长者可出现电解质紊乱，低钾血症多表示病情危重 （6）胸部 X 线检查：哮喘发作时，可见肺野透亮度增加，呈过度膨胀，肋间隙增宽，肋骨呈水平，肺野外周血管纹理减少，而近端主干增粗，心影缩小。一般哮喘病人无须做常规胸部 X 线检查。对于临床症状、体征及演变不典型者，则必须检查，以发现气胸、心力衰竭和肺炎等情况 （7）心电图检查：哮喘发作时可见窦性心动过速、右心室劳损、顺时针方向转位、低氧血症，曾用大剂量拟交感神经类药物者尚可出现室性异位节律 （8）特异性变应原检测：可检测病人的特异性 IgE，变应性哮喘病人血清特异性 IgE 较正常人明显增高。缓解期检查可判断变应原，但应防止发生过敏反应

三、鉴别诊断

心源性哮喘	心源性哮喘常见于左心衰竭，发作时的症状与哮喘相似，但心源性哮喘多有高血压、冠状动脉粥样硬化性心脏病、风湿性心脏病和二尖瓣狭窄等病史和体征。阵发性咳嗽，常咳出粉红色泡沫痰，两肺可闻及广泛的湿啰音和哮鸣音，左心界扩大，心率增快，心尖部可闻及奔马律。病情许可作胸部 X 线检查时，可见心脏增大，肺淤血征，有助于鉴别。若一时难以鉴别，可雾化吸入 β_2 肾上腺素受体激动剂作诊断性治疗，若迅速缓解，则可排除心源性哮喘，在未确诊前忌用肾上腺素或吗啡，以免造成生命危险

续　表

喘息型慢性支气管炎	慢性支气管炎合并哮喘,多见于中老年人,有慢性咳嗽史,喘息常年存在,有加重期。有肺气肿体征,两肺可闻及湿啰音
支气管肺癌	中心型肺癌由于肿瘤压迫导致支气管狭窄或伴发感染时,可以出现哮鸣或类似哮喘样呼吸困难,肺部可闻及哮鸣音。但肺癌的呼吸困难及哮喘症状进行性加重,常无诱因,咳嗽可有血痰,痰中可找到癌细胞,胸部 X 线摄片、CT 或 MRI 检查或纤支镜检查常可明确诊断
变态反应性肺浸润	见于热带嗜酸性粒细胞增多症、单纯性肺嗜酸性粒细胞增多症、外源性变应性肺泡炎等。症状较轻,病人常有发热,胸部 X 线检查可见多发性、此起彼伏的淡薄斑片浸润阴影,可自行消失或再发。肺组织活检也有助于鉴别
胃食管反流	胃食管反流病人,特别是老年病人,在夜间睡眠时,胃内容物反流而被误吸,由于胃液呈酸性,对气管的刺激性很大,可以突然发生阵咳、端坐呼吸,肺内有大量的哮鸣音。有时容易误认为支气管哮喘或急性左心衰竭

四、急诊处理措施

缓解症状	(1) 合理氧疗:无休克或意识障碍病人取半卧位,根据病人的症状及血气分析结果,采取适宜的吸氧方式及氧流量;哮喘急性发作时短期内应给予高流量、高浓度吸氧;出现呼吸衰竭,血流动力学不稳定、意识障碍时,应及时气管插管行机械通气 (2) 对症药物的使用:遵医嘱及时应用解痉、平喘药,如氨茶碱、激素等,注意药物的效果及不良反应观察;酌情给予生理盐水、化痰药气道雾化吸入,促进排痰,保持气道通畅
消除病因	(1) 控制感染:感染是哮喘发作的诱因和加重因素,因而最根本的治疗是抗炎,遵医嘱常规使用有效的抗生素 (2) 脱离变应原:使病人脱离变应原,这是防治哮喘最有效的办法
病情观察	密切观察病人神志变化,监测 R、P、BP、T、SpO_2。正确抽取动脉血做血气分析,了解缺氧情况及是否有酸碱失衡、酸碱失衡的类型和程度。监测肝、肾功能,定时抽血送实验室检查,了解电解质情况。当呼吸困难、发绀进行性加重,R>30 次/分,PaO_2<40mmHg,$PaCO_2$>70mmHg;P>120 次/分,BP 持续下降伴神志改变时立即采取有效的抢救措施,进行抗休克处理和机械通气的准备

第四节 急性呼吸衰竭

急性呼吸衰竭是指原肺呼吸功能正常，因多种突发因素，如脑炎、脑外伤、电击、药物麻醉或中毒等直接或间接抑制呼吸中枢，或神经-肌肉疾患，如脊髓灰质炎、急性多发性神经根炎、重症肌无力等，均可引起通气不足，导致呼吸停止，产生缺氧和二氧化碳潴留的急性呼吸衰竭。

一、病因

呼吸系统疾病症	严重呼吸系统感染、急性呼吸道阻塞性病变、重度或危重哮喘、喉头水肿
肺实质病变	急性肺水肿、肺栓塞、ARDS、溺水、吸入有毒的气体等
中枢神经系统疾病	急性颅内感染、颅脑外伤、脑血管病变（脑出血、脑梗死）
周围神经系统及呼吸肌疾患	脊髓灰质炎、重症肌无力、有机磷中毒、颈椎外伤
胸廓、胸膜腔病变	胸廓外伤、张力性气胸

二、急诊检查

症状	急性呼吸衰竭的症状主要是缺氧所致的呼吸困难和多器官功能障碍 （1）呼吸困难：是呼吸衰竭最早出现的症状，多数病人有明显的呼吸困难，表现为呼吸频率、节律、幅度的改变。早期为呼吸频率加快，病情加重时出现呼吸困难，辅助呼吸肌活动增强，如三凹征；呼吸中枢受损时，呼吸频率减慢且有节律改变，如潮式呼吸、间断呼吸 （2）发绀：为中央性发绀，是缺氧的典型表现，动脉血氧饱和度低于90%时，可在口唇、甲床出现发绀 （3）精神神经症状：急性缺氧可表现为精神错乱、狂躁、昏迷、抽搐 （4）循环系统症状：早期有心率加快、血压升高；严重缺氧、酸中毒可引起循环障碍、血压下降、心律失常、心脏停搏 （5）消化系统症状：可出现呕血、黑粪、黄疸等症状
辅助检查	（1）动脉血气分析：单纯 $PaO_2<60mmHg$，为 I 型呼吸衰竭；缺氧合并二氧化碳潴留，PaO_2 下降伴 $PaCO_2>50mmHg$，为 II 型呼吸衰竭；pH 正常或下降，分别说明了机体的代偿和失代偿状态 （2）胸部 X 线：弥漫性或局限性浸润灶 （3）实验室检查：血液检查中丙氨酸氨基转移酶、尿素氮升高，尿液检查中出现尿蛋白、红细胞、管型多表明并发肝、肾功能损害

三、鉴别诊断

局部血流障碍	临床上也可表现出发绀，如雷诺现象、血栓闭塞性脉管炎等局部血管性病变，主要为局部发绀，动脉血气正常
异常血红蛋白血症	高铁血红蛋白血症以及高硫血红蛋白血症，发绀明显，但是没有呼吸困难，血氧饱和度正常，光镜检查可以明确诊断

四、急诊处理措施

保持呼吸道通畅	若病人昏迷应使其处于仰卧位，头部后仰，托起下颌并将口打开以清除口腔、呼吸道分泌物及异物。痰液黏稠结痂时，用拍背或叩击胸部等物理手段协助排痰，予化痰药雾化吸入。气管痉挛者，遵医嘱予氨茶碱、肾上腺皮质激素静脉推注或滴注，予沙丁胺醇雾化吸入。上述处理不能奏效，必要时协助及时气管插管或气管切开
正确氧疗	通过增加吸入氧浓度，从而提高肺泡内氧分压（PaO_2），提高动脉血氧分压和血氧饱和度（SaO_2），增加氧的可利用度。合理的氧疗还能减轻呼吸作功和降低缺氧性肺动脉高压，减轻右心负荷
增加通气量、改善 CO_2 潴留	（1）呼吸兴奋剂：其使用原则是必须保持气道通畅，否则会促发呼吸肌疲劳，进而加重 CO_2 潴留；脑缺氧、水肿未纠正而出现频繁抽搐者慎用；病人的呼吸肌功能基本正常可用；不可突然停药。主要适用于以中枢抑制为主、通气量不足所引起的呼吸衰竭，对以肺炎、肺水肿、弥漫性肺纤维化等病变引起的以肺换气功能障碍为主所导致的呼吸衰竭病人，不宜使用。常用药物有尼可刹米和洛贝林，用量过大可引起不良反应 （2）机械通气：呼吸衰竭时应用机械通气能维持必要的肺泡通气量，降低 $PaCO_2$；改善肺的气体交换功能；使呼吸肌得以休息，有利于恢复呼吸肌的功能
病因治疗	引起急性呼吸衰竭的原发病种类较多，则在解决呼吸衰竭本身造成危害的前提下，针对不同病因采取适当的治疗措施是治疗呼吸衰竭的根本
纠正酸碱失衡、电解质紊乱	应针对常见的几种酸碱平衡失调类型进行治疗：呼吸性酸中毒、呼吸性酸中毒合并代谢性酸中毒、呼吸性酸中毒合并代谢性碱中毒

第五节　成人型呼吸窘迫综合征

成人型呼吸窘迫综合征（ARDS）是指病人原心肺功能正常，由于肺外或肺内严重疾病引起的急性进行性呼吸窘迫和难以纠正的呼吸衰竭。

一、病因

病因尚未阐明，与之相关的疾病（危险因素）包括：肺内疾病如重症肺炎、误吸、肺栓塞、肺外伤、氧中毒；肺外疾病如严重感染、严重休克、严重非胸部创伤、输大量库存血、DIC 等。

上述各种原因均可引起肺毛细血管内皮细胞通透性增强和肺表面活性物质减少，导致肺水肿、肺泡内透明膜形成和肺不张，从而引起肺的氧合功能障碍，导致顽固性低氧血症。

二、急诊检查

症状	常在原发病起病加重后的 24～48 小时内发生，除原发病症状外，最早出现的症状是呼吸加快，并呈进行性呼吸困难、发绀，常伴有烦躁、焦虑、出汗等，病人自觉呼吸费力，胸部紧束感；病情发展后出现精神错乱、躁狂、昏迷、抽搐；严重缺氧、酸中毒时血压下降，心律失常、循环障碍、心脏停搏
辅助检查	（1）胸部 X 线：早期可无异常或呈轻度边缘改变，后期斑片状浸润阴影、肺间质纤维化 （2）动脉血气分析：典型的改变为 PaO_2 下降（<60mmHg）、$PaCO_2$ 下降（<34mmHg）、pH 升高 （3）氧合指数：指数降低是诊断 ARDS 的必要条件 （4）肺功能检查：肺顺应性降低，死腔通气量比例（V_D/V_T）增加，但无呼气流速受限

三、鉴别诊断

ARDS 的鉴别诊断见表 7-1。

表 7-1　ARDS 的鉴别诊断

项　目	ARDS	急性左心衰竭	支气管肺炎	阻塞性肺不张
病史	过去无心肺疾病史现有休克、创伤、严重感染等病史	原有心血管病史，如高血压性心脏病、冠心病、主动脉和（或）二尖瓣病变等病史	急性上呼吸道感染或急性传染病史	肺肿瘤或支气管异物等病史
呼吸困难程度	严重，早期即有气促	中度到重度	轻度、中度或重度	不严重，氧治疗
鼻管吸氧	氧治疗无效	治疗有效	治疗有效	可缓解
血压	进行性严重低血压，输液、输血不能改善	增高、正常或较低	正常或下降	正常
肺部听诊	早期无异常体征	早期两肺有弥漫性湿啰音	两肺弥漫性湿啰音	患部呼吸音减弱，可有湿啰音
胸部 X 线表现	早期正常，晚期有弥漫性浸润阴影	早期有肺水肿表现	两肺弥漫性浸润阴影、肺底尤甚	病变常为单侧，纵隔气管移位
主要治疗方法	积极、合理管理呼吸，改善肺功能	洋地黄制剂、给氧、利尿和小剂量血管扩张药	足量有效的抗生素治疗	有指征时做纤维支气管镜检查、外科手术

四、急诊处理措施

纠正缺氧	采取有效措施，尽快提高 PaO_2。一般需高浓度给氧，迅速使$PaO_2 > 60$ mmHg 或 $SpO_2 > 90\%$。轻症者鼻导管或面罩给氧，不能奏效时，尽快实施机械通气
机械通气护理	熟识基本通气模式与参数。注意监测气道压力、肺顺应性、潮气量、PEEP、呼吸频率、SpO_2 等，预防和及时发现并发症；保持呼吸道通畅，防止和减轻感染。避免管道扭曲、松脱
动态监测呼吸、循环、水电解质、酸碱平衡	水电解质、酸碱失衡会影响 ARDS 的治疗效果，加重病情恶化，是多器官衰竭的先兆。维持水电解质、酸碱平衡必须合理补充液体，保持出入平衡；每天准确记录 24 小时出入量；遵医嘱定时复查血尿生化

第六节　急性肺栓塞

肺栓塞（PE）是内源性或外源性栓子堵塞肺动脉或其分支引起肺循环障碍的病理综合征。如发生肺出血或坏死则称为肺梗死。

一、病因

临床上常见的栓子来源于深静脉血栓，感染性病灶，右心房或右心室附壁血栓，空气栓，羊水栓等。引起肺栓塞的基础病及诱因有血栓性静脉炎、创伤、肿瘤、制动、妊娠和分娩、口服避孕药、肥胖等。

二、急诊检查

症状	（1）呼吸困难及气促：活动后明显，是本病最常见的症状
	（2）胸痛：可呈胸膜炎性胸痛或心绞痛样疼痛，后者多见于大面积的肺栓塞病人
	（3）晕厥：可为本病的唯一或首发症状
	（4）烦躁
	（5）咯血
	（6）咳嗽
	（7）心悸
体征	（1）呼吸急促：呼吸频率超过 20 次/分，是本病临床中最常见的一种症状
	（2）心动过速
	（3）血压变化：严重者可出现血压下降甚至休克
	（4）发绀
	（5）发热：多为低热，少数病人可有中度以上的发热
	（6）颈静脉充盈或搏动
	（7）肺部可闻及哮鸣音或细湿啰音
	（8）胸腔积液的相应体征
	（9）肺动脉瓣区第二音亢进或分裂，$P_2 > A_2$，三尖瓣区收缩期杂音
	（10）深静脉血栓的表现
辅助检查	（1）动脉血气分析：显示低氧血症，低碳酸血症，肺泡-动脉血氧分压差增大
	（2）血浆 D-二聚体：在急性肺栓塞时可升高，但多种病因可导致其升高，故在临床应用中其对 PE 有较大的排除价值，若其含量低于 500μg/L，则可基本排除 PE
	（3）影像学诊断方法：肺动脉造影为过去诊断急性肺栓塞的金标准，但其属于有创检查。近年来随着多层螺旋 CT 和电子束 CT、MRI 的发展，使急性肺栓塞的诊断率明显提高
	（4）心电图：缺乏较特异性表现，但若发现心电图动态性变化多较单一固定性异常对于 PE 具有更大的临床意义
	（5）深静脉血栓的检查：静脉超声检查和静脉造影可辅助诊断深静脉血栓，后者是深静脉血栓的金标准

三、鉴别诊断

肺炎	与肺梗死有相似的症状和体征，如发热、咳嗽、咯血、发绀、低血压、呼吸困难、胸膜痛及心动过速；胸片表现也相似，但是肺炎常常伴有寒战、脓痰、菌血症可相鉴别；若病人有明显呼吸困难、DVT、影像学显示肺纹理减少等，应该考虑是否合并 PE
胸膜炎	约有 1/3 的 PE 病人发生胸腔积液，容易被诊断为结核性胸膜炎，但是病人缺乏结核性胸膜炎的全身症状，且胸腔积液量少、血性、消失快
冠状动脉供血不足	典型的病人有劳力性心绞痛，但是约 19% 的 PE 病人合并心绞痛，原因包括：巨大肺栓塞时，心输出量明显下降、造成冠状动脉供血不足，心肌缺血；右心室压力升高，冠状动脉中形成栓塞。在诊断冠状动脉供血不足时，若有 PE 的易发因素时，需要考虑是否有合并 PE 的可能
原发性肺动脉高压	与慢性血栓性肺栓塞引起的肺动脉高压难以鉴别，但是肺灌注显像正常或普遍稀疏有助于诊断，最后两者的相鉴别有赖于开胸肺活检
急性心肌梗死、急性左心衰竭、气胸、支气管哮喘、心肌炎、心包填塞、骨折、高通气综合征及夹层动脉瘤等	均可以表现为呼吸困难、胸痛，需要与肺栓塞鉴别

四、急诊处理措施

急救处理	肺栓塞发生后，病人应绝对卧床、吸氧、镇痛，如有休克应予补液，遵医嘱予多巴胺、多巴酚丁胺、右旋糖酐等药物。密切监测呼吸、心率、血压、心电图及血气的变化
抗凝治疗	可防止栓塞的发展和再发。主要的抗凝药物有肝素、华法林。肝素常用持续静脉滴注。首剂 10000~20000U，2~4 小时后 1000U/h，总量为 25000U/d，一般连续用 7~10 天。口服抗凝药，应在肝素停用前 3~5 天开始服用，连续应用 6 周以上
溶栓治疗	可迅速溶解血栓、恢复肺组织血液灌注，降低肺动脉压、改善右心室功能，从而减少严重的 PE 病人的死亡率和复发率，常用的溶栓药物有尿激酶（UK）、链激酶（SK）和重组组织型纤溶酶原激活剂（rt-PA）

急性大块肺栓塞伴进行性血流动力学障碍	急性大块肺栓塞伴进行性血流动力学障碍溶栓治疗疗效欠佳或有禁忌证可行介入治疗，包括导管血栓捣碎术、球囊血管成形术、局部机械消散术、腔静脉滤器植入术等
溶栓后的护理	溶栓后半小时及2小时抽取血标本查出、凝血时间、血气分析。每6小时查心电图1次，以判断溶栓成功与否及观察病情变化。密切观察病人有无出血倾向，如牙龈、皮肤黏膜、穿刺部位等。保持病人排便通畅，必要时予开塞露或灌肠

第七节 气　胸

腹膜腔是一个不含气体的密闭的潜在性腔隙，任何原因使胸膜的完整性受到破坏，致使气体进入胸膜腔，造成积气状态，称为气胸。

一、病因

外伤性气胸	多由锐器所致胸部的穿透伤或钝力所致的胸部挫裂伤、肋骨骨折、胸椎的骨折等引起。胸部的针刺治疗亦可意外导致气胸
自发性气胸	肺部疾病，使肺组织及脏层胸膜破裂或靠近肺表面的肺大疱、细小气泡自发破裂，肺及支气管内空气进入胸膜腔而引起。分为原发性气胸和继发性气胸。常见的肺部基础病变有肺结核、慢性阻塞性肺疾病、肺脓肿、肺癌、尘肺或胸膜上的子宫内膜异位症等。继发性气胸以继发于慢性阻塞性肺疾病及肺结核最为常见，其次是原发性气胸。持续正压机械通气、航空、潜水作业而保护不当时亦可引起。常见诱因，年轻人多与剧烈运动有关，老年人多与憋气、抬举重物、用力过猛、劳累、剧烈咳嗽等有关。少数病人无任何诱因发生肺大疱破裂而引起气胸
人工气胸	用人工的方法将滤过的空气注入胸膜腔，便于诊断胸内疾病

二、急诊检查

症状、体征	(1) 症状：突发一侧胸痛，胸闷不适，呼吸困难，可伴有咳嗽；张力性气胸可出现烦躁不安、发绀、冷汗、心律失常，甚至呼吸衰竭 (2) 体征：①意识是否清醒，口唇有无发绀；②胸部体征。呼吸频率加快，患侧胸部隆起，肋间隙增宽，呼吸运动及触觉语颤减弱，叩诊呈过清音或鼓音，听诊呼吸音减弱或消失。气管有无向健侧移位。还应注意心律是否规整，心率快慢，有无心力衰竭体征；③临界器官体征。肝浊音界是否下降变化；④生命体征。血压、心率、呼吸及体温、意识的动态变化与观察

续　表

辅助检查	(1) X线胸片检查：胸部X线片见肺组织被压向肺门，压缩肺的边缘呈外凸形线状影，气胸线以外透亮度增高，肺纹理消失 (2) 心电图：如左侧气胸可出现电轴右偏、胸导联R波减低、QRS波幅缩小及T波倒置 (3) 诊断性穿刺测压：当病情紧急且不能进行胸片检查时，对高度怀疑气胸的部位，可用5ml或10ml注射器做诊断性穿刺，刺入后有气体将针栓顶出或轻抽后针栓不再弹回，证明有气体存在。同时应观察抽气后胸腔内压力的变化以判断气胸的类型

三、鉴别诊断

急性冠状动脉综合征	多有冠心病史，无气胸体征，胸片和心电图可以鉴别
肺大疱	起病缓慢，胸片检查无气胸线，肺野透亮度增加，但是仍可见细小肺纹理；必要时CT可以明确相鉴别

四、急诊处理措施

临床紧急处理措施	(1) 紧急简易排气法：可用50ml注射器，在患侧锁骨中线第2肋间或腋前线第2肋间穿刺排气，或用一粗针头，在其尾部扎上橡皮指套，指套末端剪一小口，插入胸腔排气 (2) 人工气胸器抽气：可用于各类型气胸，如连续抽气2500ml以上仍抽不尽，示交通性气胸，应即行肋间插管引流 (3) 闭式引流排气：插管引流的部位一般多取锁骨中线第2肋间。指征：①张力性气胸；②经抽气缓解后易复发者；③慢性阻塞性肺气肿病人，症状较重者；④症状明显且气胸面积超过50%者 (4) 持续负压引流：在水封瓶排气管中，安装一个压力调节瓶调节负压
一般气胸的处理	卧床休息，保持安静，避免情绪紧张，酌情予镇痛、镇静。吸氧，有CO_2潴留者，应低浓度吸氧；无潴留者，可视病情提高吸氧浓度。遵医嘱使用支气管扩张药、镇咳药、抗生素。观察病人的血压、心率、呼吸、血氧饱和度等变化
外科手术	主要修补裂口或做肺大疱切除，胸膜粘连术。手术指征有：①闭式引流负压吸引连续2周，肺仍不复张者；②裂口处形成胸膜瘘；③反复发作的气胸；④胸腔持续出血者

五、抢救流程

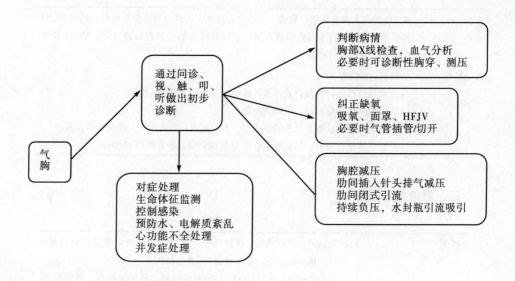

第八节　多器官功能不全综合征

多器官功能不全综合征（MODS）是指急性疾病过程中，同时或序贯继发两个或两个以上的重要器官或系统的功能障碍或衰竭。其特点是发病急，进展快，病理生理变化复杂，病死率高。

一、病因

发病基础在外科，MODS 可能发生于下列急性病症过程中：

1. 创伤、烧伤或大手术等致组织损伤严重或失血。
2. 各部位感染性病变造成严重脓毒症。
3. 各种原因的休克，或心跳呼吸骤停经复苏后。
4. 其他，如出血坏死性胰腺炎、全身冻伤复温后、绞窄性肠梗阻等。病人如果原有某种疾病，遭受上述急性损害后更易发生 MODS。①慢性器官病变如冠心病、肝硬化、慢性肾病等；②免疫功能低下如糖尿病、用免疫抑制剂（皮质激素、抗癌剂等）、营养不良等。此外，输血、输液、用药或呼吸机应用等的失误，也是 MODS 的诱因。

二、急诊检查

症状	MODS 的病人多有创伤、感染、大手术等病史，且有全身炎症反应综合征（SIRS）的临床表现；随着不同的病情发展，不同器官的临床表现日趋恶化。MODS 诊断标准是病情的发展趋势
辅助检查	早期实验指标有： （1）肺损伤指标：如血管紧张素转换酶和凝血因子Ⅷ相关抗原 （2）心肌损伤指标：如心肌酶谱测定 （3）肝功能指标：如胆红素的亚成分，苯丙氨酸及酮体比例，视黄醇结合蛋白 （4）肠黏膜损伤指标：如双胺氧化酶 D-乳酸、胃、肠黏膜内 pH 测定

三、急诊处理措施

一般护理	（1）祛除病因，控制感染：积极治疗原发病，需遵医嘱使用针对性的抗生素，积极抗休克，避免缺血–再灌注损伤 （2）防止 DIC：DIC 可为 MODS 的病因或结果，需尽早检查，严密监测，及时治疗 （3）支持治疗：加强监测，及时发现已经或可能出现的器官功能不全，采用有效的措施，阻断器官衰竭的进程 （4）充分的营养支持：病情允许的情况下，应尽早进食高热量，高营养的食物，也可采用肠外营养方法 （5）观察与护理：密切观察病人的病情变化如神志、血压、心率、呼吸、血氧饱和度及体温的变化；每 2 小时翻身拍背，以防止压疮的发生；做好生活护理，如口腔护理、会阴冲洗等；除此之外，还应根据病变累及器官的不同，采取相应的护理措施
肝功能衰竭护理	严密观察血压、心率、呼吸、神志的变化；监测血氨及肝功能指标，及时遵医嘱使用保肝药物；因凝血功能受损，有出血者应及时使用止血药，动态观察出血的吸收情况。各种穿刺注射后，应局部按压 10~20 分钟，以防穿刺部位出血。肝性脑病的病人要注意防止坠床
心力衰竭护理	密切观察病人的血压、心率、心律、呼吸、心电图的变化。遵医嘱及时使用强心、利尿等药物；保持病人的大便通畅，避免病人用力加重病情；输液时应控制滴速在 30 滴/分左右
肾衰竭护理	密切观察病人的尿量，记录 24 小时的出入量；动态观察尿素氮、肌酐的变化；观察病人的水肿情况，注意皮肤的护理，防止发生压疮；给予高热量、低蛋白的饮食，还需根据尿量控制水、钠的摄入。留置尿管的病人应每日 2 次清洗尿道口，每天更换尿袋 1 次，每周换尿管 1 次，更换时须注意无菌操作

脑功能障碍护理	密切观察病人的神志、瞳孔、血压、脉搏、呼吸的变化；保持皮肤清洁，定时翻身拍背，防止发生压疮。做好病人肢体功能锻炼及生活护理
呼吸功能衰竭的护理	密切观察病人的神志、血压、脉搏、呼吸频率、呼吸节律、血氧饱和度的变化；保持呼吸道通畅，对痰多、无力咳出者，可予吸痰，必要时气管切开排痰。根据血气分析结果遵医嘱及时纠正酸碱平衡失调；有 CO_2 潴留者应给予低流量吸氧（1~2L/min）

第九节 慢性肺源性心脏病

慢性肺源性心脏病（简称慢性肺心病），是由肺组织、肺血管、或胸廓的慢性病变引起肺组织结构和（或）功能异常，产生肺血管阻力增加，肺动脉压力增高，使右心室扩张和（或）肥厚，伴或不伴右心功能衰竭的心脏病，并排除先天性心脏病和左心病变引起者。

一、病因

按原发病的不同可分为：支气管、肺的疾病。以慢性阻塞性肺疾病最为多见；胸廓运动障碍性疾病；肺血管疾病；其他如原发性肺泡通气不足，先天口咽畸形，睡眠呼吸暂停综合征也可导致肺心病。

二、急诊检查

症状	有慢性咳嗽、咳痰、气促，活动后可有心悸、呼吸困难、乏力。严重者呼吸困难加重、心悸，常常有头痛、恶心、食欲下降，白天嗜睡、甚至出现表情淡漠、神志恍惚、幻觉等肺性脑病的表现
体征	有不同程度的发绀，明显的肺气肿征象：呼吸音减弱，干、湿性啰音，下肢水肿。肺动脉瓣区第二心音亢进，提示有肺动脉高压；三尖瓣区出现收缩期杂音或剑突下的心脏收缩期搏动，提示有右心室肥厚、扩大。当有右心衰竭时，可表现有颈静脉怒张、肝大伴压痛，肝颈静脉回流征阳性，下肢水肿，重者可有腹腔积液。少数病人可出现肺水肿及全身衰竭的体征
辅助检查	（1）血液检查：继发细菌感染时，白细胞总数及中性粒细胞比例增多。在阻塞性肺气肿感染加重期，还可有 PaO_2 下降及 $PaCO_2$ 升高 （2）X线检查：可见肺纹理增多及紊乱，肺气肿时，两肺透亮度增加，肋间隙增宽 （3）肺功能检查：在慢支早期可正常。慢性阻塞性肺疾病早期可有小气道功能异常，以后可出现第1秒用力呼气量占用力肺活量比值减少；慢支并发阻塞性肺气肿时，残气容积增加，残气容积占肺总量百分比增加

三、鉴别诊断

风湿性心脏病	肺心病病人在三尖瓣区可闻及 II ~ III 级吹风样收缩期杂音,加上右心室肥大,肺动脉高压,有时容易混淆,但结合病史及其他检查,不难相鉴别
冠心病	本病和冠心病都见于老年病人,都可出现心脏扩大,心律失常,心力衰竭,心电图类似陈旧心梗的表现,但是肺心病有慢性阻塞性肺病的病史
原发性扩张型心肌病	心脏增大呈球形,且常伴心力衰竭,没有肺气肿表现,没有慢性肺病病史

四、急诊处理措施

控制感染	遵医嘱应用抗生素,可根据痰菌培养及药敏试验选择抗菌药,选用广谱抗菌药物时,应注意继发真菌感染等问题
纠正呼吸衰竭	低流量吸氧（1 ~ 2L/min）,保持呼吸道通畅,痰液多时吸痰或遵嘱使用祛痰药,必要时可进行气管插管、气管切开,使用机械通气
纠正心力衰竭	肺心病病人一般经积极控制感染,改善呼吸功能后心力衰竭便可改善,但对于重症病人可遵医嘱使用利尿、强心、血管扩张药等
观察与护理	密切观察病人的神志、血压、心率、呼吸、血氧饱和度变化;保持病室内空气新鲜,室温 22 ~ 24℃,相对湿度 50% ~ 70%,注意保暖;保持呼吸道通畅,鼓励病人咳嗽排痰,必要时吸痰或雾化吸入;长期卧床者需每 2 小时翻身拍背 1 次,以促进痰液排出及防止发生压疮;还应加强口腔护理,如有真菌感染,可用 1% ~ 4% 的碳酸氢钠漱口

第八章 消化系统急诊

第一节 急性上消化道出血

上消化道出血是以屈氏韧带为界，其上的消化道出血称上消化道出血。包括食管、胃、十二指肠或胆道、胰腺及空肠上段的出血。

一、病因

临床上最常见的病因是消化性溃疡、食管胃底静脉曲张破裂、急性糜烂出血性胃炎和胃癌，少见的原因有食管裂孔疝、食管炎、贲门黏膜撕裂征、胃平滑肌瘤、胃黏膜脱垂、胆道或憩室出血等。

二、急诊检查

症状	呕血与黑便是上消化道大出血的特征性表现，黑便呈柏油样，伴或不伴呕血，呕血多棕褐色呈咖啡渣样，若出血量大，则为鲜红或有血块。多数病人在上消化道大量出血后24小时内出现低热，一般不超过38.5℃，持续3~5天降至正常
体征	出血量较大、失血较快者一般表现为头昏、乏力、心悸，突然起立发生晕厥、肢体冷感、心率加快、血压偏低等。严重者呈休克状态，表现为烦躁不安或神志不清、面色苍白、四肢湿冷、口唇发绀、呼吸急促等，血压下降、脉压变窄、心率加快
实验室检查	血常规、大便或呕吐物的隐血试验、肝功能及血肌酐、尿素氮检查等。可有红细胞计数和血红蛋白下降，大便隐血试验呈强阳性，尿素氮升高。急诊内镜检查是急性上消化道出血诊断的重要手段，其应在出血后24~48小时内进行，内镜检查发现病变后可以判断是否有活动性出血，并根据病灶情况做相应的止血治疗。胃肠道出血速度在0.5ml/min以上可经血管造影发现出血部位，阳性率50%~70%。若出血速度>2ml/min，则发现病变的可能性就在80%左右

三、鉴别诊断

假性呕血	指由从鼻腔、口腔、咽腔等疾病引起的出血，在咽入胃内后经口吐出或排出黑便，病人做这些部位的检查以相鉴别
咯血	咯血是指喉部以下呼吸道和肺组织任何部位出血，经口咯出，称为咯血。由于呕血、咯血均经口吐出，因此两者需进行鉴别。一般说来，呕血先有恶心，呕出血呈暗红色或咖啡色，常混有食物，呈酸性反应，后常排出黑便，多伴有其他消化系统的症状。咯血则先有咳嗽，咯出血呈鲜红色，混有痰液、泡沫，呈碱性反应，不一定排出黑便，咯血后咳痰，痰中常带有血丝、血块
其他	如以黑便为主诉，应除外食物，如动物血液等制品及铁剂、铋剂等药物引起的黑便

四、急诊处理措施

一般治疗	（1）卧床休息，保持安静，保持呼吸道通畅，防止呕血时引起窒息，必要时吸氧 （2）密切观察病情的变化，包括呕血与黑便的情况；脉搏、血压及呼吸情况；神志变化，肢体温度及皮肤与甲床色泽，尿量；定期复查红细胞计数，血红蛋白及血尿素氮；必要时行中心静脉压测定，老年病人常还需心电监护 （3）饮食：无呕血者应尽早进食，可中和胃酸，有利水、电解质的平衡、营养及促进肠蠕动。呕血者则可在呕血停止12～24小时后进流食。食管胃底静脉曲张出血者应在出血停止48～72小时后进食 （4）留置胃管：抽吸胃内容物用以降低胃内压力及酸度，动态观察出血情况及疗效，并可经胃管注入冰盐水及止血药物
积极补充血容量	对大出血的病人为首要措施，当血红蛋白<70～90g/L，收缩压<90mmHg时，应立即输入足够的全血。肝硬化者则应输新鲜血，输血量应小于出血量，第一次大出血仅输出血量的1/3～1/2即可，再次出血应输出血量的1/2～2/3。配血之前可先输入血浆代用品，如706代血浆、右旋糖酐、生理盐水等。同时还需注意补充电解质，维持酸碱平衡
抑酸剂治疗	使胃内pH>6，有利止血及溃疡的愈合 （1）中和胃酸：氢氧化铝凝胶30ml口服或胃管内注入 （2）H_2受体拮抗剂：法莫替丁40mg口服或静推，2次/天，法莫替丁20mg，2次/天 （3）质子泵抑制剂：奥美拉唑40mg静推2次/天，止血后改为20mg口服，2次/天、或兰索拉唑30mg/天

续 表

止血药物治疗	（1）垂体后叶素 20～40U 加入 10% 葡萄糖液 500ml 静脉滴注，以降低门脉压力，有心脑血管病的老年病人可同时加入硝酸甘油 5～10mg 静脉滴注，以减少前者的不良反应
	（2）善宁 0.3～0.5mg 加入 10% 葡萄糖液 250mg 静脉滴注，可降低门脉压力，减少内脏血流及胃酸分泌
	（3）局部用药：可口服或胃管内注入云南白药、凝血酶、孟氏液等
三腔气囊管压迫止血	适用于食管胃底静脉曲张破裂出血
内镜下止血	（1）局部喷洒止血药物：如凝血酶、孟氏液，也可喷洒组织黏合剂，如 2-氰基丙烯酸酯等
	（2）内镜下激光、微波、电凝止血
	（3）内镜下安放止血夹子或橡皮圈套扎止血
	（4）内镜下注射血管硬化剂：如鱼肝油酸钠、无水乙醇、乙氧硬化醇等
手术止血	上消化道大出血的手术指征：
	（1）溃疡病大出血 6～8 小时，输血 600～800ml 以上，血压、脉搏仍不稳定者
	（2）食管胃底静脉曲张破裂出血，三腔气囊管压迫止血无效或放气后再次出血，且肝功能良好者
	（3）住院期间反复大出血或既往有多次出血史，经积极内科治疗或内镜治疗而再次出血者
	（4）已排除了出血性疾病所致的活动性出血

第二节 急性胃扩张

急性胃扩张是指短期内因为大量气体和液体积聚，胃和十二指肠上段的高度扩张而导致的一种综合征。通常由于创伤、麻醉和外科手术，特别是迷走神经切断术后，引起胃自主神经功能失调，造成胃平滑肌麻痹，胃急性扩张。也可因为胃扭转、嵌顿性食管裂孔疝，以及各种原因所致的十二指肠壅积症、十二指肠肿瘤、异物、暴饮暴食导致的胃潴留等引起的急性胃扩张。

一、病因

暴饮暴食	由于暴饮暴食后，大量食物及液体进入胃内，使胃壁平滑肌过度拉长，造成收缩无力，蠕动减弱，不能将胃及十二指肠内容物排出 由于十二指肠水平部被夹在腹主动脉与肠系膜上动脉之间，而腹主动脉与肠系膜上动脉之间为一锐角。如果用石膏背心使脊柱前凸或腹内肿物压迫十二指肠水平部，皆可使十二指肠水平部发生部分梗阻，如果胃内容物增加，胃部下垂，则可使梗阻加重。此时胃内容物及咽下的气体以及消化液、唾液、胆汁、胰液在胃及十二指肠内潴留，胃壁张力增加，胃泌素分泌增加，胃液分泌也增加，使胃扩张进一步加重，形成恶性循环
胃及十二指肠壁神经麻痹	由于低钾血症、细菌毒素、腹部手术牵拉、中枢神经损伤、内脏神经受累、糖尿病自主神经病变等，均可使胃及十二指肠壁神经功能失调，蠕动减弱，加上上述因素作用下，便可导致急性胃扩张

二、急诊检查

症状	最常见的早期症状为上腹部或脐周持续性胀痛，可呈阵发性加剧。继之出现呕吐，发作频繁，为胃内容物自口中溢出，而呕吐后腹胀不减，对急性胃扩张具有诊断意义。胃肠减压则可吸出大量与呕吐物相同的液体，量可多达 3~4L。发病早期尚有少量排气或排便，后期便可消失。病人由于失水及电解质丢失，出现口渴、精神萎靡，严重者可出现碱中毒，表现为呼吸急促、手足抽搐、烦躁不安、血压下降和休克，甚至昏迷
体征	上腹部高度膨胀，有时可见扩大而没有蠕动的胃型，常有振水音；上腹或全腹部有轻度压痛；如果胃腔以积气为主，上腹及左下胸部叩诊呈鼓音。病人有脱水表现。若在病程中突然出现剧烈腹痛，全腹有压痛及反跳痛，腹部移动性浊音阳性，则表示胃坏死后发生穿孔
辅助检查	（1）血常规：白细胞总数多为正常。如果并发胃穿孔，白细胞可显著增高并伴核左移。明显脱水后由于血液浓缩，所以红细胞和血红蛋白增高 （2）尿常规：蛋白尿、管型尿及血尿素氮增高 （3）电解质及酸碱平衡：反复呕吐可导致胃酸、钾、钠及氢离子丢失，造成低钾、低钠及低氯血症，二氧化碳结合力升高 （4）腹部 X 线立位透视或平片：可见膨大的胃泡，有巨大的气液平面，胃阴影明显扩大。一般不宜行钡餐检查，以免加重胃扩张 （5）B 超或 CT 检查：腹部可见扩大的胃轮廓

三、鉴别诊断

急性胃炎	腹胀不显著，且呕吐后腹痛减轻
弥漫性腹膜炎	有胃肠道穿孔或腹腔脏器急性炎症逐渐扩散的病史，腹膜炎体征明显，常伴有发热、白细胞升高，麻痹性肠梗阻时，肠鸣音消失，腹部 X 线平片有多个液平面
良性幽门梗阻	有慢性消化性溃疡病史，可见胃逆蠕动波，呕吐物中没有胆汁，X 线钡餐或胃镜检查可见溃疡所致的器质性狭窄
机械性肠梗阻	急性发作性腹部绞痛，肠鸣音亢进、腹胀、呕吐物为肠内容物。X 线立位腹部透视或平片可见多个扩大的梯形液平面，胃管抽吸胃内容物后症状仍不缓解

四、急诊处理措施

1. 暂时禁食。

2. 放置胃管持续胃肠减压，抽出胃内容物，病情好转 24 小时后，可通过胃管注入少量液体，如无潴留则可进食，如仍有潴留则应考虑手术。过度饱餐所致者，胃管难以吸出胃内容物残渣或有十二指肠梗阻及已产生并发症者亦应手术治疗。

3. 纠正脱水、电解质紊乱及酸碱失衡。低血钾常因血浓缩而被掩盖，应予注意。

4. 手术治疗可行单纯胃切开减压、胃造瘘术或近侧胃部分切除加胃食管吻合术，十二指肠梗阻者行相应手术治疗。胃壁坏死常发生于贲门下及胃底近贲门处，由于坏死区周围炎症水肿及组织菲薄，局部组织移动性较差，对较大片坏死的病例，不宜进行修补或造瘘，宜采用近侧胃部分切除加胃食管吻合术为妥。

第三节 急性胃炎

急性胃炎是由多种病因引起的胃黏膜的急性炎症。起病急，常伴有剧烈上腹部疼痛、恶心和呕吐，有时合并上消化道出血。

一、病因

感染	多为摄入污染或变质的食物所致
药物	如阿司匹林、吲哚美辛
过敏	食物过敏
腐蚀剂	吞服强酸、强碱或其他腐蚀剂等
细菌	细菌毒素及其有害代谢物
应激反应	如大面积烧伤、创伤、脑血管意外、休克及呼吸衰竭等

二、急诊检查

症状	(1) 急性起病，症状轻重不一，多有上腹部不适、疼痛、恶心、呕吐、食欲不振等。常伴有腹泻，严重者有发热，水、电解质紊乱，酸中毒，休克等 (2) 食物中毒所致的急性胃炎常有不洁食物摄入史，潜伏期 2~24 小时不等，腹泻为突出症状 (3) 吞服腐蚀剂后，可出现上腹部剧痛、吞咽困难和呼吸困难（急性喉头水肿），严重者有呕血、休克、食管穿孔引起食管、气管瘘及纵隔炎或胃穿孔引起腹膜炎 (4) 服用化学毒物后，病人除胃肠道症状外，常伴有流涎、头晕、出汗，甚至出现谵妄、肌肉痉挛及昏迷 (5) 糜烂性胃炎病人可发生上消化道出血，主要表现为呕血和黑便，严重者可有头晕、心悸和休克等 (6) 化脓性胃炎病人一般呕吐频繁伴寒战和高热，亦可出现中毒性休克。应激性胃糜烂常有明确的应激源，上腹痛轻微，不论有无消化性溃疡史，突发呕血或黑便是其主要临床表现
体征	(1) 上腹部或脐周轻压痛，肠鸣音亢进 (2) 急性腐蚀性胃炎、化脓性胃炎病人可有腹肌强直、发热与腹膜刺激征，严重者可有心率加快及血压下降。腐蚀性胃炎病人有特征性的口腔及咽黏膜不同颜色的灼痂，硫酸呈黑色，盐酸呈灰棕色，硝酸呈深黄色，醋酸或草酸呈白色，强碱呈透明水肿等 (3) 呕吐及腹泻严重者可有脱水表现
实验室检查	(1) 血液检查：根据病因不同，白细胞数由轻到中、重度增高，以中性多形核细胞增多为主 (2) 便常规：伴腹泻时大便常规检查可见白细胞，伴胃黏膜糜烂时隐血阳性 (3) 呕吐物检查：感染性胃炎病人呕吐物为未消化食物，有臭味，并可找到致病菌。糜烂性及腐蚀性胃炎病人呕吐物多为血性。中毒性胃炎病人呕吐物中则含有所服毒物
特殊检查	(1) 糜烂性胃炎的诊断主要靠胃镜，急诊胃镜检查对确诊有利。胃镜表现为黏膜充血、水肿、出血点及糜烂 (2) 急性腐蚀性和化脓性胃炎一般禁忌胃镜检查，以免进镜时注气而引起穿孔。如有腹膜炎体征，可行 X 线腹部透视及腹部平片检查，以观察有无穿孔征象及胃肠扩张情况

三、鉴别诊断

急性胰腺炎	（1）病人有剧烈的上腹痛、恶心、呕吐 （2）血、尿淀粉酶显著升高 （3）CT 或 B 超显示胰腺肿大
急性胆囊炎、胆结石症	（1）常有右上腹绞痛发作史 （2）疼痛往往放射至右肩 （3）右上腹可有局限性腹膜炎体征、Murphy 征阳性 （4）发作时常有黄疸 （5）B 超检查可见胆结石和胆囊炎征象
急性阑尾炎	初期常有上腹部或脐周痛、恶心、呕吐，易误诊为急性胃炎，但随病变进展，右下腹麦氏点有固定压痛
消化性溃疡	特点为慢性病程、周期性发作及节律性上腹痛，服抑酸药可使症状缓解，胃镜检查可予确诊
急性心肌梗死	年龄大，伴急性上腹痛者，应行血清酶学检查及心电图检查除外本病

四、急诊处理措施

1. 祛除病因，卧床休息，停止一切对胃黏膜有刺激的饮食和药物。酌情短期禁食（1～2 餐）后，再给予易消化、清淡的少渣流质饮食，以利于胃的休息和损伤的愈合。

2. 鼓励饮水，由于呕吐腹泻失水过多，病人在尽可能情况下多饮水，补充丢失水分，以糖盐水为好（白开水中加少量糖和盐而成）。不要饮含糖多的饮料，以免产酸过多加重腹痛。呕吐频繁的病人可在一次呕吐完毕后，少量饮水（50ml 左右），多次饮入，减少呕出。

3. 镇痛，应用颠茄片、654-2、阿托品等药均可。也可局部热敷腹部镇痛（有胃出血者不用）。

4. 伴腹泻、发热者可适当应用小檗碱、诺氟沙星等抗菌药物。病情较轻者一般不用，以免加重对胃的刺激。

5. 呕吐腹泻严重，脱水明显，应及时送医院静脉输液治疗，一般 1～2 天内很快恢复。

6. 预防为主，节制饮酒，勿暴饮暴食，慎用或不用易损伤胃黏膜的药物。急性单纯性胃炎要及时治疗，愈后防止复发，以免转为慢性胃炎，迁延不愈。

第四节　消化性溃疡穿孔

消化性溃疡可在某些诱因的作用下促使溃疡向深部发展，穿透胃和十二指肠壁而引起急性穿孔。穿孔初期由于胃和十二指肠内容物流入腹腔引起化学性腹膜炎，几小时后细菌繁殖，出现细菌性腹膜炎，可因腹膜炎和败血症而危及生命。

一、病因

在绝大多数情况下，穿孔只有一处，且穿孔的直径<0.5cm。胃、十二指肠穿孔约80%的病人有慢性溃疡病史，而且在发生穿孔前常有溃疡病复发或加重，穿孔常在饱餐后或劳动中突然发生。

二、急诊检查

症状	(1) 有突然发作的上腹剧痛，初期为上腹痛，随后蔓延至右下腹及全腹 (2) 出现细菌性腹膜炎时，体温升高，呕吐加重且有休克表现
体征	(1) 痛苦表情、烦躁、平卧屈膝、不敢随意翻身、呼吸急促、面色苍白、血压下降、脉细速 (2) 腹胀，腹式呼吸受限或消失，板状腹，压痛而拒按，反跳痛，肝浊音界消失；腹膜炎阶段时，有移动性浊音；当发生麻痹性肠梗阻时，肠鸣音完全消失
实验室检查	(1) 白细胞计数增高，中性粒细胞增多 (2) 腹腔积液穿刺液镜下可见满视野白细胞和脓细胞
特殊检查	(1) 腹部 X 线片：可见膈下游离气体，急性穿孔时发现率为100%，后壁慢性的穿孔则可不见游离气体 (2) B 超检查：可发现腹腔积液，必要时做诊断性穿刺

三、鉴别诊断

急性胰腺炎	特别是重症胰腺炎，症状重，亦有突然上腹痛，向后背部放射，有腹膜刺激征，早期即可休克。鉴别要点：①多无溃疡病史；②无气腹征；③血、尿淀粉酶都有明显增高
胆囊炎胆结石症	有右上腹剧痛，持续且阵发性加重，可放射至右肩及右后背部，右上腹压痛及反跳痛，常伴发热、黄疸、白细胞增高。鉴别要点：①无气腹征；②B超检查可发现胆结石及增大的胆囊；③常伴黄疸

急性阑尾炎	穿孔后，当胃肠内容物流入右髂窝内，上腹疼痛可扩展至右下腹，出现类似阑尾炎症状。鉴别要点：①无溃疡病史；②无气腹征；③急性阑尾炎时，疼痛局限在右下腹，只有阑尾穿孔或化脓性改变扩散时才有腹膜炎症
急性心肌梗死	可伴有上腹痛，一般情况差，伴休克。鉴别要点：①无腹膜刺激征；②无气腹征及肠麻痹征；③有心绞痛病史及心电图改变

四、急诊处理措施

非手术治疗	适用于症状轻，一般情况好的单纯性空腹较小穿孔 （1）胃肠减压 （2）静脉补液 （3）抗生素防治感染 （4）针灸 （5）治疗6~8小时，症状加重者，急诊手术治疗
手术治疗	（1）单纯穿孔缝合术 （2）彻底根治溃疡手术：胃大部切除术、十二指肠溃疡穿孔行迷走神经切断加胃窦切除术等

第五节 肝性脑病

肝性脑病，是严重肝病引起的、以代谢紊乱为基础的中枢神经系统功能失调的综合征，其主要临床表现是意识障碍、行为失常和昏迷。门体分流性脑病（PSE）是由于门静脉高压，门静脉与腔静脉间有侧支循环存在，从而使大量门静脉血绕过肝脏流入体循环，是肝性脑病发生的主要机制。亚临床或隐性肝性脑病指无明显临床表现和生化异常，仅能用精细的智力试验和（或）电生理检测才可作出诊断的肝性脑病。

一、病因

大部分肝性脑病是由各型肝硬化引起（病毒性肝炎后肝硬化最多见），也可由于改善门静脉高压的门体分流手术引起，小部分肝性脑病见于重症病毒性肝炎、中毒性肝炎和药物性肝病的急性或暴发性肝功能衰竭引起。更少见的病因有原发性肝癌、妊娠期急性脂肪肝及严重的胆道感染等。

肝性脑病常常有明显的诱因，如上消化道出血、大量排钾利尿、放腹腔积液、高蛋白饮食、安眠镇静药、麻醉药、便秘、尿毒症、外科手术及感染等。

二、急诊检查

临床表现	临床上常分为：
	（1）一期（前驱期）：轻度性格改变和行为失常，如欣快激动或淡漠少言，常有定向力及判断力减退和睡眠习惯改变。可有扑翼样震颤，肌张力及脑电图正常
	（2）二期（昏迷前期）：主要是意识错乱、睡眠障碍、行为失常为主要表现，前一期的症状进一步加重，常有幻觉，少数表现为无力和嗜睡。有明显扑翼样震颤，肌张力常增加并出现病理神经反射。脑电图有特征性异常
	（3）三期（昏睡期）：以昏睡和精神错乱为主，各种神经体征持续或加重，大部分病人呈昏睡状态，可以唤醒，但常有神志不清和幻觉。扑翼样震颤仍可引出。锥体束征常呈阳性，脑电图明显异常波形
	（4）四期（昏迷期）：神志完全丧失，不能唤醒。浅昏迷时，对疼痛刺激尚有反应，腱反射和肌张力亢进，无法引出扑翼样震颤。深昏迷时，各种反射消失，肌张力降低，瞳孔散大，抽搐，可出现颈项强直、踝阵挛及病理神经反射。脑电图明显异常。可闻及肝臭
实验室检查	（1）肝功能检查明显异常，可有酶-胆分离现象
	（2）80%~90%病人可见血氨升高，尤以慢性为显著。但血氨升高不一定出现肝性脑病
	（3）支链氨基酸与芳香族氨基酸的比值降低
特殊检查	（1）脑电图：两侧前额及顶部同时出现对称的高慢波，可在无意识障碍时已出现
	（2）视觉诱发电位：可见P300波变低，潜伏期延长。可查出亚临床型的肝性脑病

三、鉴别诊断

中枢神经系统疾病	可有昏迷，但无扑翼样震颤、无肝臭，有颅压增高的表现，急性脑血管病病人可有定位体征，颅脑CT检查，有助于两者鉴别
尿毒症	可有昏迷，可有扑翼样震颤，但询问病史可有原发肾衰竭的疾病，有助于两者相鉴别
酒精中毒	急性酒精中毒可有昏迷，但有大量饮酒史，无原发肝脏病史

四、急诊处理措施

积极寻找诱因，及时进行对症治疗	消化道出血时，若出血量>500ml，并且有休克症状时，应立即补充血容量及使用止血药物，如凝血酶加生理盐水30ml，垂体后叶素加酚妥拉明加10%葡萄糖静脉滴注，以降低肝门静脉的压力，有利于止血和减少出血；冰盐水洗胃，每次注入量<300ml，注入液体要立即抽出，以免引起腹胀；腹腔积液腹腔感染时，合理应用抗生素及利尿药物，必要时腹腔注射；定期检测电解质，特别是应用利尿药的病人，应及时补充电解质，维持酸碱平衡
按医嘱及时应用抗肝性脑病药物	纠正氨基酸代谢紊乱，常用以支链氨基酸为主的六合氨基酸250ml，静脉滴注，每日1~2次，以阻止芳香族氨基酸进入脑组织。精氨酸20g加入10%葡萄糖溶液，静脉滴注，对病人起到催醒作用。神经递质药物的应用，如左旋多巴，静脉滴注或口服
酸化肠道，阻止氨的再吸收	用生理盐水160ml加白醋40ml，每日2次保留灌肠，使肠道内pH保持在5~6偏酸环境。乳果糖10ml每日3次口服或胃管内注入；乳果糖为人工合成酸性双糖，口服后在肠内被细菌分解为乳酸和醋酸，使肠内呈酸性，并有轻泻作用而达到酸透析目的。新霉素每日3次口服或胃管内注入以抑制肠道细菌生长，有利于乳酸菌的繁殖，可以减少氨的形成，并能预防肠道感染
加强饮食管理，控制蛋白质摄入	肝性脑病病人开始数日内需禁食蛋白质，给予清淡、易消化流质或半流、无渣饮食，如藕粉、面条、稀饭、酸性果汁等，因植物蛋白质含蛋氨酸，芳香氨基酸较少，神志清醒后则可逐渐增加植物蛋白质，每日保持热量在1500~2000cal（6.3~8.4kJ），以利于肝细胞的恢复
加强安全防护	安全护理在肝性脑病的前驱期非常重要。要给病人带上腕带，以备走失时识别身份。向病人家属说明病情，让家属有心理准备，并请家属24小时陪护，消除病房内一切不安全因素，将病人转移到安全的病床，以免发生意外。出现狂躁时，应耐心劝说，当劝说无效时，为避免伤人可用约束带。当出现烦躁不安时，切忌滥用镇静药，以免加重肝性脑病
观察要点	早期发现肝性脑病是治疗的关键，由于其早期症状常不明显，时隐时现，不易判断，所以临床中需密切观察病人性格、情绪及行为改变，如突然少言，昼睡夜醒，答话准确但吐词不清等，以便早期发现，早期治疗。注意观察各种反射是否存在，以判断昏迷程度。观察原发肝脏疾病的症状、体征有无加重，如出血倾向、黄疸、消化道出血感染等，并给予及时记录，密切观察生命体征变化。深昏迷病人，应保持呼吸道通畅，必要时吸痰、吸氧；对心率增快、血压下降的病人，应防止发生消化道出血，并观察其呕吐物、粪便的颜色、量、性状以及尿量，以判断出血程度；对突然出现高热、血白细胞升高，应考虑有感染的可能，应用抗生素的同时还应积极降温，戴冰帽，以降低颅内温度，保护脑细胞功能

第六节 急性胰腺炎

急性胰腺炎是指胰腺分泌的消化酶引起胰腺组织自身消化的化学性炎症。临床上以急性上腹痛、恶心、呕吐、发热和血、尿淀粉酶增高等为特点。根据病变程度不同，可分为轻症急性胰腺炎和重症急性胰腺炎。前者多见，病情常呈自限性，预后良好。后者少见，病情重，可有休克、腹膜炎等表现，病死率高。

一、病因

引起胰腺炎的病因有很多，常见的病因有胆道疾病，大量饮酒和暴饮暴食。

二、急诊检查

症状	（1）腹痛：为本病的主要表现和首发症状，多数为急性腹痛，常在胆结石症发作不久、大量饮酒或暴饮暴食后发病。腹痛常位于上腹中部，也有偏左或偏右者，可向腰背都呈带状放射，疼痛剧烈呈持续性钝痛、刀割样痛、钻痛或绞痛，取弯腰抱膝位可减轻痛苦
	（2）发热：多数病人可有中度以上发热，少数为高热，一般持续 3~5 天；出血坏死型病人的发热较高，且持续不退
	（3）恶心、呕吐及腹胀：多在起病后出现，呕吐后，腹痛并不减轻，同时有腹胀，甚至出现麻痹性肠梗阻
	（4）休克：重症胰腺炎常发生
体征	轻症者有腹胀和肠鸣音减少，无肌紧张和反跳痛；重症者可有局限性反跳痛及肌紧张。少数病例可出现轻至中度黄疸。形成胰腺假囊肿或周围炎性包块时，上腹可出现包块。重症病例可出现血性腹腔积液
辅助检查	（1）血清淀粉酶：血清淀粉酶超过正常值的 3 倍即可确诊为本病。一般于起病后 6~12 小时开始升高，48 小时开始下降，持续 3~5 天。但是病情严重度与淀粉酶升高程度并不一致。有时为了区分唾液型淀粉酶和胰型淀粉酶，还需测其同工酶
	（2）血清胰蛋白酶：血清胰蛋白酶正常，100~500g/L，急性胰腺炎时增高 10~20 倍
	（3）血清脂肪酶：血清脂肪酶正常，0.2~1.5U，急性胰腺炎时>1.7U
	（4）血钙测定：<1.5mmol/L（7.0mg/dl）时，见于重症胰腺炎
	（5）周围血象：血白细胞计数常升高 [（10~30）×10^9/L]，血沉可增快
	（6）B 超及 CT 影像学检查：对诊断极有帮助。影像学特征为胰腺形态失常，形体增大，组织密度不均，周边轮廓不清，胰周围有炎性渗出或囊肿。若有出血坏死病灶，则提示为出血坏死性胰腺炎。B 超与 CT 还可了解胆囊、胆道的情况

三、鉴别诊断

消化性溃疡穿孔	有典型的胃、十二指肠溃疡病史，腹痛突然加剧，腹肌紧张，膈下有游离气体等可相鉴别
胆结石病与胆囊炎	常有胆绞痛史，胆囊炎的疼痛位于右上腹，常放射到右肩部，B 超及 X 线胆囊造影可明确诊断
心绞痛与心肌梗死	有冠心病史，突然发作，有时疼痛可限于上腹部，但是没有压痛及腹肌紧张，心电图显示心肌缺血、损伤、坏死征象，血清心肌酶升高可相鉴别
急性肠梗阻	腹痛为阵发性，腹胀、呕吐、肠鸣音常亢进，并有气过水声、无排气、X 线腹部透视可见有液平

四、急诊处理措施

1. 内科治疗

抑制胰腺分泌	（1）禁食：可减少胃酸分泌，减少胰腺分泌，必要时可进行胃肠减压，以改善胃肠过度胀气和腹痛，并尽可能给予胃肠外营养（TPN），以使消化道完全休息可减轻疼痛 （2）抗菌药物：重症胰腺炎常规使用抗生素，有预防胰腺坏死合并感染的作用 （3）减少胰液分泌：生长抑素具有抑制胰液和胰酶分泌，抑制胰酶合成的作用。生长抑素和其类似物奥曲肽疗效较好。首剂量 $100\mu g$ 静脉注射，以后生长抑素/奥曲肽每小时用 $250\mu g/25 \sim 50\mu g$ 持续静脉滴注，持续 3~7 天 （4）抑制胰酶活性：抑肽酶，20 万~50 万 U/d，分 2 次溶于葡萄糖液静脉滴注；氟尿嘧啶可抑制 DNA 和 RNA 合成，减少胰液分泌，对磷脂酶 A_2 和胰蛋白酶、血管舒缓素、凝血酶原、弹力纤维酶等，根据病情，开始每日 100~300mg 溶于 500~1500ml 葡萄糖盐水，以 2.5mg/（kg·h）速度静脉滴注。2~3 天后病情好转，可逐渐减量
镇静、镇痛	可用地西泮、哌替啶，不宜使用吗啡
纠正血容量和电解质、酸碱平衡失常	可根据中心静脉压补充液体，纠正低血容量休克
控制感染	特别是出血坏死性胰腺炎较易继发细菌感染，应给予广谱抗生素
腹腔灌洗	出血坏死性胰腺炎时，腹腔内可有大量的"酶性"液体，应在 48 小时内给予腹腔灌洗，可防止这些液体对腹腔内脏器的损害，以避免形成腹腔内脓肿
处理多器官功能衰竭	如 ARDS 的呼吸监护，急性肾衰竭的利尿治疗等

2. 外科治疗　其适应证有：

（1）出血坏死性胰腺炎内科治疗无效时。

（2）胰腺炎并发脓肿、假囊肿或肠麻痹坏死。

（3）胰腺炎合并胆系结石。

（4）胰腺炎与其他急腹症如胃肠穿孔、肠梗阻等难以鉴别时。

第七节　急性腹膜炎

急性腹膜炎是指腹膜的急性炎症，多见于由于细菌感染导致的腹腔脏器穿孔，是临床上常见的急腹症。急性腹膜炎既可为原发性，也可为继发性。原发性腹膜炎是一种罕见疾病，它是通过血流而感染；而继发性腹膜炎可以继发于许多原因，最常见的是消化道穿孔。腹膜本身能明显地抵御感染，除非因病灶未能得到控制而持续存在污染，治疗后可痊愈。

一、病因

腹膜炎最严重的原因是内脏向腹膜腔的穿孔（腹腔内食管、胃、十二指肠、肠、阑尾、结肠、直肠、胆囊或胆道、膀胱）、创伤、腹腔内血液感染、异物、绞窄性肠梗阻、胰腺炎、盆腔炎症性疾病（PID）和血管意外（肠系膜血栓形成或栓塞）。

二、急诊检查

症状	（1）急性腹痛：多数突然发生，持续存在，迅速扩展 （2）恶心与呕吐：呕吐物为胃内容物，有时带有胆汁 （3）其他症状：如腹胀、发热、低血压及休克表现
体征	（1）病人多有痛苦表情，被迫采取仰卧位，两下肢屈曲，呼吸浅表频率快。在毒血症后期，病人呈现精神抑郁、全身厥冷、皮肤干燥、面色灰白、眼球及两颊内陷、额出冷汗 （2）腹部检查可发现典型的腹膜刺激征——腹部压痛、腹壁肌肉紧张和反跳痛

辅助检查	（1）血常规检查：一般白细胞升高并伴有有核左移。但肝硬化的病人因为脾脏肿大、脾功能亢进，白细胞可不增加，并会出现血红蛋白降低、血小板减少及贫血
	（2）肝功能检查：胆汁性腹膜炎病人的胆红素，特别是直接胆红素明显增加，肝硬化腹腔积液感染病人胆红素也可升高，但是通常为轻、中度升高。两者均可有转氨酶、转肽酶等升高。后者并可出现白蛋白降低及球蛋白升高
	（3）腹腔积液常规检查：腹腔积液均为渗出液，胆汁性、化脓性、原发性腹膜炎，腹腔积液较混浊，白细胞多在 $5.0×10^9/L$。肝硬化腹腔积液感染，白细胞在 $500×10^9/L$，或者中性粒细胞 $>250×10^9/L$ 即可确诊
	（4）腹腔积液培养：腹腔积液如果能培养出致病菌，对诊断及治疗均很有帮助
	（5）B超检查：在胆汁性腹膜炎可发现胆管病变，如果为胆囊破裂则可发现胆囊缩小。肝硬化腹腔积液感染可发现诊断肝硬化的 B 超指征。胃肠穿孔引起的腹膜炎早期虽然腹腔积液很少，可在 B 超指引下，进行穿刺抽出腹腔积液检查，对诊断很有帮助
	（6）X 线腹部立位平片：在胃肠穿孔可发现膈下游离气体。当发生麻痹性肠梗阻时，腹部出现梯状液平段

三、鉴别诊断

1. 原发性腹膜炎及胃肠穿孔引起的继发性腹膜炎需要与急性胰腺炎鉴别。

2. 肝硬化腹腔积液感染需要与结核性腹膜炎腹腔积液型进行鉴别，而肝硬化腹腔积液发生结核菌感染并不少见，两者鉴别有一定的困难。主要依靠腹腔积液的细菌培养，此外是否有结核中毒症状，对两者相鉴别也有一定的帮助，是否有其他部位的结核，如肺结核、淋巴结核，对结核性腹膜炎的诊断也可以提供一些诊断线索。

四、急诊处理措施

1. 卧床休息，宜前倾 $30°～45°$ 的半卧位，以利炎性渗出物流向盆腔而易于引流，若休克严重则自当取平卧位。

2. 禁食并作胃肠减压。

3. 纠正水、电解质及酸碱平衡的失调，抗休克治疗。应给予充分的输液，务使每日之尿量在 1500ml 左右，若能根据中心静脉压测定之结果考虑输液量最好，此外尚应根据血电解质测定之结果计算应输入之氯化钾或钠盐的量，根据血二氧化碳结合率或血液的 pH 来考虑使用碳酸氢钠等治疗。

4. 如有条件最好给予静脉内高营养治疗，或少量输血浆、全血，以改善病人的全身情况及增强免疫力。

5. 抗菌治疗。宜采用广谱抗生素或使用多种抗生素联合治疗，如能获得病原菌，依药敏试验结果选用抗生素更佳。

6. 对症治疗。剧烈疼痛或烦躁不安者，如诊断已经明确，可酌情使用哌替啶、苯巴比妥等药物，如有休克应积极进行抗休克治疗等。

7. 手术治疗。继发性腹膜炎常需手术治疗。

第八节　急性胆道蛔虫症

肠道蛔虫病是我国的常见病之一，蛔虫有在肠内摇摆游动、遇孔即钻、喜碱怕酸等特性，所以当宿主因高热、腹泻、服驱虫药不当或 Oddi 括约肌松弛时，寄生在人体内的蛔虫便有可能钻入胆道，引起胆绞痛，并有可能引起胆系感染，严重者可导致胆道出血、穿孔、胆汁性腹膜炎、肝脓肿、肝坏死等。

一、病因

蛔虫成虫寄生于小肠中下段，当人体全身及消化道功能紊乱时，如高热、腹泻、饥饿、饮食不节、胃酸度降低、驱虫不当、手术刺激等，均可激惹虫体异常活动，上窜胆道；加之蛔虫的习性，则在胆管炎、结石及括约肌松弛等更易引起成虫钻入胆道。80% 窜入胆道的蛔虫在胆管内，可为 1～100 余条。蛔虫进入胆道后，其机械刺激，引起括约肌强烈痉挛收缩，出现胆绞痛，尤其部分钻入的蛔虫，刺激症状更频发，在其完全进入胆道或自行退出后，症状可缓解或消失。进入胆道的蛔虫大多数死在胆道内，其尸体碎片、角皮、虫卵将成为以后结石的核心。蛔虫钻入胆道所引起的胆管阻塞是不完全的，故甚少发生黄疸，主要是蛔虫带入的细菌导致胆管炎症，且可引起急性重症胆管炎、肝脓肿、膈下脓肿、胆汁性腹膜炎、急性胰腺炎、胆道出血、中毒性休克，以至死亡。

二、急诊检查

病史	多有肠道蛔虫病史，以青少年或中年发病居多
腹痛	蛔虫钻入胆道时，机械性刺激引起 Oddi 括约肌强烈痉挛，导致上腹剧痛，当虫体在胆管内结绕，虫体嵌顿在壶腹部时，刺激最为强烈。腹痛常急骤发作，性质剧烈，呈阵发性绞痛，部位多在上腹略偏右侧，可向右肩放射。疼痛发作时常背屈膝，辗转不安，大汗淋漓，非常痛苦，难以耐受，间歇期亦如常人，并无痛苦。当虫体完全钻入胆道或钻入胆囊后，腹痛可减轻
恶心、呕吐	绞痛发作时，常伴有剧烈的恶心、呕吐，约有 2/5 的病人可吐出蛔虫

病史	多有肠道蛔虫病史，以青少年或中年发病居多
黄疸	由于蛔虫阻塞胆管，故可发生黄疸。若蛔虫在胆管内死亡，虫体持续阻塞胆管，则黄疸较深
寒战发热	继发感染时可有寒战、发热
腹部体征	腹壁平坦柔软，腹肌多不紧张，胆囊区可有压痛和反跳痛，长时间持续受压时，反而感觉疼痛减轻
并发症	约有14%病人可有并发症，常见的有肝脓肿、胆管炎和胆囊炎、胆道出血、胆结石症、胰腺炎等

三、鉴别诊断

胃溃疡穿孔	持续性上腹痛突然加重，并很快累及全腹，有典型急腹症体征，腹肌紧张呈板状腹，X线检查发现膈下有游离气体
胆结石症	右上腹疼痛无钻顶样特征，有腹肌紧张，压痛明显，若胆结石症合并感染时，则可表现出畏寒、发热及黄疸，白细胞明显增高，B超检查可见结石光团反射及声影
急性胰腺炎	上腹部持续性疼痛并放射至腰背部，平卧时加重，伴有恶心、呕吐，血及尿淀粉酶均增高
心绞痛	有高血压或动脉粥样硬化病史，心前区憋闷或压榨样痛，放射至左肩或左上肢，心电图检查可有心肌缺血性改变

四、急诊处理措施

解痉镇痛	阿托品1mg肌注或654-2 10mg肌注，若效果欠佳，必要时需配合使用哌替啶或吗啡。维生素K肌注可缓解胆绞痛且无不良反应，可试用
消炎疗法	蛔虫钻入胆道时可带入细菌，则应常规给予抗生素
驱蛔疗法	阿苯达唑0.4g顿服或哌嗪成人3~3.5g，睡前1次服，连服2天
内镜治疗	如蛔虫未完全钻入胆道，可经消化内镜将蛔虫取出，则立即治愈本病
手术治疗	必要时行手术治疗

第九节 急性胆囊炎

急性胆囊炎是由于结石、寄生虫等造成胆囊管或胆囊颈部梗阻，使胆汁淤积和浓缩，胆盐刺激胆囊壁而引起化学性炎症，使胆囊壁充血水肿而引起的一系列症状。发病早期大多不是细菌性的，而是因为胆囊的缺血、损伤、抵抗力降低，发病1周后，50%以上的病人可继发细菌感染。感染的途径有寄生菌群。女性患者也可由于性激素的影响，胆囊排空延缓，胆汁淤积而引起急性胆囊炎。

一、病因

急性胆囊炎中有90%左右是因为胆囊结石梗阻胆囊管而引起的，发生炎症的原因如下：

机械性炎症	当胆囊管被结石梗阻后，胆囊内压力增加，胆囊肿大，由于供应胆囊的血管受压，使胆囊壁及黏膜缺血，抵抗力减低，易发生感染
化学性炎症	当胆囊管梗阻后，胆囊上皮细胞释放磷脂酶，此酶可水解卵磷脂，释放出溶血磷脂，这种溶血磷脂对胆囊上皮是一种有害物质。因为胆汁的作用，导致胆囊黏膜的黏液糖蛋白屏障受损，也可引起炎症反应
细菌性炎症	继发感染引起的炎症，在急性胆囊炎的早期，胆汁中并没有细菌，常在过一段时间后发生细菌感染。虽然细菌为继发感染，但是对急性胆囊炎的严重并发症起重要的作用，如化脓性胆囊炎、胆囊积脓、胆囊坏死、胆囊穿孔引起胆囊炎症的致病菌有大肠杆菌、绿脓杆菌、产气杆菌、葡萄球菌、链球菌等

二、急诊检查

症状	（1）腹痛：多数病人有胆囊疾病史，急性发作时表现为右上腹突发阵发性绞痛，常在饱餐、进食油腻食物后或夜间发作，疼痛可放射至右肩及右肩胛下。随着病变发展，疼痛可转为持续性，并阵发性加剧 （2）消化道症状：病人腹痛发作时，常伴有恶心、呕吐、厌食等消化道症状 （3）发热或中毒症状：根据胆囊炎症反应程度的不同，病人可出现不同程度的体温升高和脉搏加速

体征	（1）腹部体征：右上腹可有不同程度及不同范围的压痛、反跳痛和肌紧张，Murphy 征阳性。部分病人可触及肿大且有触痛的胆囊，有的病人可触及边界不清、固定的压痛性包块，胆囊穿孔时，则出现弥漫性腹膜炎体征 （2）黄疸：10%～25% 的病人可出现轻度黄疸，多见于胆囊炎症反复发作合并 Mirizzi 综合征
实验室检查	（1）血常规：可见白细胞计数及中性粒细胞的比例升高，当发展成为化脓性或坏疽性炎症时，白细胞计数可超过 $20\times10^9/L$ （2）部分病人可有血清胆红素、转氨酶及淀粉酶升高 （3）肝功能检查：一般正常，但有时血清转氨酶增高。血胆红素一般正常，但也可能增高，一般不超 $51\mu mol/L$
特殊检查	（1）X 线检查：有时从腹部平片上，胆囊区可见到含钙量较高的结石致密影，胆囊软组织影增大 （2）B 超检查：可显示胆囊增大、胆囊壁增厚，大部分病人可见胆囊内有结石光团。^{99m}Tc-EHIDA 检查，急性胆囊炎时胆囊常不显影，但不作为常规检查

三、鉴别诊断

急性阑尾炎	可有腹痛、恶心、呕吐、发热等，但腹痛位于右下腹，阑尾部位压痛、反跳痛明显。B 超可见肿胀的阑尾
急性胰腺炎	可有腹痛，但以上腹为主，化验可有血清淀粉酶增高，B 超及 CT 可有胰腺充血水肿，甚至出血、坏死的表现
消化性溃疡穿孔	以往有溃疡病史，突发腹痛伴有腹肌紧张，X 线透视可见膈下有游离气体

四、急诊处理措施

一般治疗	应卧床休息、且禁食；严重呕吐者可安置鼻饲管；应静脉补充营养、水及电解质
解痉、镇痛	可使用阿托品、哌替啶、硝酸甘油、奈福泮
抗菌治疗	抗生素可选用氨苄西林、克林霉素和氨基糖苷类抗生素或选用头孢菌类抗生素，以预防菌血症和化脓性并发症
手术治疗	行胆囊切除是急性胆囊炎的根本治疗，其手术指征有： （1）胆囊坏死及穿孔，并发弥漫性腹膜炎者 （2）慢性胆囊炎反复急性发作，诊断明确者 （3）积极内科治疗，病情继续发展并恶化者 （4）无手术禁忌证且能直接手术者

第九章　血液系统急诊

第一节　急性白血病

白血病是造血干细胞的一种恶性克隆性疾病，其特点为造血细胞异常增生，分化成熟障碍，大量原始、早期或分化成熟障碍、形态异常的白血病细胞浸润各组织器官，并进入外周血液循环。急性白血病中急性非淋巴细胞白血病（急非淋，ANLL）中 M_1、M_2、M_4、M_5 和急性淋巴细胞白血病（急淋，ALL）最为多见。

一、病因

白血病的确切病因至今不明，但致病因素可能与病毒感染、放射线、化学物质及毒物（包括某些药物）接触和遗传因素有关。

二、急诊检查

临床表现	（1）起病急缓不一：急症者可突然高热或严重出血。缓慢者常为脸色苍白、皮肤紫癜、月经过多 （2）发热：最常见的早期表现，低热或高热，伴有畏寒、盗汗、消瘦、衰竭。高热多由感染引起，可有口腔炎、牙龈炎、咽峡炎、中耳炎、扁桃体炎、肺炎、肛周炎或脓肿、皮肤感染等，严重时可致有败血症 （3）贫血 （4）出血：出血可发生在全身各部位，以牙龈出血、鼻出血、皮肤淤点或淤斑，女性月经过多为多见 （5）其他：累及中枢神经系统时可出现头晕、头痛、恶心、呕吐、颈项强直等症状 （6）体检时可发现肝、脾、淋巴结肿大，齿龈肿胀、皮肤硬结，胸骨、肋骨压痛，颅骨、胸骨、肋骨等处肿块，睾丸浸润时可引起无痛性睾丸肿块
实验室检查	红细胞及血红蛋白不同程度降低，网织红细胞减少或轻度增高；血小板减少；白细胞可高可低，可<1.0×10^9/L（1000/μl）或 10×10^9/L（50000/μl），分类中出现大量的原始细胞及幼稚细胞
骨髓检查	多数骨髓象明显至极度增生活跃，主要由原始细胞或幼稚细胞所组成。除红白血病外，幼红细胞及巨核细胞均减少。细胞学检查是确诊急性白血病的主要方法 再生障碍性贫血和骨髓增生异常综合征均可表现为贫血、出血、发热、全血细胞减少，可通过骨髓检查明确诊断
其他	免疫学检查及染色体检查

三、鉴别诊断

免疫风湿病	如类风湿疾病、系统性红斑狼疮等免疫病虽然也有发热、关节肌肉疼痛等临床表现及血液学改变，但是经过系统的免疫化验，必要时查骨髓象，可相鉴别
肿瘤的骨髓转移	多数可查出原发肿瘤，通过骨髓象或其他辅助检查可以相鉴别
某些病毒感染	本病可表现为发热、浅表淋巴结肿大、甚至肝脾肿大，外周血可能出现异型淋巴细胞，但经血及骨髓的细胞形态学检查基本可相鉴别

四、急诊处理措施

控制感染	依据病原及病情选用高效、广谱抗生素或抗病毒、抗真菌等药物，尽快、有效的控制感染，同时应对症处理高热
纠正贫血	防止因严重贫血而导致组织缺氧或影响脏器的功能。可酌情输入新鲜成分血或全血，最好维持 Hb 在 50g/L 以上
控制出血	可适当输入血小板悬液或新鲜全血。若发生 DIC，早期高凝状态时，可在试管法凝血时间监测下予以肝素治疗，若出现纤溶亢进而导致出血时，则需停用肝素，改选抗纤溶药以控制出血
治疗高尿酸血症	鼓励病人多饮水，以增加尿量利于尿酸的排出，防止尿酸结晶。若尿酸>70mg/L，则予以别嘌呤醇 0.1g，口服，每日 3 次，当血尿酸下降后减为 0.1g，每日 1~2 次。可同时服用碳酸氢钠 1g，每日 3 次，以碱化尿液

第二节 特发性血小板减少性紫癜

特发性血小板减少性紫癜（ITP），又称为原发性免疫性血小板减少性紫癜，是因血小板免疫性破坏，导致外周血中血小板减少的血液性疾病。

一、病因

特发性血小板减少性紫癜的病因尚未明，但与其发病相关的因素有感染、免疫、肝和脾的作用、遗传、雌激素等。可分为急性型和慢性型。

二、急诊检查

临床表现	（1）急性型：80%以上在发病前1~2周有上呼吸道等感染史。起病急骤、突然广泛的严重的皮肤黏膜出血、大片淤斑、血肿、多先见于四肢尤以下肢为重，后可发展为躯干、口腔、鼻腔、齿龈、胃肠道、泌尿道均可有出血，可引起口腔黏膜、舌部血泡、黑便、血尿，颅内出血时可表现为头痛、呕吐、偏瘫、嗜睡、昏迷，可危及生命，约占发病人数的1%，另外10%~20%的病人有轻度脾大
	（2）慢性型：起病隐袭，皮肤黏膜出血程度不一，部分病人确诊前数月或数年经常有牙龈渗血、鼻出血，部分女病人以月经过多为主要表现，月经期出血症状加重。反复发作的病例则可有轻度脾肿大，多在2cm内，少数出血多者，可引起贫血，但慢性ITP发作时也可有颅内出血的可能，或出现肢体麻木、脑膜刺激征等表现
实验室检查	（1）血常规：血小板减少最为突出，急性型血小板计数多在20×10^9/L以下，慢性型血小板计数常在50×10^9/L左右
	（2）骨髓象：巨核细胞数目增多或正常，发育成熟障碍及血小板生成减少
	（3）其他：出血时间延长，毛细血管脆性试验阳性。血小板中相关抗体PAIgG、PAIgM、PAIgA、补体PAC_3可明显升高。90%以上病人的血小板生存时间明显缩短

三、鉴别诊断

1. 急性型与慢性型ITP的鉴别　见表9-1。

表9-1　急性型与慢性型ITP的鉴别

项　目	急进型	慢性型
发病年龄	2~6岁	20~40岁
发病前感染史	可有	多无
起病	急	缓
病程	多为1~2个月	大于6个月
畏寒、发热	多有	无
皮肤血肿	可有	无
口腔血疱	较多见	多无
颅内出血	可有	多无
血小板计数	多<20×10^9/L	多在（30~40）×10^9/L
血小板寿命	1~6小时	2~4天
巨核细胞形态	幼稚型增多	颗粒型增多

2. 急性型 ITP 与其他血小板减少伴有出血倾向的常见疾病的鉴别（表 9-2）

表 9-2　急性型 ITP 与其他血小板减少伴有出血倾向的常见疾病的鉴别

项　目	AITP	TTP	脾功能亢进	药物	DIC	急性再生障碍性贫血
病因	免疫因素	不详	门脉高压	药物	多种病因	多种因素
起病	急	较缓	缓	急	急	急
发热	有	有	多无	有	有	有
口腔血疱	有	多无	无	有	多无	多无
内脏出血	有	有	多无	有	有	有
眼底出血	有	可有	无	多无	多无	少见
精神症状	无	有	无	无	可有	无
颅内出血	可有	可有	无	可有	可有	少见
肾功能异常	无	有	无	可有	可有	无
三系减少	无	无	有	可有	无	有
免疫异常	有	无	无	可有	无	无
凝血时间异常	无	无	无	可有	有	多无
出血时间延长	有	有	有	有	有	有
巨核细胞	多增多	增多或正常	正常	增多或正常	正常	减少

四、急诊处理措施

急性发作期	应绝对卧床休息，减少活动，保证充足的睡眠，防止严重出血
口腔黏膜、舌、齿龈出血	要加强口腔护理，预防口腔感染。齿龈及舌体易出现大血疱、小血疱，一般无须处理；若出现大血疱，可用无菌空针抽吸积血后，局部以纱布加压至出血停止
鼻出血	少量鼻出血用干棉球、凝血酶浸润棉球、0.1% 肾上腺素棉球填塞出血侧鼻腔，并可冷敷。大量鼻出血填塞止血，并急请五官科医师用明胶海绵止血，注意观察止血效果、有无再次发生出血及病人的生命体征变化
消化道出血	量小、无严重呕吐者，可给予凉的流质饮食，若出血量大的病人应禁食。呕吐时注意把头侧向一边，防止呕吐物呛入气管引起窒息或吸入性肺炎。发生消化道大出血，应按大出血的抢救进行，马上通知医师并配合抢救处置，做好输液、输血准备工作，每隔 15 分钟测量血压、脉搏、心率 1 次，注意观察病人尿量、皮肤色泽及肢端温度变化等失血性休克的早期征象

续 表

颅内出血观察	突然剧烈头痛、呕吐或大小便失禁、烦躁不安、偏瘫和意识障碍，应及时报告医师并注意测量和记录血压、脉搏、呼吸、体温及瞳孔的异常变化，配合医师进行腰椎穿刺，行脑脊液压力的监测及脑脊液检验，积极实施降颅内压措施
防止血小板输注无效或使其效果更好	应先输入免疫球蛋白后，再输入血小板，血小板输入速度要快，血浆置换术前要做好血浆、血小板、急救药物的配备
脾切除手术治疗	脾切除手术治疗的病人，应做好必要的解释，指导和协助病人做术前准备。脾切除术后协助病人回病房后取半卧位，有助于腹腔引流，有利于伤口愈合，并可预防腹腔内继发感染等。根据病人情况指导其进行早期床上活动，有利于胃肠功能恢复，而及早进食，有利身体恢复。脾切除术后的病人有潜在血栓形成和感染的倾向，应特别注意观察
观察病情	定时测量记录血压、脉搏、呼吸、瞳孔及神志等生命体征，随时做好救治处置的配合。治疗中注意观察皮质激素可能引起的高血压、糖尿病、消化性溃疡、感染、水电解质紊乱等不良反应，定期测量体重并记录。严密观察颅内出血引起颅内压增高的征象。特别对急性或慢性型发作期的病人随时注意观察皮肤、黏膜、消化道、泌尿生殖道及颅脑等部位的出血倾向，一旦发生大出血的征象应立即通知医师并给予及时的对症处理，做好抢救物品的准备
预防出血	指导病人穿衣应柔软，宽松，避免穿着过紧的衣裤加重皮肤紫癜，学会自我防护，避免外伤引起出血，动作要慢，防止碰伤、摔伤，纠正挖鼻、挖耳及剔牙的习惯，防引发出血。拔针时，局部应有效加压10分钟，以免形成局部血肿。注意禁用抑制血小板功能或引起血小板减少的药物，如阿司匹林、双嘧达莫、磺胺类、解热止痛药等
饮食	给予高蛋白、高维生素、低盐、易消化的饮食，若伴有贫血应选用含铁丰富的食物，多选用蔬菜、水果中性味偏凉者，对止血有利；注意忌油腻、生硬食物及刺激性食品，如辣椒、酒等。消化道出血者应酌情改进流食或禁食，以静脉补充营养
心理护理	慢性型病人因病程长，反复发作可达数十年，使用激素、免疫抑制药等，使病人顾虑重重，精神负担较重，影响对治疗的信心，通过与病人多沟通，了解其心态，适时安慰疏导病人，鼓励树立战胜疾病的信心。急性型和慢性型急性发作而出血严重者恐惧心理严重，给予安慰并酌情留人陪护，医务人员神情镇定，操作有序，使病人增加安全感，提高对治疗的信心而安心配合医护接受治疗。出血症状常使病人恐惧不安，应给予安慰使之避免情绪过度紧张而激发或加重出血

第三节　溶血性贫血

溶血性贫血是红细胞破坏过速而骨髓造血功能不足以代偿所引起的一类贫血。如果红细胞破坏很快，骨髓造血功能得以代偿，临床上可不发生贫血，称为溶血性疾病。

一、病因

遗传性因素	红细胞膜异常，如遗传性球形红细胞增多症等；红细胞酶异常，如 G-6-PD 缺乏；血红蛋白异常，如血红蛋白病、地中海贫血
获得性因素	免疫性，如新生儿同种免疫病，自身免疫性溶血性贫血等；阵发性睡眠性血红蛋白尿；物理因素所致，如大面积烧伤；机械因素所致，如微血管病性贫血；化学毒物及药物所致，如苯、磺胺；生物因素所致，如细菌、病毒、蛇毒；脾功能亢进

二、急诊检查

急性溶血	起病急剧，大量溶血且有明显的寒战、高热、腰背及四肢酸痛、气促、烦躁，伴有头痛、呕吐、浓茶样或酱油色尿，面色苍白，明显黄疸。更严重可出现周围循环衰竭和急性肾衰竭
慢性溶血	以血管外溶血较多见，起病缓慢，症状轻微，有贫血、黄疸、肝、脾大三大特征，可并发胆结石症和肝功能损害
实验室检查	根据不同原因引起的溶血选择试验进行排除或证实。血红蛋白下降，可<30g/L，间接胆红素增高，网织红细胞计数增高。红细胞形态学改变，尿中出现血红蛋白或高铁血红蛋白、铁血黄素等。Coombs 试验阳性，提示免疫性溶血性贫血。热溶血试验阳性可诊断阵发性睡眠性血红蛋白尿

三、鉴别诊断

与非溶血性的血液病性贫血鉴别	如缺铁性贫血、再生障碍性贫血、巨幼细胞贫血等
与其他类型骨髓及肿瘤性疾病继发性贫血鉴别	如白血病、骨髓纤维化、骨髓瘤转移及骨髓增生异常综合征等
与其他系统疾病引起的继发性溶血性贫血鉴别	如系统性红斑狼疮等免疫性疾病并发的溶血

四、急诊处理措施

急性溶血发作的处理	积极祛除或避免诱因。应绝对卧床休息，并给予高流量吸氧。迅速建立静脉通道，采集血标本及配血，及时补充血容量；及时纠正水、电解质和酸碱平衡，碱化尿液以增加血红蛋白在尿液中的溶解度，减少沉淀，避免肾小管阻塞，溶血期常有酸中毒及高钾血症。为保护肾功能，需输入足够的液体量，应鼓励病人多饮水，以增加尿量有利于游离血红蛋白排出。热敷双肾区，可解除肾血管痉挛。密切观察病情变化，包括生命体征及神志、皮肤黏膜、尿量、尿色，记录出入量，警惕肾功能不全、休克或心功能不全的出现
其他相关护理	严重贫血、急性溶血、慢性溶血合并危象的病人，应绝对卧床休息，保证充足的睡眠。如贫血发展急剧，则有可能发生晕厥和全身出现衰竭状态，故病人不要突然坐起或起立，预防摔伤的意外事件。给予高蛋白、高维生素、高热量且易消化的食物，以有助于纠正贫血，饮食中应避免一切可能诱发溶血的食物，如蚕豆。预防感染，特别是免疫抑制药治疗期间，更需要注意皮肤黏膜的清洁护理。早晚刷牙，饭后漱口，保持口腔清洁。保持大便通畅，大便后清洗外阴及肛周，可用高锰酸钾液坐浴，预防肛周感染
病情观察	观察尿色、尿量，并记录。如果尿色逐渐加深，甚至呈酱油样，说明溶血严重，及时报告医师。尿量少时按医嘱给予利尿，警惕肾脏损害。观察体温、脉搏、呼吸、血压变化及用药、输血的治疗效果和不良反应。观察巩膜、皮肤黄染的变化、脾大情况，以及有无伴有寒战、高热、腹痛、烦躁不安或嗜睡，甚至惊厥等溶血危象先兆。黄疸的轻重与溶血的程度有关，黄疸的加重标志着溶血严重，结合尿色及性质的观察及时与医师联系。治疗期间必须密切观察血象变化，至少每周检查1次，需特别注意骨髓抑制致严重感染的预防

第四节　弥散性血管内凝血

弥散性血管内凝血（DIC）是由于多种病因引起的一种病理过程或临床综合征。因为全身微循环内广泛的血小板聚集和纤维蛋白沉积，形成弥散性血栓，大量凝血因子被消耗，并继发激活纤溶系统，而引起严重的广泛的全身性出血、休克、溶血和栓塞等一系列严重的临床表现。病情变化快，死亡率高。DIC的发展过程可分为高凝血期、消耗性低凝血期和继发性纤溶亢进期，各期可交叉进行，临床难以截然分开。

一、病因

促凝物质进入微循环	如产科意外（羊水栓塞、胎盘早期剥离等）、严重创伤、癌肿广泛转移等
血管内膜广泛损伤	如败血症、休克等
网状内皮系统损伤	如严重肝损害、脾切除等

二、急诊检查

出血倾向	出血是 DIC 最常见的早期症状之一。出血多为自发性、持续性渗血。部位可遍及全身，多见皮肤、黏膜、牙龈、注射部位或伤口渗血。也可以有内脏出血，表现为咯血、呕血、血尿及便血等，颅内出血常可导致死亡
低血压、休克或微循环障碍	DIC 病情较轻时表现为低血压，重者有休克或微循环衰竭，这些临床表现是 DIC 最重要和最常见的表现之一。表现为肢体湿冷、少尿、呼吸困难、发绀及神志障碍以及一过性或持续性血压下降等多脏器功能衰竭征象。DIC 所致休克的特点有：起病突然，早期找不到明确的病因；休克程度与出血量常不成比例；常早期出现生命重要器官的功能障碍，甚至多器官功能衰竭；休克往往难以控制，常规抗休克治疗效果有时不佳
微血管栓塞	微血管栓塞分布广泛，表现为皮肤发绀，进而发生坏死、脱落，多见于眼睑、四肢、胸、背及会阴部；黏膜溃疡形成、坏死、脱落，见于口腔、消化道、肛门等部位；内脏栓塞多为肾脏、肺、大脑，表现为急性肾衰竭、呼吸衰竭、意识障碍、颅内高压综合征等
微血管病性溶血	DIC 可发现的溶血约占病例的 25%。可表现为进行性贫血，贫血的程度与出血量不成比例
实验室检查	血小板计数减少，血小板 $<100 \times 10^9/L$ 或进行性下降（如为肝病、白血病病人则血小板 $<50 \times 10^9/L$）。凝血酶原时间缩短或延长 3 秒以上（肝病病人延长 5 秒以上），或部分凝血活酶时间 APTT 缩短或延长 10 秒以上。凝血因子 I 定量减少。抗凝血酶Ⅲ（AT-Ⅲ）含量及活性降低。血浆因子Ⅷ：C 活性降低。继发性纤维蛋白溶解功能亢进及纤维蛋白降解产物的测得有：纤溶酶原减少及活性降低、凝血因子 I 降解产物明显增多、3P 试验阳性、乙醇胶试验阳性、D-二聚体水平升高等

三、鉴别诊断

1．DIC 病因多、临床表现复杂，所以必须依靠病史，临床表现及化验检查，进行鉴别诊断，需与原发性纤溶、肝病相鉴别。临床表现都有出血倾向、凝血酶原时间延长、纤维蛋白原减少、复钙时间延长，但有些试验检查方面不同（表9-3）。

表9-3　DIC试验检查鉴别表

化　验	DIC	肝病	原发性纤溶亢进
原发病	有	有	无
血小板	减少	正常或减少	正常
3P 试验	+	－	－
FDP	增加	正常	增加
红细胞形态	异常	正常	正常

2．血小板减少症只有血小板减少而无其他凝血因子异常。

四、急诊处理措施

紧急处理	绝对卧床休息，病人取头高脚高位，保持环境安静。及时给予中流量吸氧，以缓解支气管痉挛、改善缺氧状况，做好保持呼吸道通畅的措施。迅速建立两条以上大流量的静脉通道，必要时行锁骨下静脉穿刺以保证血容量的补充及各种抢救药品的应用。同时采集血标本及配血。及时补充血容量、解除血管痉挛、及时纠正电解质和酸碱平衡紊乱。快速补充血小板或凝血因子等，及时使用止血药物、脱水药等，还应除诱因，如控制感染、治疗肿瘤、处理产科疾病及严重外伤等
出血护理	（1）一般出血：密切观察 DIC 出血征象，如发生皮肤、黏膜、口腔、鼻腔、消化道、呼吸道、泌尿生殖道等部位的出血以及出血不止的现象，应及时报告医师处理。皮肤穿刺点出血可加压包扎止血；黏膜、口腔、鼻腔可用凝血酶棉球填塞；内脏出血注意做好出血量的统计和记录，并做好不同部位出血相应的处理，安慰病人，消除恐惧，及时清理被污染的物品 （2）颅内出血：密切观察生命体征、神志、瞳孔的变化。DIC 并发颅内出血急骤，病人常有颅内压急剧增高的表现，如剧烈头痛、呕吐、进行性意识障碍、瞳孔异常、感觉异常、偏瘫、痉挛伴有病理反射等，甚至昏迷死亡。有异常时，立即报告医师做脱水降颅压的处理。迅速建立大流量的静脉通道，按医嘱快速补充血小板及凝血因子、止血药物等，使用脱水药，如 20% 甘露醇，静脉滴注，且静注速度应快，要求在 0.5 小时之内滴完 250ml。注意观察药物的疗效，及时记录尿量。绝对卧床休息，保持病人绝对安静，并注意不宜过多地搬动病人，翻身时或搬动时应保护头部，动作轻柔，床头可抬高 15°～30°以免加重出血。出现意识障碍应按昏迷病人护理

续 表

休克护理	密切观察监测生命体征，注意皮肤、甲床等处的微循环变化，有无肢体湿冷、呼吸困难、血压下降等。按休克护理常规护理
使用肝素抗凝治疗的护理	肝素治疗期间应密切观察临床表现及监测有关血液指标，注意滴速的调整。肝素用量过大可引起出血，则在使用中应注意观察出血征象，需每日常规检查尿常规、大便隐血，观察皮肤、黏膜有无出血
微血管栓塞、微血管病性溶血的观察	少尿或无尿可能是肾栓塞引起；意识障碍、抽搐，应警惕有脑栓塞；呼吸困难则有可能是发生了肺栓塞；皮肤、黏膜局灶性坏死也为微血管栓塞所致；黄疸和血红蛋白尿、发热等症状是溶血的主要表现，这些均为险恶的病情变化，密切观察记录并及时通知医师
一般护理	急性期应卧床休息，做好安全护理： （1）饮食护理：清醒病人可给予高蛋白、高维生素、高热量、低盐饮食。昏迷病人可给予鼻饲流食，必要时给予静脉高营养液补充营养 （2）皮肤、黏膜的护理：做好口腔护理、保持皮肤清洁、定时翻身预防受压皮肤破损。观察皮下出血情况。减少创伤性操作，尽量避免肌内注射或穿刺检查，静脉穿刺输液和采血有计划性进行，扎止血带时间不宜过长 （3）观察治疗反应：注意输血、输液时，有无不良反应出现，应及时发现并及时处理

第五节　急性再生障碍性贫血

再生障碍性贫血（再障），是一种获得性骨髓造血功能衰竭症，主要表现为骨髓功能低下，全血细胞减少和贫血、出血、感染综合征，免费抑制治疗有效。

一、病因

原发性再生障碍性贫血病因不明，继发性再生障碍性贫血的病因可由化学、生物学、电离辐射、免疫、内分泌异常等因素引起。

二、急诊检查

临床表现	（1）慢性再生障碍性贫血：起病及进展缓慢。贫血往往是首发和主要表现；出血较轻，以皮肤、黏膜为主，除了妇女易有子宫出血外，很少有内脏出血；感染以呼吸道多见，合并严重感染者少 （2）重型再生障碍性贫血：起病急，进展快、病情重。贫血多呈进行性加重，伴明显的苍白、乏力、头晕、气短及心悸等；出血部位广泛，除皮肤、黏膜外，还有深部出血，如血尿、便血、子宫出血及颅内出血，危及生命；皮肤感染、肺部感染多见，严重者可发生败血症，病情险恶，一般常用对症治疗不易奏效 重型再生障碍性贫血的诊断标准：网织红细胞<0.01，绝对值<15×10^9/L；中性粒细胞绝对值<0.5×10^9/L；血小板<20×10^9/L

续 表

实验室 检查	（1）血象：全血细胞减少，三系减少程度不一定平行，网织红细胞计数明显降低 （2）骨髓象：骨髓穿刺物中骨髓颗粒很少，脂肪滴增多，大多数病人多部位穿刺呈现增生不良，粒系和红系细胞减少，淋巴细胞、浆细胞、组织细胞相对增多，巨核细胞很难找到或缺如 临床上有严重贫血、伴出血、感染和发热者，血象表现为全血细胞减少，网织红细胞绝对值减少，脾不大，骨髓显示增生低下，骨髓小粒非造血细胞增多，能排除其他全血细胞减少的疾病，可诊断为再生障碍性贫血

三、鉴别诊断

阵发性睡眠性血红蛋白尿（PNH）	酸溶血试验、糖水试验及尿含铁血黄素试验均为阳性，临床上常有反复发作的血红蛋白尿（酱油色尿）及黄疸、脾大
骨髓异常增生综合征（MDS）	血象一项或两项减少，骨髓增生活跃，三系均有病态造血
恶性组织细胞病	多有高热，出血严重，晚期可有肝大、黄疸。骨髓中有异常组织细胞

四、急诊处理措施

1. 支持治疗，祛除病因，预防与抗感染，控制出血，改善贫血，增强病人抵抗力，酌情输入成分血或新鲜全血。

2. 雄激素可选丙酸睾酮 50～100mg/d，肌注或选司坦唑醇 2mg，每日 2～3 次口服。雄激素治疗中需注意追查肝功能。

3. 糖皮质激素多用于严重出血者，待出血控制后，减量至停药。

4. 抗淋巴细胞球蛋白（ALG）或抗胸腺细胞球蛋白（ATG），ALG 20～40mg/（kg·d），4～5 天一疗程。ATG 10～20mg/（kg·d），8～10 天一疗程。

5. 必要时可辅以中医中药治疗。有条件者转入血液科行骨髓移植。

第六节 输 血 反 应

输血是对各种原因引起的贫血，血容减少，某些血液病、各种危重病人的一种重要的治疗方法。输血除严格掌握其适应证外，对其引起的不良反应，及时发现及治疗，也很重要。

一、病因

多因输血操作不严格或输血技术有误差或采血、储血不规范，输血掌握不当等因素而发生输血反应。不同的病因，机体的个体差异很大，发生输血反应的病理生理变化也不一样，常有寒战、发热、过敏反应、溶血反应、出血、心力衰竭、酸碱代谢失衡，菌血症及输血后传播疾病引起受血者机体的全身与局部病理、生理的变化。

二、急诊检查

临床表现	症状的轻重缓急取决于输入血量，抗体效价、溶血程度
	（1）输入 ABO 血型不合者，由于抗体凝集素很强，输入的红细胞迅速溶解，临床上虽仅输入 10～50ml 即可表现凶险症状
	（2）轻者难与发热反应相鉴别，可仅有一时性轻度黄疸，短暂血红蛋白尿、贫血反而加重
	（3）严重者在输血数分钟后出现明显寒战、高热、头痛、腰背痛、胸闷、恶心、呕吐、心率加快、呼吸急促、血压下降，甚至休克
	（4）可导致 DIC
	（5）可发生急性肾衰竭
实验室检查	（1）抗人球蛋白试验阳性
	（2）血红蛋白血症
	（3）血红蛋白尿

三、鉴别诊断

输血过程中与输血后出现的各种不良反应，需与受血者所患疾病的本身病情变化或临床表现相鉴别。

四、急诊处理措施

1. 监护病人的意识、体温、脉搏、呼吸、血压等。停止继续输入已发生不良反应的血液。

2. 对症处理。寒战者予以保暖，高热者予以物理或药物降温。纠正枸橼酸中毒或高血钾症。

3. 呼吸困难、心悸、气短者应给予吸氧治疗。

4. 输血过敏者可选用抗组胺药或肾上腺皮质激素。

5. 发生急性溶血者，抢救的重点是纠正休克，维持循环功能，保护肾脏。可应用肾上腺皮质激素控制溶血，重新输入配合的新鲜血来改善贫血状态。

6. 因大量输血过速，引发充血性心力衰竭和肺水肿者，应立即控制输入量和速度，并纠正心力衰竭和肺水肿。

7. 因输入细菌污染血者，需选用强有力的广谱抗生素控制感染。输血后感染肝炎、疟疾或艾滋病者，积极治疗输血后传播的疾病。

第十章 神经系统急诊

第一节 急性脑出血

脑出血（ICH）是指原发性非外伤性脑实质内出血，绝大多数由高血压合并动脉硬化引起，也可由先天性脑血管畸形、动脉瘤、梗死性出血、血液病、抗凝或溶栓治疗、脑底异常血管网等引起，根据出血部位不同，临床表现有所不同。

一、病因

除高血压动脉硬化外，本病的发作还与微动脉血管瘤、脑动静脉畸形、烟雾病、血管炎等有关；多在情绪紧张、兴奋、用力排便时发病。

二、急诊检查

发病早期头痛	常为最早出现的症状，意识清醒的病人，几乎都有头痛主诉
症状和体征	症状和体征根据出血部位及出血量不同，临床特点各异： （1）壳核出血（又称内囊出血）：在脑出血中最多见，多由豆纹动脉外侧支破裂而引起，表现为对侧偏瘫和偏身感觉障碍，大量出血还可向内扩展破入脑室，引起颅内高压昏迷 （2）丘脑出血：表现为偏瘫或偏身感觉障碍，重者侵及内囊或破入脑室，可引起意识障碍，呕吐咖啡样胃内容物，两眼向病灶侧注视或固定于中央位，易出现脑疝及其他并发症，预后较差 （3）尾状核出血：症状为突然头晕、头痛、恶心、呕吐、失语、意识障碍，不自主运动。体征有病灶对侧偏身麻木和痛觉迟钝，病灶对侧肌张力下降，腱反射减弱，颈项强直、凯尔尼格征及布鲁津斯基征阳性 （4）脑叶出血：即皮层下白质出血，老年人多由高血压动脉硬化及类淀粉样血管病所致。年轻人多由先天性血管畸形所致，小量出血者，症状类似腔隙性脑梗死；有头痛、呕吐、脑膜刺激征者，需与蛛网膜下腔出血鉴别 （5）脑干出血：症状有大量出血（血肿>5ml）者常破入第四脑室，病人立刻进入昏迷、双侧瞳孔针尖样、呕吐咖啡样胃内容物、中枢性高热（持续39℃以上、躯干热而四肢不热）、中枢性呼吸障碍、眼球浮动、四肢瘫痪和去大脑僵直发作，多在48小时内死亡。小量出血可无意识障碍，表现为交叉性瘫痪和共济失调性瘫痪。体征为双侧病理征阳性、双侧瞳孔针尖样、眼球震颤

续 表

	（6）小脑出血：症状表现为大多数意识清楚或有轻度意识障碍，枕部头痛、眩晕、恶心、频繁呕吐、言语障碍。体征为眼球震颤，步态蹒跚，站立不稳，共济失调，晚期瞳孔散大，中枢性呼吸障碍，最后枕骨大孔疝死亡 （7）脑室出血：暴发型病人突然昏迷，在数小时内迅速死亡；如出血量较大，发病后12～24小时内出现昏迷及脑干受压征象，可有面神经麻痹，两眼凝视病灶对侧，肢体瘫痪及病理反射等；小量出血的病人出现头痛、呕吐、脑膜刺激征，一般无意识障碍。大量出血迅速出现昏迷，频繁呕吐，针尖样瞳孔，预后不良，多迅速死亡。体征为血压升高、四肢肌张力增高、感觉障碍、颈抵抗、凯尔尼格征阳性、瞳孔异常、眼底水肿
辅助检查	CT、MRI见血肿密度影；当血肿≥25ml，经颅多普勒显示颅内血流动力学改变；脑脊液压力增高、呈血性；外周血细胞可有暂时升高，血糖、尿素氮亦可暂时升高，绝大多数病人出凝血时间及凝血酶原时间均正常

三、鉴别诊断

大面积脑梗死	多于安静状态下发病，症状逐渐加重，局灶症状和体征可呈阶梯性进展，出现头痛、呕吐、意识障碍及癫痫发作。CT有助于鉴别
高血压脑病	多有高血压病史，常以头痛、头晕、恶心、呕吐为首发症状，重者可出现昏迷，少数可出现短暂性偏瘫，血压高达200/140mmHg以上，多无神经系统定位体征
其他引起昏迷的全身性疾病	如低血糖昏迷，糖尿病昏迷，CO中毒昏迷，经详细询问病史，仔细查体可明确诊断

四、急诊处理措施

一般治疗	发病后应尽可能就近治疗，不宜长途搬运。若须搬动，也应尽量保持平稳，减少颠簸，以免加重出血。一般平卧位，昏迷病人应将头侧向一边，便于口腔分泌物或呕吐物流出，若分泌物不能流出，应随时吸出，必要时可行气管切开吸痰，保持呼吸道通畅，防止发生吸入性肺炎。必要时可吸氧。密切观察血压、呼吸及瞳孔的情况，直到病情稳定为止。尿潴留时应导尿。定时更换体位，以防止压疮的发生。为防治肺炎及尿路感染，早期可应用抗生素。发病后3天，若神志仍不清楚，不能进食者，应鼻饲以保证营养

续 表

脱水降颅压	常用20%甘露醇125~250ml静脉滴注，每6~8小时1次，病情比较平稳时，可用10%复方甘油500ml静脉滴注，1~2次/天。发病最初几天可将地塞米松10~20mg加入脱水剂中静脉滴注，对防治脑水肿及清除自由基有益，但不可长期使用，由于对高血压、糖尿病、溃疡病及感染不利。有时也可用呋塞米等脱水，但在使用脱水剂时要注意水、电解质平衡和肾功能
调整血压	脑出血病人一般血压都较高，甚至比平时更高，这是由于颅内压增高时，为了保证脑组织供血的代偿性反应，当颅内压下降时血压也随之下降，所以一般不使用降血压药物，当血压超过210/120mmHg时，可考虑应用依那普利等长效降压药，硝苯地平目前不主张应用
外科手术治疗	无论行血肿清除术或血肿抽吸术，其目的都在于清除血肿，降低颅内压，使受压但没有破坏的神经恢复功能，对某些危重病人，不但可以挽救生命，而且还可以提高生存质量。一般认为年龄不太大，生命体征平稳，心肾功能没有明显的障碍，血压<200/120mmHg，符合下述情况者可作为适应证： (1) 小脑半球血肿>10ml或蚓部>6ml者，可考虑手术治疗；血肿>20ml、有脑干受压症状，应紧急手术清除血肿，否则随时可能发生脑疝死亡 (2) 壳核出血血肿>50ml时，或颅内压明显增高有可能形成脑疝者 (3) 丘脑出血血肿>10ml，病情继续恶化者。对重症原发性脑室出血或丘脑内侧出血，血液大量破入脑室者，可行颅骨钻孔、脑室外引流加腰穿放液治疗

第二节　蛛网膜下腔出血

蛛网膜下腔出血（SAH）是指各种原因出血，血液流入蛛网膜下腔的统称。临床上可分自发性与外伤性两类，自发性又分原发性与继发性两种。由各种原因引起脑膜血管破裂，血液流入蛛网膜下腔者称原发性蛛网膜下腔出血；由脑实质内出血，血液穿破脑组织流入蛛网膜下腔者称继发性蛛网膜下腔出血。一般所谓的蛛网膜下腔出血仅指原发性蛛网膜下腔出血，约占急性脑血管病的15%左右。

一、病因

最常见于先天性动脉瘤、脑血管畸形和高血压动脉硬化性动脉瘤；多由于剧烈的运动、过劳、情绪激动、用力排便、咳嗽、饮酒等诱发本病。

二、急诊检查

前驱症状	脑血管畸形病人常有癫痫发作,可有或没有局灶性神经功能缺损症状和体征,部分病例仅在 MRA/DSA 检查时才能发现。而动脉瘤病人,在没有破裂时常常没有症状,当动脉瘤压迫邻近结构时可出现头痛或脑神经瘫痪,约 1/3 的病人在动脉瘤破裂前数日或数周有头痛、恶心、呕吐等警告性渗漏的症状
典型的临床表现	突然发生的剧烈头痛、呕吐、脑膜刺激征及血性脑脊液。多在剧烈活动中或活动后出现爆裂样局限性或全头部剧痛。常见的伴随症状有短暂意识障碍、项背部或下肢疼痛、畏光等。临床表现各异,轻者可没有明显的症状和体征,重者则会突然昏迷并在短期内死亡
体征	脑膜刺激征,有颈项强直、克氏征及布氏征阳性。但在老年人或深昏迷者,脑膜刺激征可不明显。脑神经中最常见的是一侧动眼神经麻痹,提示该侧有后交通动脉瘤的可能。因为出血而引起脑水肿、脑实质内血肿或由于脑血管痉挛导致脑缺血、梗死等,少数病例可出现局灶性神经体征,如单瘫、偏瘫、感觉障碍及失语等。眼底检查可见玻璃体膜下片状出血,有时眼内出血进入房水会引起严重的视力减退 部分病例出现心功能异常,如各种心律失常及心电图改变,包括 Q-T 延长、ST 段及 T 波改变。因为下丘脑受损,可发生抗利尿激素分泌不适等综合征,而出现低钠血症
辅助检查	(1)颅脑 CT:是确诊 SAH 的首选诊断方法。可见蛛网膜下腔高密度出血征象 (2)CSF 检查:腰椎穿刺 CSF 检查是诊断 SAH 的重要依据,常见均匀一致的血性 CSF,蛋白含量增加,糖和氯化物水平多正常 (3)数字减影血管造影:DSA 可以确定动脉瘤位置,可发现多发性的动脉瘤,显示血管解剖行程、侧支循环和血管痉挛情况;还可发现其他病因,如动静脉畸形、烟雾病、血管性肿瘤等,为 SAH 的诊断提供可靠证据,对确定手术方案有重要的价值 (4)MRI 和 MRA:在 SAH 急性期通常不采取 MRI,因其可诱发再出血。但 MRI 对发现血管畸形很有帮助,可因其空间分辨率狭窄,目前尚不能取代 DSA (5)实验室检查:血常规、凝血功能、肝功能及免疫学检查都有助于寻找出血的其他原因

三、鉴别诊断

除了需要与各类脑血管疾病鉴别外,常常需要与下列疾病相鉴别:

脑膜炎	一般情况下脑膜炎起病不如蛛网膜下腔出血突然，会先有发热等炎症表现，血和脑脊液中白细胞数增高
外伤性蛛网膜下腔出血	往往有外伤史，与自发性蛛网膜下腔出血由于昏迷而摔倒合并外伤者容易混淆
偏头痛	典型偏头痛不难识别，但对于眼肌麻痹型偏头痛者，常需做腰椎穿刺脑脊液检查，以相鉴别
脑出血	可表现为突然发病，头痛、呕吐、意识障碍，脑脊液呈血性，但脑出血病人多有局灶体征，脑室出血有脑膜刺激征，作脑 CT 可相鉴别

四、急诊处理措施

降低颅内压、缓解头痛	遵医嘱应用脱水药，如 20% 甘露醇、呋塞米、布瑞得（甘油果糖）。甘露醇应保证在 15～30 分钟内快速滴完，以达到脱水、降压的目的。注意观察意识，准确记录出入水量，以了解脱水效果。使用镇静止痛药，但头痛剧烈者需慎用氯丙嗪，且禁用吗啡与哌替啶。改善脑血管供血，应遵医嘱使用钙通道阻滞药，在用药过程中应注意有无发热、头痛、头晕、胃肠不适、心动过缓或过速、失眠、激动等症状，并注意输液速度的控制，避免血管过度扩张
预防再出血	绝对卧床休息 4～6 周，避免搬动和过早离床活动，保持室内安静，限制或减少探访。保持大便通畅，必要时给予轻泻药或开塞露，以避免排便用力而引起脑出血。保持情绪稳定，避免一切精神刺激。避免用力咳嗽、打喷嚏，必要时可应用镇咳药。遵医嘱应用止血药，能阻止纤溶酶的形成，抑制纤维蛋白的溶解，防止再出血。用药过程中需注意有无低血压、心动过缓、胃肠道反应、期前收缩、皮疹及结膜充血等
病情观察	观察病人的意识，有无头痛、呕吐、肢体疼痛及再出血的先兆。定期测量体温、脉搏、呼吸、血压

第三节　癫痫持续状态

　　癫痫是一组由大脑神经元异常放电所引起的短暂中枢神经系统功能失常为特征的慢性脑部疾病，具有突然发生、反复发作的特点，大脑皮质过度放电是各种癫痫发作的病理基础。

　　癫痫持续状态是神经科常见的急症、重症，是癫痫持续发作 30 分钟以上，不能自行停止，或者反复地发作、中间没有清醒期。任何类型的癫痫均可出现癫痫持续状态，通常是指全面性强直-阵挛性发作（GTCS），以全身抽搐和意识障碍为特征。

一、病因

抗癫痫药突然停药或减量	诱发癫痫持续状态的最常见原因是突然停药、减药、换药或漏服药物。抗癫痫药水平可降低诱发癫痫发作
脑部疾病	直接或间接导致痫性放电和癫痫发作，例如： （1）颅内感染：各种脑炎、脑膜炎及脑脓肿的急性期，脑寄生虫 （2）颅脑外伤：颅脑产伤、脑挫伤、硬膜下血肿、颅内出血 （3）脑血管病：脑血管畸形、蛛网膜下腔出血、脑栓塞等 （4）颅内肿瘤、脑部变性病等 （5）脑先天性疾病：小头畸形、脑积水
全身性疾病	直接或间接导致癫痫性放电或遗传因素决定的癫痫阈值降低而诱发癫痫发作，例如： （1）脑缺氧：窒息、休克、急性大出血、热性惊厥、一氧化碳中毒 （2）遗传性代谢病家族性黑蒙性痴呆等 （3）中毒：药物、食物、金属和农药中毒以及酒精戒断等 （4）内科疾病的神经系统并发症：肝性脑病、尿毒症、甲状旁腺功能减退
促发因素	机体内环境改变而引起的癫痫阈值降低并诱发癫痫发作；发热、感染、劳累、饮酒、妊娠及分娩等也均可诱发

二、急诊检查

症状	（1）发作时意识丧失，瞳孔散大、对光反射及深浅反射消失 （2）全身强直阵挛发作分强直期、痉挛期及惊厥后期，癫痫持续状态表现为强直发作或者阵挛发作持续出现，或者3个分期呈周期性出现，间期意识不清（表10-1）
辅助检查	（1）脑电图（EEG）、视频脑电图（video-EEG）：发作时记录的脑电图诊断意义最大；可区别发作类型和明确癫痫灶部位。不仅为癫痫持续状态的诊断提供依据，同时也为治疗效果的评价提供了客观指标 （2）实验室检查：血常规、血糖、血寄生虫等检查，了解有无贫血、低血糖、寄生虫等，协助病因诊断。若为首次发作，须排除各种疾病引起的症状性发作 （3）脑血管造影：可发现颅内动、静脉畸形、血管狭窄或闭塞、动脉瘤，以及颅内占位性病变等 （4）放射影像学检查：CT、SPECT、PET、MRI、核素等可发现脑部器质性改变、占位性病变和脑萎缩

表 10-1　全身强直-阵挛发作持续状态

分期	临床表现	历时时间	脑电图表现
强直期	突发意识丧失，全身骨骼肌持续收缩，喉肌痉挛时发出叫声，咀嚼肌强直可咬破舌头。颈和躯干先屈曲后反张，肢体由屈曲转为伸直	10~20 秒	双侧暴发棘波
痉挛期	不同肌群强直和松弛交替出现，由肢端延及全身。阵挛频率逐渐减慢，松弛期逐渐延长	0.5~1 分钟	多棘-慢复合波
惊厥后期	出现短暂强直痉挛，造成牙关紧闭和大、小便失禁。在一次深吸气后，呼吸恢复正常，随之心率、血压、瞳孔等恢复正常，全身肌张力松弛，意识逐渐恢复	5~10 分钟（自发作开始至意识恢复）	低平脑电活动转慢活动

三、鉴别诊断

周围循环功能不全诱发晕厥	（1）反射性晕厥：因为精神刺激、紧张、恐惧、疼痛、过劳、大病初愈体质虚弱、反射性迷走神经兴奋性过高、外周小血管扩张引起的一时性脑供血不足。病人有短暂意识丧失、肌张力消失跌倒，偶有两上肢短促阵挛，一般发作前有头晕、乏力、恶心、眼前发黑等先兆，恢复较慢，有一过性心率减慢，血压下降，面色苍白，出汗，一般没有尿失禁及损伤，醒后能回忆发病情况，久居拥挤、闷热环境会容易诱发，脑电图没有异常 （2）直立性低血压：下蹲时间过长突然起立时的血压下降；家族性自主神经功能异常；多系统变性；交感神经切除术后等 （3）排尿性晕厥：因排尿后膀胱压力突然降低而引起
心源性晕厥	（1）心律不齐：如窦房传导阻滞、预激综合征、阵发性室上性心动过速、室性心动过速、病窦综合征、房颤、心脏停搏等 （2）冠状动脉功能不全和心肌梗死 （3）主动脉瓣狭窄和不全 （4）先天性心脏病
呼吸功能障碍诱发的晕厥	过度换气综合征、屏气、举重时的 Valsalva 动作、肺栓塞、肺高压引起的静脉回流障碍、心脏排出量减少、低血压休克
短暂性脑缺血发作（TIA）	一般以肢体感觉麻木、无力为主，与单纯性部分体觉性发作容易混淆。TIA 持续时间较长，不伴有抽搐，也没有由某一部分开始逐渐扩展到半身发作

中枢运动障碍	（1）基底节病变引起不自主动作：常为一侧，动作较慢，带有扭动、舞蹈样动作，发作时间较长，如发作性舞蹈指划症、半侧投掷运动
	（2）脊髓病变引起抽搐：常为两下肢强直性抽搐，伴肌肉震颤，持续时间较长
睡眠障碍	（1）发作性睡病：反复发作的不分场合、不合时宜、不可控制的睡眠，并立即进入快速眼动期，与正常睡眠无异，可持续数分钟到几小时，但是可以唤醒
	（2）摔倒：突然情绪反应，如意外惊讶、恐惧、高兴时可出现肌张力消失与无力而跌倒
破伤风、狂犬病	全身肌肉疼痛、强直性持续性痉挛，偶尔见阵挛性抽搐，间歇期的肌肉也不松弛，并以咀嚼肌明显，牙关紧咬，狂犬病有咽喉部肌痉挛，引起恐水症，神志不丧失，受外界轻微刺激可诱发抽搐，每次持续数分钟
脑干功能失常	间歇性大脑强直发作，角弓反张，神志丧失，青紫，瞳孔扩大，常为由脑干病变引起，表现出脑干定位体征
马钱子、士的宁中毒	意识不丧失，开始是阵挛性抽搐，逐渐成强直性发作
癔症性抽搐	一般有精神因素，精神刺激后加剧，伴有情感症状，如焦虑、烦躁、失眠；抽搐没有规律，但发作时间长，伴有哭吵、唱、叫、自言自语；神志虽不丧失但问之不答，有违拗现象，没有大小便失禁，没有瞳孔扩大，暗示治疗可以缓解，醒后能回忆，脑电图无异常

四、急诊处理措施

1. 在给氧、防护的同时应尽快制止发作。

2. 地西泮 10～20mg，在 2 分钟内缓慢静脉推注，以免抑制呼吸。2～4 小时后可重复应用。

3. 苯妥英钠 10～20mg/kg，用生理盐水稀释后静脉滴注，其速度不超过 50mg/min，同时还应注意生命体征和血气、生化等全身变化。

4. 上述两种药注射后若发作仍未控制，可选用下列方法：地西泮 100～200mg，溶解于葡萄糖盐水 500ml 中，于 12 小时内缓慢静脉滴注完毕；异戊巴比妥钠 0.5g 溶解于注射用水 10ml，静脉滴注，其速度不超过 0.1g/min。儿童剂量为 1 岁 0.1g，5 岁 0.2g；10% 水合氯醛溶液，20～30ml（儿童 0.5ml/kg）保留灌肠。

5. 加强护理，昏迷者给口咽通气管，注意吸痰、吸氧，必要时可气管切开，行机械通气。并要及时纠正水、电解质平衡紊乱，预防肺部感染。

抽搐停止后，可给苯巴比妥0.2g肌注，1次/8小时或1次/12小时维持，清醒后改用口服抗癫痫药物，并进一步查明病因。

第四节　短暂性脑缺血发作

短暂性脑缺血发作（TIA）是指历时短暂并经常反复发作的脑局部供血障碍，导致供血区局限性神经功能缺失症状。每次发作持续时间为数分钟到1小时，不超过24小时即完全恢复，但常反复发作。

一、病因

本病多与高血压动脉硬化有关。此外，血流动力学改变、颈部动脉扭曲受压、脑血管痉挛、血液高凝状态等因素在本病发生上也起一定的作用。

二、急诊检查

症状	（1）发作突然，迅速出现局限性神经功能或视网膜功能障碍。多数于5分钟左右达到高峰 （2）持续时间短暂，通常为数分钟到数小时 （3）每次发作症状相对较稳定，通常不表现出症状，仅持续数秒钟即消失的闪击样发作，恢复完全，不遗留神经功能缺损体征 （4）反复的发作
辅助检查	（1）EEG、CT或MRI：检查大多正常，部分病例可见脑内有小的梗死灶或缺血灶 （2）弥散加权MRI或PET：可见片状缺血区 （3）DSA/MRA或彩色经颅多普勒（TCD）：可见血管狭窄动脉粥样硬化斑，TCD微栓子监测适用于发作频繁的TIA病人 （4）血常规和生化检查 （5）神经心理学检查：可发现轻微的脑功能损害

三、鉴别诊断

部分性癫痫	常继发于脑部器质性病变，以抽搐发作为主，也可有感觉性发作，症状常按皮质的功能区扩展，发作间隙期也可发现神经系统体征。脑电图检查可能发现局部脑波异常
梅尼埃综合征	与椎-基底动脉系统短暂缺血性发作相似，但是发作时间长达数日，没有脑干受损的体征，常伴有耳鸣，多次发作后听力减退

四、急诊处理措施

病因治疗	针对动脉粥样硬化、高血压、心律失常、心脏病等治疗，控制糖尿病，纠正血液成分的异常，避免颈部过度活动等
化学药物治疗	（1）抗血小板药物：能防止血栓形成和微栓子的发生，从而达到治疗 TIA 发作及预防脑梗死的发生 （2）抗凝药物：如果 TIA 发作次数多，程度重，持续时间长，经用抗血小板药物无效，而抗凝治疗无禁忌证者，为预防脑梗死的发生，可慎重、严格地选择病例，在严密的观察下进行抗凝治疗
外科治疗	经血管造影证实 TIA 发作是由于颈部大血管动脉硬化斑块引起者，如一般情况允许，可考虑外科治疗 （1）动脉内膜剥离–修补术 （2）血管重建术：如动脉切除–移植术、动脉搭桥短路

第五节　脑　梗　死

脑梗死是指脑局部血液供应障碍，缺血、缺氧引起的脑组织坏死、软化，是脑血管病中最常见者。临床上常见的有脑血栓形成、脑栓塞、脑分水岭梗死及脑腔隙性梗死。

一、病因

主要是由于供应脑部血液的动脉出现粥样硬化和血栓形成，使管腔狭窄甚至闭塞，导致局灶性急性脑供血不足而发病；也有因异常物体（如固体、液体、气体）沿血液循环进入脑动脉或供应脑血液循环的颈部动脉，造成血流阻断或血流量骤减而产生的相应支配区域脑组织软化坏死者。前者称为动脉硬化性血栓形成性脑梗死（ABI），占本病的 40%～60%，后者称为脑栓塞（CE），占本病的 15%～20%。此外，尚有一种腔隙性脑梗死，是由高血压小动脉硬化而引起的脑部动脉深穿支闭塞形成的微梗死，也有人认为少数病例可由动脉粥样硬化斑块脱落崩解导致的微栓塞引起，由于 CT 和 MRI 的普及应用，有人统计其发病率相当高，约占脑梗死的 20%～30%。脑梗死是脑血管病中最常见者，约占75%，病死率平均 10%～15%，致残率极高，且极易复发，复发性中风的死亡率也大幅度增加。

二、急诊检查

脑血栓形成	是缺血性脑血管病中常见的类型，根据血栓形成部位的不同，可相应出现不同的临床症状和定位体征：
	(1) 颅内动脉血栓形成：若在眼动脉分出之前闭塞，如脑底动脉环完整，可代偿其供血，临床上可无任何症状；如出现症状，则可表现为对侧偏瘫，偏身感觉障碍，优势半球病变时会有失语。如影响眼动脉，可出现同侧一过性的视力障碍和Homer征，少数病人可有昏迷
	(2) 大脑中动脉血栓形成：大脑中动脉及其分支是最易发生闭塞的血管，可以出现对侧偏瘫、偏身感觉障碍和偏盲、失语、失读、失写、失用，重者可昏迷，甚至死亡
	(3) 大脑前动脉血栓形成：可出现对侧下肢运动及感觉障碍，因旁中央小叶受累排尿不易控制，也可出现对侧中枢性面瘫、舌瘫及上肢瘫，另外也会出现淡漠、欣快等精神症状
	(4) 大脑后动脉血栓形成：可出现对侧同向性偏盲及一过性视力障碍，如黑蒙，还可出现失语、失读、失认、失写，且伴有对侧感觉异常、感觉过敏。可出现锥体外系症状，如手足抽动、舞蹈、震颤等
	(5) 椎-基底动脉血栓形成：常出现眼震、眩晕、复视、语音障碍、吞咽困难、共济失调、交叉瘫等症状，主干闭塞时会出现四肢瘫、延髓性麻痹、意识障碍，常致迅速死亡。脑桥基底部梗死者可出现闭锁综合征，病人意识清楚，但不能言语，不能进食，不能做各种动作，只能用眼球上下运动来表达自己的意愿
脑栓塞	在脑血管病中发病最快。风湿性心脏病引起者，以中青年居多，冠心病及大动脉病变引起者以中老年居多。发病急，症状多于数秒或数分钟之内即可达高峰。个别病人因反复栓塞可在数天内呈阶梯式或进行性加重。临床因栓塞部位的不同而有不同表现，常见的是失语、偏瘫、偏盲、偏身感觉障碍等 多数病人可查出原发病史及症状、体征，如心脏病史或有心脏手术经过；骨折或手术后引起的脂肪栓塞，常先有脑外表现，如胸痛、咯血、呼吸困难等，然后出现神经系统症状
脑分水岭梗死（CWSI）	CWSI是指脑内相邻的较大血管供血区之间（即边缘带）局限性缺血，并出现相应的神经功能障碍。最常见的是体循环低血压及低血容量，发病以老年人居多，且多有冠心病、糖尿病史、高血压病，有的有反复发作的低血压病史。可出现偏瘫、失语、视物模糊、偏盲等临床表现，意识障碍少见
腔隙性脑梗死	腔隙性脑梗死是高血压小动脉硬化所引起的一种特殊类型的微梗死，为深穿支小动脉闭塞所致，受累血管直径一般在 $100 \sim 400 \mu m$ 之间，病灶直径为 $0.2 \sim 15mm$。Fisher将本病的症状归纳成 21 种综合征。临床常见的有：纯运动性卒中、构音障碍-手笨拙综合征、纯感觉性卒中、共济失调性轻偏瘫
辅助检查	(1) CT或MRI扫描是诊断脑梗死的重要依据，一般CT难以在脑梗死12小时内发现缺血性低密度灶，通常在24小时后方能清楚显示。发病24小时内若行头颅CT扫描未显示病变，至少可排除脑出血
	(2) MRI可显示一部分CT扫描未能发现的病灶，特别是腔隙性脑梗死病人

三、鉴别诊断

脑出血	发病急，常有头痛、呕吐等颅内压增高症状及不同程度的意识障碍，血压明显增高，典型者不难鉴别。但大面积脑梗死与脑出血，轻型脑出血与一般脑梗死临床症状相似，需作 CT 才能相鉴别
颅内占位性病变	某些硬膜下血肿、颅内肿瘤、脑脓肿等病症发病也较快，可出现偏瘫等症状，但应注意有无颅内压增高的症状及体征，必要时可作 CT 相鉴别

另外，应注意脑血栓形成与脑栓塞的鉴别，后者多有心脏病史或其他栓子来源。

四、急诊处理措施

1. 脑血栓形成

一般治疗	（1）呼吸功能维持与并发症的预防和治疗：有意识障碍者应给予气道支持及辅助通气，定期监测 PaO_2 和 $PaCO_2$，预防和治疗呼吸道感染及尿路感染，预防肺栓塞、下肢深静脉血栓形成等。可以考虑皮下注射低分子肝素或肝素制剂。建议病人早期活动，以防止压疮、肌肉痉挛及关节强直并及时进行康复治疗 （2）调整血压：急性脑梗死病人，要慎用降压药。如平均血压>130mmHg 或收缩压>220mmHg，建议慎服降血压药物，用脑血管扩张剂时也应注意血压的变化。降压药物中不主张应用硝苯地平，可考虑选用依那普利等长效降压药 （3）血糖：高血糖会加重急性脑梗死。因此，急性期不宜输注高糖液体。但也应尽量避免低血糖，一旦出现需及时纠正 （4）颅内高压和脑水肿：多数发生在较大颅内动脉闭塞和大面积脑梗死或小脑梗死病人。脑水肿的处理原则有：①减轻颅内压；②维持足够脑血液灌注，避免缺血恶化；③预防脑疝。常用的有效降颅内压药物是甘露醇，或也可选用甘油果糖和呋塞米 （5）体温：降低体温能缩小梗死范围，若病人发热应予病因治疗，并且应用退热药或用降温机控制体温
溶栓治疗	溶栓是急性缺血性脑卒中在早期，尤其是超早期（发病 6 小时以内）最重要和最有效的治疗方法之一，但是必须严格掌握其适应证和禁忌证。常用的溶栓药物有：尿激酶（UK）100 万～150 万 U，一般不超过 200 万 U，否则继发脑出血危险性较大。rt-PA（组织型纤维蛋白溶酶原激活剂）适用于发病 3 小时内的急性脑梗死病人
抗凝治疗	抗凝治疗（包括肝素和口服抗凝剂）长期用于防止血栓的扩延和进展性脑卒中

续 表

降纤治疗	降解血栓蛋白原、增加纤溶系统活性及抑制血栓形成，是常用的急性缺血性脑卒中治疗方法。常用药物有蛇毒降纤酶、巴曲酶等。这种疗法需在早期应用（发病6小时以内），特别是合并有高纤维蛋白原血症的病人
血液稀释疗法	如病人确有血液黏度过高、血容量不足时，应适量应用低分子右旋糖酐和羟乙基淀粉注射剂（706代血浆）等改善其循环状况，对病人还是有益的
抗血小板药物	抗血小板药物能降低血小板聚集和血黏度。常用药物有阿司匹林和盐酸噻氯匹啶类，常用于二期预防
脑保护剂	(1) 钙通道拮抗剂：能阻止细胞内钙超载，解除血管痉挛，增加血流量，改善微循环。对急性缺血性脑卒中、脑缺氧有一定作用。常用的药物如盐酸氟桂利嗪等。对短暂性脑缺血发作、椎-基底动脉供血不足或预防性用于颈动脉内膜切除术后或术中，可能有益。亦可用于高危病人的预防 (2) 胞磷胆碱：具有稳定细胞膜的作用
外科治疗和介入性治疗	近年来，颈动脉内膜切除术对于颈内动脉闭塞70%以上者，疗效较好
中医治疗	可应用复方丹参、川芎嗪、脉络宁等活血化瘀药物

2. 脑栓塞 治疗上除治疗脑部病变外，还需同时治疗引起脑栓塞的原发病。脑部病变的治疗与脑血栓相同，非出血性梗死者可应用抗凝及抗血小板聚集疗法，但应注意根除栓子来源，心源性栓塞，纠正心律失常，控制心率，防治心力衰竭，必要时可手术治疗。

3. 分水岭梗死 治疗与脑血栓相同，应注意病因治疗，如纠正低血压，治疗休克，积极处理心脏疾患。

4. 腔隙性脑梗死 治疗基本上与脑血栓相同，应注意控制高血压，并用小剂量阿司匹林等抗血小板聚集剂及尼莫地平、氟桂利嗪等钙离子拮抗剂，但禁用抗凝剂，以免出现高血压脑出血。

第六节 吉兰-巴雷综合征

吉兰-巴雷（旧译格林-巴利）综合征（Guillian-Barré syndrome，GBS）又称急性炎症性脱髓鞘性多发性神经炎，可导致全身急性瘫痪，严重病例可由于呼吸肌瘫痪而危及生命。其病因目前尚不明确，一般与感染和免疫紊乱有关。主要病变为脊神经前根和近端神经干广泛的炎症性髓鞘脱失，脑脊液中常有蛋白细胞分离现象。本病治疗及时预后良好。

一、病因

多数病人发病前有如巨细胞病毒、EB 病毒或支原体感染，但少数病例的病因不明。以病人血清注射于动物神经可产生静脉周围脱髓鞘病变。此外，病人神经组织中有 C3b 及免疫球蛋白 C（主要是 IgG 或 IgM）存在。以上事实提示，本病可能是与体液免疫有关。但至今尚未能从病人血液中提出髓鞘蛋白的抗体。

二、急诊检查

1. 病前 1～3 周有上呼吸道或胃肠道感染症状。

2. 四肢对称性弛缓性瘫痪伴腱反射消失。有主观的感觉异常或末梢型感觉障碍，常有神经根牵引痛和神经干压痛。

3. 可有脑神经麻痹表现，以面神经、舌咽神经和迷走神经损害多见。重症可有呼吸肌麻痹和一系列缺氧症状。

4. 腰穿脑脊液检测可见蛋白细胞分离现象，血液和脑脊液中的 IgG、IgM 升高，血液 GM_1 抗体阳性。

5. 神经电生理检查有异常表现。

6. 排除脊髓前角灰质炎、急性脊髓炎、钾代谢障碍性麻痹症等病。

三、鉴别诊断

周期性瘫痪	发作时也有肢体弛缓性瘫痪，但周期性瘫痪多有过去发作史，无感觉障碍与脑神经损害，脑脊液正常，发作时多有血钾低和低钾心电图改变，补钾后症状迅速的缓解
重症肌无力	全身型重症肌无力可呈四肢弛缓性瘫痪，但一般起病较慢，症状有波动，多晨轻暮重，疲劳试验及新斯的明试验阳性。脑脊液正常
脊髓灰质炎	多见截瘫或四肢瘫，病损表现为下传导束型感觉障碍，锥体束征阳性，早期出现括约肌功能障碍。脑脊液蛋白正常，偶见细胞稍增多

四、急诊处理措施

保持呼吸通畅	防止继发感染是治疗本病的关键。咳嗽无力、排痰不畅是本病治疗过程中的突出问题,应积极吸痰,多翻身。严密观察病情,呼吸道分泌物过多及气体交换量不足时应尽早做气管切开。出现呼吸麻痹时应及时做人工辅助呼吸。人工呼吸病人要确保痰液稀释并排出,以防止肺炎、肺不张、肺脓肿等并发症。需加强护理,防止压疮的发生。面瘫者需保护角膜,防止溃疡。由于本病可合并有心肌炎,应密切观察心脏情况,补液量不宜过大
血浆交换疗法	鉴于体液免疫系统在周围神经脱髓鞘中的作用,病人血液中存在与发病有关的抗体、补体及细胞因子等,近来多用血浆交换疗法治疗本病,在起病后2周接受血浆交换治疗,可缩短病程及使用呼吸机的时间,减少合并症,迅速降低周围神经髓鞘抗体效价。但是缺点为费用昂贵,且只能在有经验的医疗中心进行,否则有一定的危险
激素治疗	如果无禁忌情况,应早期较大剂量地应用激素。目前多用甲泼尼龙冲击治疗,每日1000mg,连用3天
大剂量丙种球蛋白治疗	效果肯定,可用0.4g/(kg·d),静脉滴注,连用5天
神经营养药物治疗	GBS病人可适当应用神经营养药物,急性期病重者可给予辅酶A、三磷腺苷、细胞色素C等代谢性药物,也可同时应用维生素B_{12}、盐酸硫胺或呋喃硫胺等药物

第七节 重症肌无力

重症肌无力是一种神经-肌肉接头部位因乙酰胆碱受体减少而出现传递障碍的自身免疫性疾病。临床主要特征是局部或全身横纹肌于活动时易于疲劳无力,经休息或用抗胆碱酯酶药物后可以缓解。也可累及心肌与平滑肌,表现出相应的内脏症状。本病少数可有家族史(家族性遗传重症肌无力)。

一、病因

本病主要是突触后膜乙酰胆碱受体(AChR)发生的病变所致。该病和免疫机制紊乱有关。在约70%病例中有胸腺增生,并出现淋巴细胞生发中心;另15%病人有胸腺瘤。此外,病人常伴发其他自身免疫性疾病。部分病人的血清中,可以查到抗核、抗骨骼肌、抗胸腺、抗甲状腺细胞等抗体和类风湿因子。AChR致敏,产生循环抗体。经过体循环,并在补体激活和参与下,破坏突触后膜,导致突触后膜溶解破坏等一系列形态学改变,从而发生肌无力症状。

二、急诊检查

临床表现	（1）多数起病隐袭，主要症状为骨骼肌稍经活动后即感疲乏，短时休息后又见好转，症状通常晨轻晚重，病程迁延，可自发减轻缓解
	（2）眼外肌最易累及，轻则眼球运动受累，多呈不对称性眼睑下垂、眴眼无力、复视、斜视；重者双眼球固定不动。面肌、咽、喉、软腭、舌肌、颈肌和肩胛带肌亦罹病，也可涉及呼吸肌、下肢近端肌群乃至全身肌肉
	（3）重症肌无力危象，当病情突然加重或治疗不当，引起呼吸肌无力或麻痹而致严重呼吸困难时，称为重症肌无力危象。有以下三种情况：①肌无力危象：即新斯的明不足危象，由各种诱因和药物减量诱发。呼吸微弱、烦躁、发绀、吞咽和咳痰困难、语言低微直至不能出声，最后呼吸完全停止；②胆碱能危象：即新斯的明过量危象，多在一时用药过量后发生，除呼吸困难等症状外，尚有乙酰胆碱蓄积过多症状，包括毒蕈碱样中毒症状、烟碱样中毒症状以及中枢神经症状；③反拗性危象：难以区别危象性质又不能用停药或加大药量改善症状者，多在长期较大剂量用药后发生
实验室检查	可见 2/3 的病人血清免疫球蛋白增高。大多数病人的血清中，乙酰胆碱受体（AChR）抗体增高
	（1）胸部 X 线片、胸腺 X 线片：可见胸腺增生或胸腺肿瘤
	（2）肌电图检查：可见肌肉动作电位振幅降低，单纤维肌电图可见纤维间兴奋传递延缓或阻断

三、鉴别诊断

1. 本病眼肌型需与癔病、甲状腺毒症、动眼神经麻痹、眼肌型营养不良症、眼睑痉挛相鉴别。

2. 本病延髓肌型者，需与真假延髓性麻痹相鉴别。

3. 四肢无力者需与神经衰弱、感染性多发性神经炎、周期性瘫痪、进行性肌萎缩症、多发性肌炎和癌性肌无力等相鉴别。

4. 肌无力危象、胆碱能危象、反拗性危象之间的相鉴别。

四、急诊处理措施

机械通气	注意维持和改善呼吸功能，必要时行机械通气
药物治疗	（1）抗胆碱酯酶类药物：溴吡斯的明、溴化新斯的明，对心率过慢、心律不齐、机械性肠梗阻以及哮喘病人均忌用或慎用 （2）注意补钾、补钙 （3）免疫抑制剂：根据免疫功能情况可选用泼尼松、环磷酰胺、硫唑嘌呤、环孢素等 （4）禁用或慎用氨基苷类抗生素、肌肉松弛剂、多黏菌素、麻醉剂和安眠镇静药等药物
手术治疗	药物疗效欠佳且伴有胸腺肿大和危象发作的病人，可考虑胸腺切除术或胸腺放射治疗
血液疗法	有条件者可使用血浆置换疗法或丙种球蛋白
危象处理	（1）肌无力危象：应给予甲基硫酸新斯的明 $1 \sim 2mg$ 肌注或 $0.5 \sim 1.0mg$ 静脉滴注 （2）胆碱能危象：立即停用抗胆碱酯酶药物，并用阿托品、解磷定 （3）反拗性危象：停用一切抗胆碱酯酶类药物至少3天。然后从原药量的半量开始给药，同时改用或并用激素

第十一章　内分泌系统急诊

第一节　低血糖症

低血糖症是指多种原因引起的血浆葡萄糖浓度过低而导致脑细胞缺糖的临床综合征，是最常见的内分泌急症。一般成人血浆葡萄糖（血糖）浓度<2.8mmol/L，即可出现交感神经兴奋及神经功能失常的临床症状群。本病发生率高，持续严重的低血糖可引起大脑的不可逆损害，若能及时诊断和治疗则可迅速恢复。

一、病因

1. 没有摄入足够的糖，或消化吸收功能下降使得血糖降低。

2. 肝脏疾病或缺乏糖代谢的酶类，致糖分储存、利用不足。

3. 可使血糖升高的激素分泌减少，如生长激素、皮质醇、胰高血糖素和肾上腺素等。

4. 降低血糖值的激素、物质过多，如胰岛素等，使机体消耗的糖分过多。

二、急诊检查

低血糖初期，由于交感神经和肾上腺髓质释放大量肾上腺素，出现心悸、饥饿、手足颤抖、无力、皮肤苍白、烦躁、出汗、心率增快、血压轻度升高等表现，之后如果低血糖还不能及时解除，即可有脑功能障碍，表现为意识蒙眬、多汗、嗜睡、震颤、抽搐、精神失常等。

胰岛素瘤引起的低血糖	胰岛素瘤可致胰岛素分泌增多，使血糖降低。病人起病缓慢，经常是发病多年也未曾察觉。症状主要是反复发作性低血糖，大多见于清晨早餐前，少数见于午饭、晚饭前。饥饿、劳累、饮酒、精神刺激、发热、月经来潮等均可诱发低血糖症，病情逐渐变重，发作次数也逐渐频繁，从1年发作1、2次渐渐增加至1天数次，发作时间长短不一。食用糖以后，症状很快减轻或消失。最好的治疗方法是将肿瘤切除
肝源性低血糖	肝细胞大面积损伤、功能不足，引起低血糖。肝脏疾病引起低血糖有急有慢，多见于空腹、饥饿、运动时，肝病好转后低血糖症自然减轻或消失
早期糖尿病	Ⅱ型糖尿病在发病早期会反应性地引起低血糖，低血糖症状一般在进食3～5小时后出现，病人的空腹血糖值略高或是正常值的高限，很难被病人发觉，须通过葡萄糖耐量试验确诊
功能性低血糖	病人以中年女性多见，病情与情绪不稳定、精神受刺激、焦虑有很大关系。低血糖症状多在早餐后2～4小时出现，而午餐和晚餐后很少会出现，每次发作持续15～20分钟后自行缓解，病情也不会继续发展，食用糖以后症状立即消失。这种低血糖不需要特殊治疗，但一定要排除其他原因后，才能认定是功能性低血糖

三、鉴别诊断

1. 需要与非低血糖引起的具有神经精神症状的其他疾病鉴别，如癫痫、癔症、脑血管意外等。只要通过仔细询问病史，全面体检，并结合血糖检查结果等，一般不难相鉴别。

2. 需鉴别引起低血糖的病因，临床上最常见的低血糖的病因依次为功能性、胰岛素瘤、早期轻症糖尿病、胰岛素自身免疫综合征。器质性者多为空腹低血糖，发作时间较长（大多>30分钟）且多呈顽固性、进行性，罕见自愈。功能性者多有自主神经不稳定的症状，餐后1～4小时发作，每次发作时间<30分钟，呈间歇性、非进行性、可自愈。胰岛素瘤及磺脲类降糖药过量时，血浆胰岛素与C肽均高；因应用胰岛素或自身免疫性低血糖者，血浆胰岛素水平高，而C肽水平较低；与肿瘤有关低血糖，内分泌功能减退，肝或肾衰竭者两者都较低。

四、急诊处理措施

发作时的治疗	（1）轻者口服白糖或葡萄糖水，不能口服或症状严重者立即静注 50%葡萄糖 40ml，继以 5%~10%葡萄糖水滴注 （2）如果病人有垂体或肾上腺皮质功能不全时，同时还需给予氢化可的松 100~200mg，静脉滴注 （3）对补充葡萄糖没有明显反应者，还可用胰高血糖素肌注或静注 （4）如果是由于应用胰岛素过量引起低血糖者，则需调整胰岛素用量 （5）有惊厥、抽搐者，除给糖外，还需给予镇静药物
针对病因进行治疗	功能性及反应性低血糖宜给予低糖、高脂、高蛋白的饮食，且少食多餐，并给少量镇静剂及抑制迷走神经的药物。阿卡波糖对功能性及反应性低血糖有良好效果。自身免疫性低血糖具有自限性，数周或数个月后能自行缓解。肿瘤等其他原因引起的低血糖须作相应的病因治疗，如手术等

第二节　甲状腺危象

甲状腺危象是甲状腺功能亢进（甲亢）最严重的并发症，是由多种原因引起的甲状腺功能增强，分泌甲状腺激素过多所致的临床综合征。表现为代谢率极度增高及过度肾上腺素能反应。

一、病因

甲亢手术	未经治疗或未得到较好控制病情的病人。甲状腺手术后，由于在手术过程中挤压，使甲状腺激素大量入血。或做甲状腺以外较大的手术，因为应激状态、麻醉等也可诱发甲状腺危象，又称外科性危象
严重感染	各种感染，特别是呼吸系统感染是引起内科甲状腺危象的常见诱因
^{131}I 治疗甲亢	由于^{131}I 破坏甲状腺细胞使大量甲状腺激素（TH）释放而引起甲状腺危象，多发生于经^{131}I 治疗后 1~2 周
药物因素	如药物过敏，不适当停用抗甲亢药物
精神因素	如精神创伤、过度疲劳
患有其他疾病	如糖尿病酮症酸中毒、严重脱水、肺栓塞、心功能不全
其他因素	妊娠、分娩

二、急诊检查

先兆	甲亢症状加重，发热，体温<39℃，乏力，心动过速，心率>120 次/分，有或无心律不齐，脉压增大；食欲减退、恶心、腹痛、腹泻；少数病人可出现神志模糊及嗜睡
危象表现	(1) 高热：体温急剧升高达39℃以上，大汗，皮肤潮红 (2) 神经系统：神经及肌肉敏感性增强，出现震颤、动作增多、谵妄、烦躁、抽搐、嗜睡，甚至昏迷 (3) 心血管系统：心动过速，心率>160 次/分，与体温升高程度不成比例，多呈窦性。有甲亢性心脏病的病人易出现心衰或肺水肿，血压升高（以收缩压升高为主），脉压增大 (4) 消化系统：恶心、呕吐、腹痛、腹泻十分突出，每日可达十多次，食欲极差，部分病人出现肝功能异常及黄疸 (5) 水、电解质紊乱：由于以上各种原因，病人最后都可出现脱水及电解质紊乱，如低钾、低钠、酸中毒等
实验室检查	(1) 血常规：白细胞总数增高可达 15.0×10^9/L，中性粒细胞多达80% (2) 血清甲状腺激素：血清甲状腺激素水平显著增高，以游离 T_3、T_4 增高为主，但一般在甲亢范围内，血清 FT_4、FT_3 明显升高 (3) 血清谷丙转氨酶升高，结合与游离胆红素升高 (4) 轻度或中度代谢性酸中毒、低钾、低钠等

三、鉴别诊断

病史不详而有上述症状（尤其是高热）者，应与感染性，特别是败血症高热反应相区别，后者无甲亢病史，甲状腺功能正常，白细胞及中性粒细胞明显升高；恶心、呕吐、腹泻是非特异性的，应排除原发性胃肠道疾病；甲亢病人收缩压增高，应与嗜铬细胞瘤鉴别，后者收缩压与舒张压都升高，且甲状腺不大，但还是应注意有无胸骨后甲状腺肿；某些精神症状应与精神及神经疾病相鉴别。

四、急诊处理措施

甲状腺危象前期或甲状腺危象诊断以后，不需等待化验结果，尽早开始治疗。

1. 保护机体重要脏器，防止功能衰竭、退热、物理降温，补充热量及维生素，纠正肺淤血及心力衰竭，给予肾上腺皮质激素，抗感染。

2. 降低循环中甲状腺素的水平

(1) 抗甲状腺药物：①丙硫氧嘧啶（PTU），首剂 600～1200mg，口服或鼻饲，以后每次 100～200mg，每日 3 次；②甲巯咪唑，首剂 60mg，以后每次 20mg，每日 3 次。应用硫脲类药物后，再开始给碘剂，每日口服复方碘溶液 30 滴或静脉滴注碘化钠每日 1～2g。

（2）可酌情应用换血疗法，血浆置换或腹膜透析法，迅速降低循环中甲状腺素水平。但因操作复杂，经验少，一般不用。

3. 降低周围组织对甲状腺激素的反应

（1）β-肾上腺能阻断剂：普萘洛尔，每 6～8 小时口服 20～40mg。心脏储备不全，心脏传导阻滞，心房扑动，支气管哮喘等病人，应慎用或禁用。

（2）利舍平，首次肌注 5mg，以后每 4～6 小时给 2.5mg。

第三节 糖尿病酮症酸中毒

糖尿病酮症酸中毒（DKA）是糖尿病病人在各种诱因作用下，胰岛素不足明显加重，同时胰高血糖素等胰岛素拮抗激素不适当升高，造成糖、蛋白质、脂肪代谢紊乱，以及水、电解质和酸碱平衡失调，从而出现高血糖、高血酮、脱水、电解质紊乱和代谢性酸中毒等的一个症候群。

一、病因

多见于 1 型糖尿病的病人，2 型糖尿病则多在某些应激情况下发生。可见于任何年龄，以 30～40 岁者居多，基本病因是有效胰岛素的严重缺乏，而出现高血糖、高酮血症及代谢性酸中毒，甚至昏迷。

由于胰岛素严重不足致使糖代谢紊乱，葡萄糖利用明显减少，脂肪分解加速，酮体在体内聚积而导致高血糖、高酮血症及代谢性酸中毒。

最常见的酮症酸中毒的诱发因素是各种感染，如呼吸道感染、泌尿道感染和皮肤感染等，约占 50% 以上；胰岛素应用不当，如长期用量不足或突然中断；饮食失调；精神刺激或其他应激因素，如手术创伤、分娩、高热等；拮抗胰岛素的激素分泌量明显升高，如胰高血糖素、儿茶酚胺等。

二、急诊检查

主要症状	（1）早期仅有多尿、口渴、多饮、疲倦等糖尿病症状加重或首次出现
	（2）进一步发展可出现食欲减退、恶心、呕吐、极度口渴、尿量显著增加，并常伴有头痛、烦躁、嗜睡
	（3）后期出现尿量减少，皮肤干燥，弹性差，眼球下陷，眼压降低，声音嘶哑，四肢厥冷，甚至各种反射迟钝或消失，昏迷
主要体征	（1）呼吸深而快，呼出气体有烂苹果味
	（2）脉搏细弱、血压下降、脉压缩小，可出现低血容量性休克
主要实验室检查	（1）尿糖及尿酮体强阳性（极少数原有或伴有严重肾功能损害者，肾阈可增高而出现尿酮体阴性），可有蛋白及管型
	（2）血白细胞数增高可达 $200×10^9/L$，血红蛋白升高
	（3）血糖明显升高，多为 $16.7\sim33.3mmol/L$（$300\sim600mg/dl$），超过 $600mg/dl$ 应注意高渗性昏迷。血酮体增高可超过 $4.8mmol/L$（$50mg/dl$），其正常值为 $0.3\sim2mg/dl$。血 pH<7.35，CO_2 结合力常在 $13.47mmol/L$ 以下
	（4）血浆电解质钠、钾、氯、镁可低下、正常或增高
	（5）血尿素氮可升高，与脱水及肾功能损害有关
	（6）酸碱平衡失调

三、鉴别诊断

1. 酮症的鉴别

饥饿性酮尿	多见于妊娠呕吐，由于进食很少，因而脂肪分解增加，出现酮症。尿酮体阳性、尿糖阴性、血糖降低
口服苯乙双胍	可引起乳酸中毒，同时可发生酮症。但血糖增高不显著。停药后酮体可消失
酒精性酮症酸中毒	有大量饮酒史，可发生食欲不振、恶心、呕吐。有明显脱水征。尿酮体阳性，但是血糖正常或轻度升高。糖尿病病人在大量饮酒后也可发生酒精性酮症酸中毒，此时鉴别则比较困难

2. 糖尿病酮症酸中毒、非酮症高渗性糖尿病昏迷、乳酸酸中毒的鉴别三者都可发生衰弱无力、食欲不振、恶心、呕吐、神志障碍甚至昏迷。三者重叠出现时在临床表现各自的特征就不很典型，给诊断带来一定的困难。其鉴别见表11-1。

表 11-1 几种酸中毒的鉴别

项 目	糖尿病酮症酸中毒	非酮症高渗性糖尿病昏迷	乳酸酸中毒
发病年龄	年轻者较多	中、老年多见	中、老年多见
糖尿病史	1 型糖尿病	2 型糖尿病	可有糖尿病史
诱因	停用胰岛素、应激状态	进食过多、饮水少、脑血管病	休克、服用苯乙双胍等
脱水征	较明显	明显	可有
休克	可有	多有	可有
尿酮体	强阳性	阴性	可为阳性
血糖	<33.4mmol/L（600mg/dl）	>33.4mmol/L	正常，也可较高
血 K^+	升高，治疗后降低	不定	正常或较高
血 Na^+	低	高	正常或较高
血 HCO_3^-	低	正常	低
AG	增大	正常	增大

四、急诊处理措施

治疗及时、合理、个案化	迅速补液和及时使用胰岛素。单纯性注射胰岛素而无足够液体，可进一步将组织外液移至细胞内，使组织灌注更显不足。24 小时补液 3000～5000ml，以血糖13.9mmol/L 为界，确定补生理盐水或 5% 葡萄糖液是可行的。应用小剂量胰岛素是简便、快速有效、安全的治疗方法，较少发生低血糖、低血钾、休克和脑水肿等严重不良反应。治疗方案：0.1U/（kg·h）。在治标同时还需要防治诱因，才能较快控制病情。如急性感染所引起，则要应用足量有效抗生素，积极控制感染；如甲亢所引起，则要积极治疗甲亢；若为饮食失调、过度疲劳引起，则应调整饮食，充分休息
急救护理	立即建立两条静脉通路，准确执行医嘱，以确保液体和胰岛素的输入。病人应绝对卧床休息，注意保暖，预防压疮和继发感染。昏迷者须按昏迷常规护理
对症护理	吸氧，对昏迷病人应注意吸痰，保持呼吸道通畅。胃扩张者行胃肠减压，尿潴留者行留置导尿
遵医嘱运用胰岛素	小剂量胰岛素应用时需注意抽吸剂量要正确，以减少低血糖、低血钾、脑水肿的发生
病情观察与饮食护理	严密观察生命体征、神志、瞳孔，协助做好血糖的测定和记录。禁食，待昏迷缓解后改糖尿病半流质或糖尿病饮食
预防感染	做好口腔及皮肤护理，保持皮肤清洁，预防压疮和继发感染，女性病人还应保持外阴部的清洁
神经病变的护理	控制糖尿病，使用大量维生素 B 族。局部按摩及理疗，对皮肤感觉消失者应注意防止损伤

第四节　高渗性非酮症性高血糖昏迷

高渗性非酮症高血糖昏迷是一种较少见的、严重的急性糖尿病并发症，其主要临床特征为严重的高血糖、脱水、血浆渗透压升高而无明显的酮症酸中毒。病人常有意识障碍或昏迷。本病病死率高，应予以足够的警惕、及时的诊断和有效的治疗。

一、病因

应激	如感染（特别是呼吸道及泌尿道感染）、外伤、手术、脑血管意外、心肌梗死、急性胰腺炎、胃肠道出血、中暑或低温等
摄水不足	是重要的诱发因素
失水过多	见于严重的呕吐、腹泻，以及大面积烧伤病人
药物	包括各种糖类皮质激素、利尿剂、苯妥英钠、氯丙嗪、普萘洛尔、西咪替丁、免疫抑制剂、硫唑嘌呤和甘油等
其他	高糖的摄入

二、急诊检查

临床表现	病人可有多饮、多尿、乏力几天或几周，部分病人因口渴感丧失而无多饮。可有消化道症状如食欲不振、恶心、呕吐。脱水严重者，表现为尿量减少、皮肤干燥、弹性差、眼球下陷、舌干、脉搏细速、血压下降甚至休克。病人常有不同程度的意识障碍，如神志淡漠、嗜睡、昏迷，少数病人可出现局部或全身抽搐、失语、偏瘫
实验室检查	（1）高血糖：血糖一般>33.3mmol/L （2）高血钠：血钠>145mmol/L，少数情况不高 （3）高渗透压：渗透压>350mmol/L （4）尿糖：多强阳性，血酮多正常或轻度升高，尿酮多阴性或弱阳性 （5）血 pH、碳酸氢根（HCO_3^-）和二氧化碳结合力（CO_2CP）：正常或轻度降低，血钾变化不大，血尿素氮中度升高，显著升高者预后不良

三、鉴别诊断

1. 与糖尿病酮酸中毒的鉴别　见糖尿病酮症酸中毒。

2. 与脑血管意外鉴别，在脑血管意外的糖尿病或没有糖尿病史者，容易发生高渗性非酮症糖尿病昏迷。此点值得注意。

四、急诊处理措施

补液	迅速补液、扩容、纠正高渗是抢救的关键。对多数血压降低而血钠不高的病人，应先输等渗溶液，如血渗透压 > 350mmol/L，血钠 > 155mmol/L，宜补低渗液（0.45% 氯化钠）或插胃管补充水分，直到渗透压下降到 <325mmol/L 时改为补等渗液。循环衰竭者开始宜用生理盐水 2000ml，必要时输注血浆用以扩充血容量。补液量视病人脱水程度而定，按体重的 10%~15% 估计。补液速度先快后慢，严防过快、过多从而引起脑水肿及肺水肿
补充胰岛素	静脉滴注小剂量胰岛素的治疗原则与糖尿病酮症病中毒相似。治疗过程随时监测血糖、血渗透压、血钾等。度过危险期多数不需再给胰岛素，可过渡到饮食控制及（或）口服降糖药治疗
补钾	本症失钾一般不及糖尿病酮症酸中毒严重，补钾量相对较少，可根据血钾及心电监护补充钾盐，一般滴速为 10~15mmol/(L·h)。对无尿和高钾（ >6.0mmol/L）者暂缓补钾
去除诱因，治疗并发症	积极去除诱因及治疗心、肾、脑等器官的并发症

第五节 肾上腺危象

肾上腺危象又称急性肾上腺皮质功能不全，是由于各种原因引起的肾上腺皮质功能急性衰竭，皮质醇绝对缺乏所引起的一种临床综合征。

一、病因

慢性肾上腺皮质功能减退症（Addison 病）：因感染、创伤和手术等应激情况，或停服激素而诱发肾上腺皮质功能急剧下降。

长期大量肾上腺皮质激素治疗	长期接受皮质激素治疗的病人，遇到应激时，如不及时补充或增加激素剂量，将发生急性肾上腺皮质功能减退
肾上腺手术后	因依赖下丘脑垂体的肾上腺皮质增生或肾上腺外疾病（如转移性乳腺癌），做肾上腺切除术；或者肾上腺腺瘤摘除术后，存留的肾上腺常发生萎缩，下丘脑-垂体-肾上腺轴的功能，由于腺瘤长期分泌大量皮质醇而受抑制，其功能的恢复，至少需要 9 个月或 1 年以上，如不补充激素或在应激状况下不相应增加激素剂量，也可引起急性肾上腺皮质功能减退
急性肾上腺出血	常见为严重败血症，主要是脑膜炎双球菌败血症，引起肾上腺出血，与弥散性血管内凝血有关。其他细菌所致败血症、流行性出血热等也可并发肾上腺出血

二、急诊检查

发热	多见，高热达40℃以上，有时体温可低于正常
消化系统	厌食、恶心、呕吐等常为早期症状，如能及时诊断、治疗，常很快好转。也可有腹痛、腹泻等症状
神经系统	软弱、萎靡、无欲、淡漠、嗜睡、极度衰弱等症状，也可表现为烦躁不安、谵妄、意识模糊，甚至昏迷
循环系统	心率加快（达160次/分），四肢厥冷，循环衰竭、血压下降等休克体征。由于本病存在糖皮质激素和潴钠激素两者均缺乏，因此更容易、更快速地出现周围循环衰竭。多数病人神志改变与血压下降同时出现；少数病人神志改变在前，随之血压下降。神志和血压的改变最早出现在诱因发生后4小时，1/3和2/3的病人分别在24小时、48小时内出现
脱水征象	常不同程度存在。低血糖、低钠血症
实验室检查	白细胞总数增高，血液浓缩和感染所致；中性粒细胞增多。血红蛋白增高、血液浓缩；高血钾、低血钠、低血糖、血尿素氮轻度增高，轻度酸中毒以及血皮质醇总量降低

三、鉴别诊断

糖尿病酮症酸中毒、高渗性昏迷、急性中毒、脑血管意外	这几类病人血糖多增高或正常，嗜酸性粒细胞不增加，而肾上腺危象者血糖低，嗜酸性粒细胞增加
内、外科急腹症	急性双侧肾上腺出血和破坏是肾上腺危象最常见的病因，常有腹部或胸肋部疼痛，腹肌紧张伴恶心、呕吐，此时须与内、外科急腹症鉴别，若病人电解质、皮质醇与尿素氮测定呈典型的"三低二高"表现，且嗜伊红细胞计数升高，无明显的腹部局限性压痛与反跳痛，则提示可能为肾上腺危象

四、急诊处理措施

激素紧急替代	首先静脉推注氢化可的松 100mg，继之用 100～200mg 加入 5% 葡萄糖盐水 1000ml 中，于 8 小时内滴完，每天剂量为 200～400mg。急性肾上腺出血坏死者常需更大剂量（最初 2 天，每日需氢化可的松 300～500mg 以上）。48 小时后若病人能口服可以改用片剂，每天 80～120mg，分 3～4 次日服。病情好转后逐日递减 1 片，一般 1 周左右减至维持量。若以上治疗仍不能维持血压，可加用盐皮质激素，如去氧皮质酮或 9α-氟氢可的松等
补液	开始可静脉注射 50% 葡萄糖 40ml，补液量视病人脱水及缺钠程度而定，一般宜用 5% 葡萄糖盐水开始每小时 500ml，4～5 小时至细胞外液基本纠正后，逐渐减慢滴速。第 1 天一般需补液 3000～4000ml，待休克纠正，尿量恢复，应补钾。但在治疗早期，可有高钾血症，如血钾＞6.9mmol/L，立即用 4%～5% 碳酸氢钠 100～200ml 静脉滴注，注射中应注意防止发生肺水肿
其他	纠正应激状态，积极治疗原发病，控制感染

第六节 嗜铬细胞瘤危象

嗜铬细胞瘤危象是发生于肾上腺髓质嗜铬细胞和肾上腺外交感神经节残余嗜铬组织的肿瘤，分泌大量儿茶酚胺，引起以发作性高血压伴交感神经兴奋为主要临床表现的内分泌疾病，严重发作可引起心、脑血管意外而危及病人的生命。嗜铬细胞瘤占高血压病人的 0.2%～4%，如果不能及时诊断和治疗，严重的发作可随时危及病人的生命；如果能及早诊断和手术，则病人可以完全康复。

一、病因

嗜铬细胞瘤 85%～90% 起源于肾上腺髓质；多为单侧，少数起源于两侧肾上腺，肾上腺外的肿瘤从颈动脉体到盆腔均可，常与交感神经节相关联，如腹主动脉两侧（占病人的 10%～15%）及后纵隔。多发性嗜铬细胞瘤多见于儿童和家族性嗜铬细胞瘤病人。

二、急诊检查

症状	阵发性高血压为嗜铬细胞瘤最具特征的表现。病人平时血压正常，发作时骤升，收缩压一般大于200mmHg，突然感到剧烈的头痛，严重的心悸，心跳加快，呼吸急促，胸部憋闷，面色苍白，大汗淋漓，四肢发凉，恶心呕吐，视物模糊，精神紧张，恐惧，身上颤抖如濒死的感觉，儿童病人甚至有抽搐和腹痛，这种发作可历时数十秒到几小时，多数持续15分钟左右可自行缓解，症状逐渐自行缓解，血压亦随之下降
酚妥拉明诊断治疗试验	若病人发作时血压>170/110mmHg，立即给病人静脉注射酚妥拉明5mg，观察血压是否迅速下降，如为嗜铬细胞瘤发作，血压于2分钟内下降≥35/25mmHg，持续4分钟以上提示为嗜铬细胞瘤
实验室检查	(1) 立即于发作后4小时和24小时尿测VMA，嗜铬细胞瘤病人尿VMA阳性和增高 [正常值<7mg/24h（35μmol/24h）] (2) 发作后和间歇期应抓紧时间进一步确定诊断，留尿测尿儿茶酚胺（正常20~100μg/d），若该值>300μg/d诊断嗜铬细胞瘤
特殊检查	肾上腺B超或CT及磁共振检查，若影像学检查阴性和肾上腺外嗜铬细胞瘤，则可进一步做动脉造影，或通过经皮静脉导管取血，测激素水平进行肿瘤定位

三、鉴别诊断

急进型高血压	也叫恶性高血压，病情进展迅速，血压极高，舒张压多>130mmHg，症状明显，很快出现心、脑、肾合并症和眼底病变，但这种病人非发作性高血压，酚妥拉明试验阴性，尿VMA和儿茶酚胺不高
阵发性心动过速	突然出现心悸、心跳加快、头晕头胀、心前区不适及精神不安等酷似嗜铬细胞瘤危象，但阵发性心动过速病人由于心率过快，回心血量不足，心排血量减少。因而血压下降，容易鉴别
甲状腺危象	症状也与嗜铬细胞瘤危象相似，但甲状腺危象时收缩压升高有限，舒张压不高，病人尿VMA不高，可以鉴别
妊高征伴高血压危象	与妊娠合并嗜铬细胞瘤病人不易鉴别，单纯妊高征高血压病人，血压高非发作性，肾脏损害明显，对酚妥拉明反应不敏感，尿VMA不高，可作鉴别

四、急诊处理措施

1. 危象发生时病人头抬高45°卧床；立即开放静脉，每5分钟注射酚妥拉明2~5mg，直到血压下降至正常，后改为每2~4小时注射2~5mg控制血压，由于酚妥拉明为 α-受体阻断剂，对嗜铬细胞瘤高血压的降压反应快，偶尔可引起病人血压骤降，以致休克。因此，除应密切监测血压外，还应备有升压药以便急用。

2. 对窦性心动过速或房性/室性心律失常的病人，可给予普萘洛尔口服，每 2～4 小时用药 20～40mg，紧急情况下可在心电图监护下静脉注射盐酸普萘洛尔，每 5 分钟注射 1～2mg。对低血压、休克者应补充血容量，静脉滴注酚妥拉明。

3. 发作后给予口服酚苄明预防发作及作为术前用药，酚苄明为长效 α-受体阻滞剂，初始剂量为 20～30mg，以后每日增加 10mg，直到血压稳定，一般每日需要量为 40～80mg。

4. 定位诊断后治疗以手术切除为主，术前药物准备 2 周，使血压和脉搏恢复正常，对减少手术和麻醉并发症及死亡率至关重要。

第七节　垂体功能减退危象

垂体功能减退危象可见于原有垂体功能不足未能及时诊断治疗或治疗不当，也可见于急性垂体病变，如垂体卒中或全垂体切除术后。因为垂体功能减退引起促性腺激素、促甲状腺激素、促肾上腺皮质激素、生长激素、催乳素等明显缺乏，继发不同的靶器官功能减退，引起多脏器代谢紊乱、机体对外界刺激的抵御能力降低，在感染、外伤、手术等应激情况下，垂体及靶腺功能进一步衰竭，导致危象的发生。

一、病因

垂体前叶功能减退时，肾上腺皮质激素和甲状腺激素缺乏机体应激能力下降，在感染、呕吐、腹泻、脱水、寒冷、饥饿及应用安眠药或麻醉剂等情况下引起本病。

二、急诊检查

危象前驱期表现	原有症状进一步加重。病人表现出厌食、恶心、呕吐、收缩压低、脉压小、性格改变、伴有精神症状。病情进一步发展会出现血压不能测出、四肢厥冷、昏迷
危象期临床表现	（1）低血糖型：有阵发性低血糖的表现，进入危象后则出现持续性低血糖昏迷。①快速型：血糖值降得快，有明显交感神经兴奋症状，病人出现面色苍白、恶心、心悸、出冷汗甚至抽搐、口吐白沫等癫痫样发作，持续数分钟后迅速进入昏迷；②慢性型：血糖降低相对缓慢，交感兴奋症状不明显，病人可有头痛、视物模糊、语无伦次、行为怪癖，进行性意识障碍，逐渐进入昏迷，血糖可降至 2.2mmol/L，长时间低血糖可导致脑细胞的严重损害
	（2）低血钠、水中毒型：衰弱无力、食欲不振、嗜睡或躁动；有脑水肿时可出现剧烈头痛、恶心、喷射性呕吐、血压增高、心率呼吸减慢、神志模糊、定向力障碍、精神错乱、抽搐最后进入昏迷。一般血钠<120～125mmol/L，出现精神症状，如血钠<115mmol/L 往往昏迷
	（3）低代谢型：肛温低于 35℃，表现为皮肤干冷，苍白，脉细弱，神志模糊，嗜睡，逐渐昏迷
	（4）高热型：体温高达 39～40℃，但是脉搏没有相应的增速，血压低，伴有意识障碍或昏迷
	（5）垂体卒中型：见垂体卒中
	（6）垂体切除后型：术后即刻昏迷，应怀疑手术本身损伤中枢神经引起意识障碍；延迟数天至数周出现昏迷，则多与内分泌功能减退有关，后者多有低血钠、低血糖倾向
辅助检查	（1）生化检查：钠、氯化物低，钾大多正常；空腹血糖常偏低，可达 2.2mmol/L；血渗透压测定可明显低于正常（280～320mmol/L）
	（2）垂体激素分泌减少：FSH、LH、ACTH、TSH、PRL、GH 都降低
	（3）靶腺激素水平低下：甲状腺激素 T_3、T_4；肾上腺皮质激素血皮质醇、尿游离皮质醇、醛固酮、24 小时尿 17-OHCS、17-KS；性腺激素如雌二醇、睾酮、孕酮、尿雌三醇等测验值都低下
	（4）下丘脑-垂体-靶腺功能兴奋试验：促性腺激素释放激素兴奋试验（LRH-ST）、促甲状腺激素释放激素兴奋试验（TRH-ST）、促肾上腺皮质激素释放激素兴奋试验（CRH-ST）等功能试验的释放曲线呈低平曲线
	（5）肿瘤定位检查：下丘脑及垂体部位的 X 线、CT 扫描、MRI 扫描可能发现局部肿瘤

三、鉴别诊断

通常根据典型病史、靶腺体功能减退的临床表现及实验室检查，诊断并不困难，但如果为部分垂体功能障碍而引起单一靶腺体功能不良，在临床鉴别诊断上有时不太容易。如甲状腺功能减退症，是原发甲状腺本身的疾病引起，还是继发于垂体部分功能障碍所致，则需要进行鉴别。如果为原发性甲状腺功能减退症，则血清中 TT_3、TT_4、FT_3、FT_4 降低，而 TSH 增高；如果为继发于垂体功能障碍，则血清中除 T_3 等降低外，TSH 也降低，采用 TSH 兴奋试验，原发性甲状腺功能减退，TSH 过度反应，垂体功能障碍可无 TSH 反应，下丘脑性垂体功能减退者则呈延迟反应。

四、急诊处理措施

1. 如有低血糖应立即静脉滴注50%葡萄糖60ml，然后给予5%葡萄糖盐水静脉滴注。

2. 补充肾上腺皮质激素，氢化可的松100～300mg加入液体内静脉滴注，或应用地塞米松肌注或静脉滴注。

3. 在应用肾上腺皮质激素后给予甲状腺制剂。从小量开始，$L-T_4$ 每日50μg，以后增至每日100～200μg或甲状腺片每日15～30mg，分3次口服。

4. 防治感染、保暖，纠正休克等对症治疗。

5. 严禁使用吗啡、氯丙嗪、巴比妥等中枢抑制剂，限制使用胰岛素及其他降糖药。

第八节 垂 体 卒 中

垂体卒中是垂体功能性以及无功能性肿瘤发生缺血坏死或出血，使瘤体突然增大，压迫周围组织而引起的临床综合征，称垂体卒中。

一、病因

垂体腺瘤为垂体卒中最常见的原因。垂体腺瘤可以发生自发性出血、梗死、坏死，引起垂体卒中。某些诱因也起一定作用如外伤（包括轻微外伤）可诱发垂体卒中；脑脊液压力的变化如腰穿引起的脑脊液压力降低、咳嗽、Valsava动作、潜水（超过18m）等引起的脑脊液压力增高，均可诱发垂体卒中；动脉血压的变化如血管造影及情绪激动引起的血压升高也可诱发垂体卒中；应用抗凝剂、雌激素水平的升高、溴隐亭治疗、垂体腺瘤的放射治疗及垂体功能试验均可诱发垂体卒中。

非腺瘤性垂体卒中的原因很多，产时或产后大出血、糖尿病、动脉硬化、高血压、结核、甲状旁腺功能减退、破伤风、心力衰竭、急性溶血反应、脑膜炎、颞动脉炎、颅内高压等均可引起垂体卒中。

二、急诊检查

剧烈头痛	是垂体卒中最初的症状，也是最明显的症状。头痛自前额开始，扩展至眶后及整个头部，持续剧烈，有时呈闪电样，伴有呕吐
视力、视野受损	视力可在数小时、数日或 1 个月内急剧下降，全盲甚至黑蒙，可发生于单侧或双侧。视野缺损由于血管反射性痉挛或水肿引起者，视力有望自行好转
脑膜刺激征	肿瘤出血并溢出至蛛网膜下腔，引起颅内压增高、下丘脑功能障碍，除头痛、呕吐外，还有颈强直，脑脊液呈血性，细胞数增加
眼肌麻痹	Ⅲ、Ⅵ脑神经最常受侵，也可引起脑神经Ⅳ和Ⅴ第一支，致眼肌瘫、复视、眼球运动障碍及感觉异常。多为单侧、不完全性。但也可有双侧完全性损害，并有眼睑下垂、瞳孔异常等
意识障碍	垂体功能急性衰竭及下丘脑受累、蛛网膜下腔出血及电解质紊乱等都可引起意识障碍（嗜睡、神志模糊、昏迷）
垂体前叶功能急剧减退	有昏迷、休克、低血糖及慢性相应靶腺功能减退等症状。垂体后叶大多保持正常。少数病人合并暂时性（4%）或永久性（2%）尿崩症及抗利尿激素不适当分泌综合征
其他表现	少数人伴有体温调节中枢障碍可高热、心律不齐、消化道出血。与其他原因引起的脑卒中一样，病人呼吸深且慢，病情恶化时呼吸不规律或呈潮式呼吸。极少数病人可大出血至脑内或脑室中。当颅内动脉海绵窦内段受压时，可出现脑缺血征象、偏瘫、四肢瘫等，也可能由于卒中后功能性细胞腺瘤失去分泌能力而恢复正常
辅助检查	（1）垂体功能减低：血中 GH、ACTH、N-POWC、LH、FSH 下降，大部分病人血 TSH 也下降。血中靶腺激素水平减低 （2）脑脊液检查：压力增高，可为血性，蛋白增高，细胞数变化不大。但腰穿有一定危险。有时由于肿瘤向鞍上扩展，脑脊液中该腺瘤所分泌的激素水平明显增加 （3）头颅 X 线平片：示蝶鞍扩大、鞍底骨质破坏 （4）CT 检查：特别是注射造影剂强化后，以及磁共振成像、脑血管造影等可显示肿瘤扩展情况并可与空泡蝶鞍鉴别 （5）视野检查：用以确定是否有视野缺损及偏盲类型

三、鉴别诊断

动脉瘤破裂	从头痛开始到意识丧失的过程，动脉瘤破裂会更快些，动脉瘤容易发生再出血，视神经和动眼神经麻痹单侧较多见，无内分泌症状。垂体卒中常有双侧动眼神经麻痹，其蛛网膜下腔出血量也较少，动脉造影可助诊断
颅内感染脑炎、脑膜炎	可有脑膜刺激征，但脑脊液中白细胞增加有助鉴别。无内分泌症状
脑出血	由于垂体卒中可引起脑卒中相似的症状，易误诊为脑出血，但脑出血无垂体功能减退时的内分泌改变。头颅 CT 检查、X 线检查可助鉴别
球后视神经炎	可有头痛、视力下降，但无蝶鞍增大及视野缺损
脑膜瘤	有头痛、视神经受压，但无蝶鞍增大及垂体功能减退
颅咽管瘤	尤其发生在蝶鞍内者，当其出血坏死时也引起垂体卒中表现。有时需靠病理诊断

四、急诊处理措施

1. 头痛剧烈时滴注甘露醇与高张葡萄糖交替使用，以减低颅压；使用止血剂；抗生素预防继发感染；监测电解质及进行血液气体分析，记录出入量，适量给液以维持水、电解质平衡，并防止脑水肿加重，防止肾衰竭。

2. 肾上腺皮质功能不全一旦确诊立刻使用肾上腺糖皮质激素，以补充因肿瘤出血压迫所引起的 ACTH 突然下降。静脉滴注氢化可的松每日 200～300mg 或地塞米松 20～30mg，不仅用于垂体卒中后保守治疗，手术前后及术中也需应用，以治疗及预防垂体瘤出血引起急性肾上腺皮质功能衰竭所致的低血糖昏迷和休克，并可减轻脑水肿改善视力。

3. 危重病人在经肾上腺糖皮质激素治疗血压平稳后，仍有严重神志障碍或视力受损较重者，应尽早手术，清除坏死组织及出血，切除肿瘤，视力可望恢复或改善。也可在 X 线定位下，行蝶窦穿刺术抽吸血液或行减压术。视力恢复往往不在于视神经受压的程度，而决定于受压时间，必须及早进行手术。

4. 尽管手术治疗对大多数病人是必要的，但不少病人可自行恢复，包括有视野缺损者，虽视野缺损遗留较长时间，但仍可恢复良好。老年轻症病人主张应先行保守治疗。出血局部的坏死组织可代之以囊肿、空泡蝶鞍。同时自发缓解者仍有再发的可能。

5. 危险期过后可根据垂体功能减退的程度，使用靶腺激素进行替代治疗。

6. 肿瘤急性坏死阶段，一般不用放射治疗，因该疗法疗效不好，且可诱发卒中，加重视力损害。

第十二章　泌尿生殖系统急诊

第一节　急性肾衰竭

急性肾衰竭（ARF）是指在原发病的基础上，肾脏功能迅速下降，血尿素氮、肌酐、血钾升高，肌酐清除率下降至 0.5～3ml/min，导致水、电解质、酸碱平衡失调，发展为急性尿毒症，此为一个综合征。

一、病因

急性肾衰竭（ARF）主要的病理改变在肾小管。临床表现主要为少尿或无尿。常见的致病因素为休克、大面积烧伤、挤压综合征、急性溶血及药物、重金属、毒覃、鱼胆等中毒。

二、急诊检查

少尿期表现	（1）消化系统症状：如厌食、恶心、呕吐，消化道出血，少数可出现肝功能衰竭、黄疸等，预示其预后不良
	（2）呼吸系统症状：多由于感染、容量负荷过多而引起，呼吸深而长提示酸中毒的存在，可有呼吸困难，往往是肺水肿的表现，部分病例可发生急性呼吸窘迫综合征，提示病情危重，预后差，是导致死亡的原因之一
	（3）心血管系统症状：包括气促、端坐呼吸、血压增高、肺部湿性啰音等心力衰竭表现，年龄大的发生心力衰竭的机会更多。血压在感染、中毒、失水的病人多偏低，但当上述诱因祛除后，肾功能仍未恢复、尿量少时血压则较高
	（4）神经系统症状：表现为性格改变、精神异常、反应淡漠、神志模糊、定向障碍、谵妄、抽搐及昏迷等
	（5）严重肾衰竭症状：出血倾向，皮肤淤斑、鼻出血、消化道出血、严重表现为弥散性血管内凝血
	（6）生化及电解质异常：血肌酐、血尿素氮明显升高，出现酸中毒及高钾血症。其他还有低钠血症，低血钙和高血磷

续 表

多尿期表现	尿量明显增多，每日达 3000～5000ml，尿比重常偏低，部分病人可以出现脱水、血压下降。系统症状大多较前减轻，血肌酐和血尿素氮仍继续升高。因为明显失水，可造成低钠血症，使中枢神经系统症状继续加重。若其他器官功能衰竭出现，则可能使尿量再次减少，加剧病情恶化。在多尿期部分病人出现感染并发症，有呼吸道、尿路、血液及消化道感染的征象
恢复期表现	肾功能恢复或基本恢复正常，尿量正常或正常偏多，病人有不同程度营养不良，老年病人可有各种感染症状，如腹膜透析或血液透析导致的腹腔或皮肤瘘管感染、压疮及尿路感染等。尿比重有所提高。肌酐清除率常偏低
辅助检查	(1) 尿比重固定在 1.010～1.014，可见红细胞和蛋白尿 (2) 血尿素氮、肌酐升高、电解质紊乱及酸中毒。一般肌酐每日上升 44.2～88.4μmol/L，尿素氮每日升高 3.6～10.7μmol/L，多数在 21.4～35.7μmol/L 肾小球滤过率在 20～10ml/min 尿尿素氮/血尿素氮≤10；尿肌酐/血肌酐≤20；尿渗透压/血浆透压≤1.1；尿钠≥40mmol/L 滤过钠排泄分数>1%（滤过钠排泄分数=尿钠×血浆肌酐/血浆钠×尿肌酐×100） 肾衰竭指数>1（肾衰竭指数=尿钠×血浆肌酐/尿肌酐） 自由水清除率=尿量(h)×(1−血渗透压/尿渗透压)，正常值−30。其值越接近 0，越说明肾衰竭。此法对早期诊断意义很大 (3) 特殊血清学检查：包括抗肾小球基底膜抗体、抗中性粒细胞胞质抗体（ANCA）、抗核抗体及冷球蛋白等 (4) 影像学检查：B 超、腹部 X 线平片、CT、肾逆行造影及放射性核素扫描等 (5) 肾活检

三、鉴别诊断

1. ARF 与肾前性（脱水）少尿的鉴别（表 12-1）。

表 12-1　ARF 与肾前性（脱水）少尿的鉴别

项 目	ARF	脱 水
病因	肾缺血、肾毒素	失水、失体液
失水征	无	可有
尿沉渣	粗颗粒管型、红细胞管型	偶见透明管型、细颗粒管型
尿钠	>40mmol/L	<20mmol/L
尿渗透压	<350mmol/L	>500mmol/L
尿比重	1.010 左右	>1.020
肾衰竭指数	>1	<1
肾脏病变	肾小管坏死	无异常
输液后尿量	不增加	增加

2. ARF 与肾后性少尿鉴别 肾后性少尿，常因为尿路梗阻引起。

如果为输尿管引起的梗阻，必须是两侧输尿管梗阻，才会发生少尿或无尿。发病急者，见于双侧输尿管结石。双侧肾脏疾病引起少尿伴大量血尿，由于血在肾小管内形成血栓，而发生无尿、少尿。但多有肾绞痛。B 型超声检查可发现肾盂积水及输尿管堵塞。

如果为后尿道梗阻，多见于膀胱结石、前列腺肥大。尿道梗阻，多见于尿道狭窄，这些疾病多伴有排尿困难及可触到胀大的膀胱。

肾绞痛、排尿困难，B 型超声检查有肾盂积水、或膀胱积尿，此均不见于 ARF。

3. ARF 与肝肾综合征鉴别 见肝肾综合征。

4. ARF 少尿型与非少尿型鉴别 非少尿型 ARF 在临床上较为少见其表现如下：

（1）尿量在 400 ~ 1000ml/d。

（2）尿浓缩功能障碍。

（3）血尿素氮、肌酐升高。

（4）高血钾、代谢性酸中毒少见。水潴留不明显。

（5）预后较好。

少尿型与非少尿型 ARF 的鉴别（表 12-2）。

表 12-2 少尿型与非少尿型 ARF 的鉴别

项 目	少尿型	非少尿型
病因	缺血	肾毒素
尿素氮（mmol/L）	>40	<30
血肌酐（μmol/L）	>700	<400
尿钠（mmol/L）	>40	20 ~ 30
肾血浆流量（ml/min）	<1	≥4
并发症	多见	少见

5. 高分解与非高分解型 ARF 的鉴别 正常人每日蛋白分解在 50g 左右，当体内存在坏死组织、发热、感染、创伤等，每日蛋白分解可达 200g 以上。可发生高分解代谢型肾衰竭。此型病情重，合并症多，常常需要透析治疗。两型的鉴别见表 12-3。

表 12-3　高分解与非高分解型 ARF 的鉴别

每日上下波动幅度	高分解型	非高分解型
血尿素氮（mmol/L）升高	>14.3	3.6~7.1
血肌酐（μmol/L）升高	>177	44~88
血尿酸（μmol/L）升高	>60	30~60
血钾（mmol/L）升高	>1.0	<0.5
血碳酸氢盐（mmol/L）降低	>2.0	<1.0
二氧化碳结合力（vol%）降低	>5%	<2.5%

6. 通过治疗观察的鉴别见图 12-1。

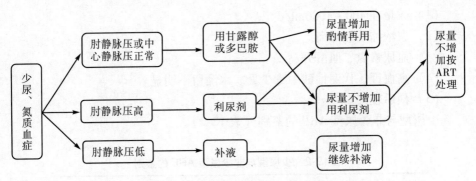

图 12-1　少尿期经治疗后的病变鉴别

四、急诊处理措施

原发病的治疗	肾前与肾后病因者，一经解除，肾功能随即恢复
少尿期的治疗	治疗重点为调节水、电解质酸碱平衡，控制氮质潴留，给予足够营养和治疗原发病 （1）预防及治疗基础病因：主要采取纠正全身循环血流动力学障碍，以及避免应用和处理各种外源性或内源性肾毒性物质两大类措施 （2）营养疗法：口服补充营养成分，对于不能口服的病人，可采用鼻饲和胃肠道外营养疗法 （3）控制水、钠摄入：应按照"量出为入"的原则补充入液量。在有透析支持的情况下，可适当放宽入液量 （4）高钾血症的处理：最有效方法为血液透析或腹膜透析 （5）低钠血症的处理：一般仅需控制水分摄入即可。如出现定向力障碍、抽搐、昏迷等水中毒症状，则需予高渗盐水滴注或透析治疗 （6）代谢性酸中毒的处理：可根据情况选用5%碳酸氢钠治疗，对于顽固性酸中毒病人，宜立即进行透析治疗 （7）出现症状性低钙血症：可临时予静脉补钙，中、重度高磷血症可给予氢氧化铝凝胶 （8）心力衰竭的治疗：以扩血管药物应用为主，尤以扩张静脉、减轻前负荷的药物为佳。透析疗法应尽早施行 （9）中、重度贫血治疗以输血为主：急性肾衰竭时消化道大量出血的治疗原则和一般消化道大量出血的处理原则相似，可参考上消化道出血的处理 （10）感染的预防和治疗：权衡利弊选用抗生素，要密切观察临床表现
多尿期的治疗	在多尿期最初的1~2天，对病人处理如少尿期。多尿3天以后，需注意脱水、低钾血症和其他电解质紊乱，及时加以防治。补充液体、钾、钠，以口服为宜。还需注意预防感染
恢复期的治疗	根据病人情况加强调养和逐渐增加活动量，定期检查肾功能。避免使用对肾功能有损害的药物

第二节　急性肾小球肾炎

急性肾小球肾炎简称急性肾炎，常急性起病，以血尿、蛋白尿、高血压、水肿及氮质血症为主要表现，临床称为急性肾炎综合征。病理以毛细血管内增殖性肾小球肾炎最常见。该病常出现于感染之后，以链球菌感染最为常见，偶可见于其他细菌或病原微生物感染之后。

一、病因

绝大多数病与 β-溶血性链球菌 A 族感染有关，多在链球菌感染后 2～3 周发病。感染后引起机体免疫反应，产生抗体。抗体与抗原形成免疫复合物，沉积于肾小球基底膜上，也在该处激活补体，导致肾小球损伤。

二、急诊检查

症状	(1) 高血压：多为中等程度血压升高，偶可见严重的高血压，常不伴高血压眼底改变
	(2) 水肿：轻者为晨起眼睑肿，称肾炎面容。严重时可延及全身，指压可凹性不明显，体重可较病前明显增加
	(3) 血尿：镜下血尿或尿色呈均匀的棕色混浊或呈洗肉水样，但是没有血凝块，酸性尿中红细胞溶解破坏使尿呈酱油样棕褐色。严重血尿时可有排尿困难，排尿时尿道有不适感及尿频，但无典型的尿路刺激症状
	(4) 蛋白尿：尿蛋白在 0.5～3.5g/d 之间，非选择性蛋白尿，尿中尿纤维蛋白裂解产物（FDP）可增高
	(5) 少尿：大部分病人起病时尿量少于 500ml/d。可由少尿引起氮质血症及一系列表现。2 周后尿量渐增，肾功能恢复，少数病人发展成无尿
	(6) 肾功能损伤：常有一过性氮质血症，血肌酐及尿素氮轻度升高。较严重者可出现急性肾衰，系肾小球滤过功能一过性受损，而肾小管功能受累较轻。尿浓缩功能多正常
	(7) 全身表现：常有厌食、恶心、呕吐、疲乏、嗜睡、头晕、视物模糊及腰部钝痛
实验室检查	(1) 尿常规：除血尿及蛋白尿外，还可见红细胞管型、颗粒管型及少量肾小管上皮细胞及白细胞，无蜡样管型及宽大的透明管型。尿常规改变较其他临床表现恢复得慢，镜下血尿常迁延数月至 1 年
	(2) 血液化验：血沉常增快。轻度贫血，血清蛋白浓度轻度下降，较长时期大量蛋白尿后可引起严重的低蛋白血症。可有一过性高脂血症，多数病人血 C_3 降低，于 8 周内恢复正常水平
	(3) 病灶细菌培养及血清学检查：急性肾炎病人未应用青霉素治疗前，早期做病灶细菌培养，部分病例可获阳性结果。抗链球菌溶血素"O"，于链球菌感染后 2 周效价上升，3～5 周达高峰，以后渐渐下降，3～12 个月内恢复正常，少数人需要 2 年
肾活检诊断	不作为常规检查，用于临床表现的不典型病例。
	(1) 光镜基本病变：为内皮及系膜细胞增殖为主，称毛细血管内增殖性肾小球肾炎
	(2) 免疫荧光：可见颗粒状沉积物于毛细血管袢、系膜区沉积
	(3) 电镜检查：上皮下电子致密物沉积形成驼峰

三、鉴别诊断

急进性肾炎	发病过程与本病相似，但进行性少尿、无尿，急剧发展至肾衰竭，终至尿毒症。确诊困难者，肾活检可确诊
IgA 肾病及非 IgA 系膜增生性肾炎	常于呼吸道感染后发生血尿，有时伴有蛋白尿，部分病人可呈急性肾炎综合征。但前驱感染是感冒或上感，不是链球菌感染，潜伏期短，血补体 C_3 正常，IgA 肾病病人血 IgA 可升高，病程容易反复发作。不典型者需要肾活检鉴别
系膜毛细血管性肾炎	起病可有呼吸道前驱感染甚至链球菌感染史，部分病人呈典型急性肾炎综合征表现并伴低补体血症，甚至血清抗链球菌溶血素"O"效价也可上升，临床过程很难鉴别，肾活检有助于诊断
全身系统性疾病肾脏损害	系统性红斑狼疮肾炎及过敏性紫癜肾炎均可呈急性肾炎综合征的临床表现，但多伴有其他系统受累的表现，如没有正确治疗，病情不能自行缓解

四、急诊处理措施

1. 卧床休息，直至水肿消退，肉眼血尿消失，血压恢复正常，血肌酐恢复正常后，可逐渐增加活动。

2. 给予富含维生素的低盐饮食，蛋白质入量每天约每公斤体重 1g，利于肾单位的修复；水肿及高血压者，应免盐或低盐，每天 1.0～2.0g 食盐，直至利尿开始。水肿重且尿少者，应控制入水量，不超过尿量加不显性失水量；出现肾功能不全、氮质血症者，应限制蛋白质入量，仅给予高质量蛋白质（如瘦肉、鱼、牛奶、鸡蛋等），减轻肾脏排泄氮质的负担，保证营养，促进非蛋白氮的利用，以减轻氮质血症。应限制钾入量。

3. 水肿明显一般处理不见效者，常用噻嗪类利尿剂，必要时可用呋塞米及利尿酸钠。此两药于肾小球滤过功能严重受损，肌酐清除率小于 5～10ml/min，仍可能有利尿作用，可能与通过调整肾脏血流分布，纠正球管失衡发挥作用有关。注意大剂量呋塞米可引起听力及肾脏的严重损害。多巴胺可以解除血管痉挛，增加肾血流量，以达利尿目的。渗透性利尿剂（增加血容量、加重心、脑合并症）及潴钾利尿剂（氨苯蝶啶）等不宜应用。

4. 控制血压常用噻嗪类利尿药，必要时用钙通道阻滞剂如长效硝苯地平 20～40mg/d。对于严重的高血压用快速的降压药，如乌拉地尔、硝普钠。

5. 限制饮食中钾的入量，应用排钾性利尿剂可防止高钾血症发展。严重高钾血症时，可用离子交换树脂、葡萄糖胰岛素静脉滴注及 4%～5% 碳酸氢钠静脉滴注，但因上述措施均加重水与钠潴留，扩张血容量，应慎用。必要时用腹透或血液透析。

6. 利尿、降压，控制心力衰竭，必要时应用乌拉地尔或硝普钠静脉滴注，以减轻心脏的前后负荷。药物效果不佳者，应用血液滤过脱水治疗。

7. 感染灶的治疗　首选青霉素2周左右或直到治愈。急性肾炎迁延2个月至半年以上，或病情常有反复，扁桃体病灶明显者，可做扁桃体摘除术。手术时以肾炎病情稳定，无临床症状及体征，尿蛋白少于（+），尿沉渣红细胞少于10个/高倍视野，扁桃体无急性炎症为宜，手术前后应用青霉素两周。

8. 中医中药治疗　具体治疗原则包括祛风利水，内外分消；疏风清热，凉血解毒；清热利湿或清热解毒。

9. 透析治疗的指征　少尿性急性肾衰竭，特别呈高血钾时，肾穿确认本病，则以透析维持生命，配合上述对症治疗，疾病仍有自愈的可能；严重水、钠潴留，引起急性左心衰竭者，此时利尿效果不佳，对洋地黄类药物反应亦不佳，唯一有效的措施为透析疗法超滤脱水，可使病情迅速缓解。

第三节　急性尿道炎

急性尿道炎起病急骤，持续时间短，仅几天到1个月，以渗出病变为其特征，炎症细胞浸润以粒细胞为主。男女都可发病。男性多与前列腺炎同时存在；女性尿道短，病菌更容易侵入。该病是一种常见病，多发病，发病率约占人群中的30%～45%。急性发作以后转为慢性过程，得病后常见症状有尿道不适，灼热，痒痛。有的有少量清亮分泌物，尿频，夜尿增多，下腹部不适，耻骨处痛。男性尚有阴囊睾丸不适的症状。

一、病因

诱发因素有：尿道损伤、异物和梗阻致尿道黏膜保护机制受损；性交时尿道外口位置内移使细菌易进入尿道；雌激素水平下降，阴道萎缩，尿道口亦向阴道口回缩，尿道黏膜保护机制降低；局部抵抗力降低，如月经来潮、妊娠等易引起尿道感染。急性尿道炎的致病菌以大肠杆菌、变形杆菌和粪链球菌为常见，其他包括淋病双球菌、支原体、阴道滴虫等。

二、急诊检查

症状	（1）疼痛：起病急，尿道灼热刺痛，亦可表现为性交疼痛 （2）排尿障碍：尿频、尿急和排尿不尽感
体征	（1）尿道口黏膜红肿、发痒和刺痛；尿道触诊有压痛 （2）尿道分泌物可为黏液性或脓性
实验室检查	尿三杯试验：第一杯有大量脓细胞和红细胞；第二、三杯基本正常。尿道分泌物涂片及培养可见致病菌

三、急诊处理措施

多饮水	以增加尿液对尿道的冲洗作用
按医嘱早期应用抗生素	选择药物在尿液中浓度高的药，以青霉素类药物为主，亦用头孢菌素（如头孢曲松）。口服复方磺胺甲噁唑，一般7～14天为一个疗程。若病情较重，合并生殖系感染，应适当延长抗生素的疗程
对症处理	口服碳酸氢钠以碱化尿液，减少对尿路的刺激。用1∶5000高锰酸钾洗浴等能减轻症状

第四节　急性膀胱炎

　　膀胱炎是一种常见的尿路感染性疾病，占尿路感染总数的50%～70%。因细菌感染而引起。其致病菌多数为大肠杆菌。通常多发生于女性，因为女性的尿道比男性的尿道短，又接近肛门，大肠杆菌易侵入。膀胱炎最典型的症状是即尿频、尿急、尿痛甚至有急迫性尿失禁，可以有血尿和脓尿。

一、病因

　　发病因素有：①膀胱内在因素：如膀胱内有结石、异物、肿瘤等，破坏了膀胱黏膜的防御能力，有利于细菌的侵入。②膀胱颈部以下的尿路梗阻、各种原因导致支配膀胱的神经损伤等，均可引起排尿困难，残余尿则成为细菌生长的良好培养液而引起感染。引起膀胱炎的细菌以大肠杆菌最常见，其次是葡萄球菌、变形杆菌、克雷伯杆菌及铜绿假单胞菌。③其他：急性膀胱炎在女性常与经期、性交有关，在男性如有慢性前列腺炎，可在性交或饮酒后引发膀胱炎。

二、急诊检查

症状	（1）尿频、尿急、尿痛：发病突然，排尿时尿道有烧灼痛、尿频、尿急的典型症状。严重时几分钟排尿 1 次，每次排尿甚少，且不分昼夜，病人十分痛苦
	（2）全身症状：单纯性膀胱炎无全身症状或仅有低热，当并发急性肾盂肾炎或前列腺炎、附睾炎时才有高热及其他全身症状
体征	尿液浑浊，有时出现血尿，以终末血尿更常见。耻骨上区可有轻度压痛
辅助检查	（1）血常规检查：白细胞可升高
	（2）尿常规检查：尿中有白细胞、红细胞及脓细胞
	（3）中段尿培养：有细菌生长
	（4）B 超、静脉肾盂造影：有时可发现有结石、肿瘤及肾脏结构异常等

三、鉴别诊断

急性肾盂肾炎需与急性膀胱炎区别，前者除有膀胱刺激症状外，还有寒战、高热和肾区叩痛。结核性膀胱炎发展缓慢，呈慢性膀胱炎症状，对药物治疗的反应不佳，尿液中可找到抗酸杆菌，尿路造影显示患侧肾有结核病变。膀胱炎与间质性膀胱炎的区别，后者尿液清晰，极少脓细胞，无细菌，膀胱充盈时有剧痛，耻骨上膀胱区可触及饱满而有压痛的膀胱。嗜酸性膀胱炎的临床表现与一般膀胱炎相似，区别在于前者尿中有嗜酸性粒细胞，并大量浸润膀胱黏膜。膀胱炎与腺性膀胱炎的鉴别诊断，主要依靠膀胱镜检查和活体组织检查。

四、急诊处理措施

1. 卧床休息，鼓励病人多饮水，避免刺激性食物。

2. 热水坐浴或耻骨上热敷可改善局部血液循环，促进炎症吸收，减轻症状。

3. 口服碳酸氢钠或枸橼酸钾碱性药物以碱化尿液，减少对尿路的刺激。

4. 遵医嘱应用抗生素。在药敏试验获得结果之前，可选用磺胺类、头孢菌素类、喹诺酮类药物。应尽量采用短程的 3 日疗法，避免不必要的长期用药，以免产生耐药性或增加副作用。

五、注意事项

平时要多喝水，不要憋尿，禁食辛辣的食物以及发物，可以适当的多吃水果蔬菜。

第五节 泌尿系结石

泌尿系结石为泌尿系的常见病，男性多于女性。

一、病因

本病的原因不明，一般认为如下：①尿路感染，细菌分解尿素使尿液碱化，磷酸盐沉淀成结石；②因为其他系统疾病，如甲状腺及甲状旁腺功能亢进，肾小管性酸中毒、转移癌、骨髓瘤、骨折、截瘫等疾病脱钙引起结石；③其他疾病，如痛风、真性红细胞增多症、慢性腹泻、回肠造瘘术等尿液酸化，也可引起结石；④由于其他疾病而长期服用碱性药物、磺胺药、营养不良、维生素缺乏、维生素 D 中毒等都可引起结石的形成。

二、急诊检查

症状	（1）疼痛：钝痛或绞痛。较大的肾盂或肾盏结石不活动，只是对黏膜有压迫、摩擦或引起积水，故只出现钝痛。而较小的结石在肾盂或输尿管内移动时急性嵌顿，可引起平滑肌痉挛而出现绞痛。绞痛常突然发作，数分钟内出现疼痛难忍，如呈刀割样，沿输尿管向下腹部、外阴及大腿内侧放射。病人表情痛苦，在床上翻滚、烦躁不安。多数病人伴有胃肠道症状，如恶心、呕吐、腹胀等。绞痛发作时间可以较短暂，也可为阵发性发作，或持续数小时后突然停止。病人在间歇期可无任何症状或有轻微疼痛。但钝痛可持续数日。末端输尿管结石还可引起尿频、尿急和尿痛 （2）血尿：绞痛发作时或发作后可出现肉眼或镜下血尿。但在不发作时可有或可无血尿。在绞痛发作时即刻尿检可能为阴性，这是因为绞痛发作时即刻排出的尿液为膀胱内绞痛前的尿液，可无血尿；如在间隔 2 小时后再测尿常规，可发现血尿。因此，在早期无血尿不可完全排除肾绞痛 （3）其他：个别病例有排石史或肾结石史，合并感染可使腰痛加重，伴有发热，尿中白细胞增多。如双侧结石梗阻或独肾引起结石梗阻时可出现无尿及尿毒症
体征	常于患侧肾区有叩痛，有肾积水时可触摸到肿大的肾脏
实验室检查	尿常规化验，在 70%~80% 的肾或输尿管结石病例中可出现红细胞，在绞痛发作时血尿更为明显。如合并感染时白细胞增多，甚至可出现脓细胞和细菌。对双侧多发性或复发性结石病人，应检查血及尿的磷钙值，尿酸值及血清尿素氮、肌酐等
B 超检查	患肾可见不同程度的积水，结石停留部位可见强光团

续　表

X 线检查	是诊断泌尿系结石的主要手段 (1) X 线平片：确定有无结石，大小、数目及部位等 (2) 静脉肾盂造影 (IVP)：可提供患侧肾功能及集合系统的形态学变化，可根据其疼痛部位及梗阻部位确定或排除阴性结石
膀胱镜检查及逆行肾盂造影	对输尿管末端结石，可通过膀胱镜检查帮助确诊，可见患侧输尿管口水肿、充血，有时可直接看到管口的结石。经膀胱镜插入输尿管导管，从不同角度双曝光摄影，可排除输尿管以外的钙影。如经导管注入空气做对比，可使阴性结石显示出来；注入造影剂，可了解有无梗阻及积水。亦可通过输尿管镜直接观察有无结石或其他病变

三、鉴别诊断

从病史上鉴别	结石引起的肾绞痛，疼痛常较剧烈，继后出现血尿。而无痛性血尿后出现的肾绞痛，常要考虑是肿瘤引起的血块或坏死组织阻塞所致。而以前有脓尿史者出现肾绞痛，要考虑上尿路感染或是结核引起；如为服用磺胺类药物后出现肾绞痛，要考虑药物结晶阻塞引起；如为突然变换体位出现肾绞痛，则要考虑肾下垂或肾扭转引起。由于严重的肾绞痛或输尿管绞痛，可向腹部放射，伴有恶心、呕吐等消化道症状，要与急性胆囊炎、急性阑尾炎、胃十二指肠溃疡穿孔及肠梗阻相鉴别
从体征上鉴别	右侧输尿管结石引起的绞痛，常症状很剧烈，尽管病变区有深压痛但腹肌紧张及反跳痛不会出现，而阑尾炎病人常有腹肌紧张和反跳痛，以此鉴别
从实验室检查上鉴别	在 70%～80% 的肾或输尿管结石病例中可发现尿常规红细胞增多。而结肠后阑尾炎病人的尿常规中少数也可有白细胞增多，但一般红细胞不会同时增多
从 X 线平片上鉴别	平片上发现钙影，需与胆结石、淋巴结钙化、静脉石、骨岛等相鉴别。在侧位片上肾结石在脊柱的前缘附近，而胆结石在脊柱前方。肠系膜淋巴结钙化，其钙影边缘不整，浓淡不匀，常在尿路以外的部位也有类似暗影。静脉石及骨岛多在盆部，与输尿管走行不符
输尿管结石	输尿管结石也可导致腹胀、肛门不排气及呕吐，酷似急性肠梗阻，可以根据一些其他检查帮助鉴别

四、急诊处理措施

对症处理	（1）镇痛：可用哌替啶，如果效果不好可用吗啡。如果结合解痉药，如阿托品则效果更好
	（2）增加尿量多饮水，多排尿：每日尿量最好在 2000ml 以上
	（3）做体育运动：如跳绳、跑步、跳高等，通过振动使结石顺输尿管下移，虽可诱发肾绞痛，但有可能将输尿管中的结石排出
	（4）如果有尿路感染，可用抗生素
排石方法	如果结石直径超过 1cm，或虽然结石不够大，但长时间排不出来；尿路有畸形、狭窄；出现肾盂积水、感染，影响肾脏功能。常用的方法有：
	（1）上尿路结石：①体外震波碎石；②逆行插入尿管引流；③肾穿刺造瘘；④手术治疗
	（2）下尿路结石：①导尿管或导尿探子导尿；②耻骨上膀胱造瘘或手术治疗
针对病因的治疗	（1）停止应用含有钙剂的药物及维生素 D
	（2）由甲状旁腺腺瘤引起的高钙血症，手术切除
	（3）由 I 型肾小管酸中毒引起者，可服碱性药物
	（4）由痛风引起的尿酸结石，可服用别嘌呤醇
	（5）胱氨酸结石，可碱化尿液，大量饮水，并可试用青霉胺
	（6）黄嘌呤结石，可限制高嘌呤饮食，大量饮水，碱化尿液

第六节 肾病综合征

肾病综合征临床表现为大量蛋白尿（>3.5g/d）、低蛋白血症（血清清蛋白<25g/L），常伴有水肿、高脂血症。它不是一独立性疾病，而是肾小球疾病中的一组临床症候群，但肾小球疾病也可以没有这一特征表现。在肾小管间质性疾患或肾血管疾患中罕见肾病综合征表现。肾病综合征按病因分为原发性和继发性两类。

一、病因

肾病综合征如果没有病因可寻的称为原发性肾病综合征，有病因可寻的则称为继发性肾病综合征。继发性肾病综合征常见的病因有：

糖尿病性肾病	多发生于糖尿病 10 年以上的病人，尤其是 I 型糖尿病而未得到满意控制者
系统性红斑狼疮	多见于 20～40 岁妇女，其中 20%～50% 呈现肾病综合征的临床表现。病人多有发热、皮疹及关节痛，尤其是面部蝶形红斑具有诊断价值
淀粉样变性	有原发性和继发性之分，后者多继发于慢性感染（如结核、麻风或慢性肺化脓症等）、肿瘤、多发性骨髓瘤及类风湿性关节炎
恶性肿瘤	各种恶性肿瘤均可引起肾病综合征，甚至以肾病综合征为早期临床表现
过敏性紫癜性肾炎	好发于青少年，临床可表现为肾病综合征，肾外表现主要有四肢远端的紫癜、腹痛、关节痛等
药物	如青霉胺、非甾体抗炎药

至少 50% 的肾病综合征都有明确的继发性病因，糖尿病肾病是继发性肾病综合征的最常见病因。

二、急诊检查

大量蛋白尿	主要为白蛋白，24 小时尿蛋白质定量>3.5g
钠、水潴留和水肿	水肿渐起，常见踝部凹陷。早起时眼睑、面部多见水肿，随着病情的进展，水肿可发展至全身
低蛋白血症	肾病综合征时由于尿丢失大量白蛋白，致血浆白蛋白降低，但大量蛋白尿和低白蛋白血症并不完全平行一致
高脂血症	大部分肾病综合征病人血总胆固醇、磷脂和三酰甘油升高，有时严重的肾病综合征不发生高脂血症（如狼疮性肾炎、肾淀粉样变）
感染	是肾病综合征常见的并发症，与营养不良、免疫功能紊乱、应用激素治疗相关
血栓、栓塞并发症	以肾静脉血栓最为常见。肾病综合征时血小板功能亢进，血液黏度增加，血液高凝状态
急性肾衰竭	低白蛋白血症，低血浆胶体渗透压引起水分外渗，血容量不足而致肾前性氮质血症
营养不良	长期大量蛋白尿导致营养不良的临床表现

三、鉴别诊断

糖尿病肾病	好发于中老年，肾病综合征常见于病程 10 年以上的糖尿病病人。早期可发生尿微量白蛋白排出增加，以后逐渐发展成大量蛋白尿、肾病综合征。糖尿病病史及特征性眼底改变有助于鉴别诊断
肾淀粉样变性	好发于中老年，肾淀粉样变性是全身多器官受累的一部分。原发性淀粉样变性病因不清，主要累及心、肾、消化道（包括舌）、皮肤和神经；继发性淀粉样变性常继发于慢性化脓性感染、结核、恶性肿瘤等疾病，主要累及肾脏、肝和脾等器官。肾受累时体积增大，常呈肾病综合征。肾淀粉样变性常需肾活检来确诊
骨髓瘤性肾病	好发于中老年男性，病人可有肾区痛及多发性骨髓瘤的特征性临床表现，如血清单株球蛋白增高、蛋白电泳 M 带及尿本周蛋白阳性，骨髓象显示浆细胞异常增生
过敏性紫癜肾炎	好发于青少年，有典型的皮肤皮疹，可伴有关节痛、腹痛及黑粪；多在皮疹出现后 1~4 周出现血尿和（或）蛋白尿，典型皮疹有助于鉴别诊断
系统性红斑狼疮性肾炎	好发于青、中年女性，常有发热，蝶形红斑及光过敏，口腔黏膜溃疡，多发性浆膜炎等表现，依据多系统受损的临床表现和免疫学检查检出多种自身抗体可作出诊断

四、急诊处理措施

利尿消肿	利尿治疗的原则是不宜过快过猛，以免造成血容量不足、加重血液高黏倾向，诱发血栓、栓塞并发症。可以使用噻嗪类利尿剂、保钾利尿剂、髓袢利尿剂、渗透性利尿剂及血浆或清蛋白
减少尿蛋白	持续性大量蛋白尿本身可致肾小球高滤过，加重肾脏病变，促进肾小球硬化，因此，减少尿蛋白也有必要。可以使用血管紧张素转换酶（ACE）抑制剂及其他降压药物；非类固醇消炎药
抑制免疫与炎症反应	（1）糖皮质激素使用原则和方案：起始足量；缓慢减药；长期维持 （2）细胞毒药物：环磷酰胺、氮芥 （3）环孢素 A
中医中药综合治疗	采用中医中药综合治疗肾病综合征
防治并发症	（1）感染：感染一旦发生，应及时选用敏感、强效及无肾毒性的抗菌药物治疗 （2）急性肾衰竭：积极治疗基础疾病；血液透析；应用髓袢利尿剂；口服碳酸氢钠，碱化尿液，以减少管型形成 （3）血栓、栓塞：血栓、栓塞一经证实，立即给予抗凝治疗

第十三章　水、电解质和酸碱平衡失调

第一节　水、钠代谢失调

临床上水、钠代谢紊乱常同时或先后发生，水代谢障碍常常会影响到钠的平衡，同样，钠平衡障碍也会影响到水的摄入和排出，所以水、钠代谢紊乱常常一并讨论。但是，二者的变化不一定平行，使得此病理过程复杂多变。根据血清钠浓度进行分类，可分为高渗性脱水、低渗性脱水和等渗性脱水。

一、高渗性脱水

失水较多，而失钠较少致血浆渗透压增高，称高渗性脱水。

（一）病因

由于昏迷、拒食、口腔及食管疾患吞咽困难；沙漠迷路、海上失事无淡水供应，造成水摄入不足；使用脱水剂，糖尿病、尿崩症，出汗多及烧伤采用开放治疗，过度换气，烈日下曝晒不饮水，气管切开等造成水丢失。

（二）急诊检查

症状	口渴、尿少、神经系统症状表现为乏力、激动、兴奋、腱反射亢进，严重者肌张力增高、抽搐甚至死亡。还可伴有高热，皮肤干燥、声音嘶哑
实验室检查	血钠>150mmol/L，血浆渗透压升高>320mmol/L，尿钠增高或正常，尿比重升高，血细胞比容及血红蛋白升高

（三）急诊处理措施

1. 治疗高渗性脱水的病因。

2. 根据临床症状估计失水量　轻度脱水占体重 2% ~ 4%，约失水 1200ml，中度脱水占体重 4% ~ 6%，失水 1200 ~ 3600ml，重度脱水占体重 6% 以上，约失水 3600ml 以上。根据血钠测定值计算补液量。

男需水量（L）= 体重×0.6×［1–142/血钠浓度（mmol/L）］+1.5

女需水量（L）= 体重×0.55×［1–142/血钠浓度（mmol/L）］+1.5

轻度脱水可口服或鼻饲；严重脱水、血压下降、呕吐、腹泻者可静脉补充。早期以 5% ~ 10% 葡萄糖为宜，以后血钠下降，尿比重降低，可适当补充

5%葡萄糖盐水。第1个8小时内可补充需水量的1/2，剩余的1/2量在其后16小时内均匀补入。

二、低渗性脱水

体液丢失时，失钠多于失水，体液呈低渗状态，称低渗性脱水。

（一）病因

钠的排出增加如呕吐、腹泻等致胃肠道失水，应用利尿剂，肾脏疾病等致肾性失钠、失水。大面积烧伤等致局部失钠失水，以及高渗或等渗脱水时，治疗只注意补水而忽视了补充电解质，均可致低渗脱水。

（二）急诊检查

症状	头晕、淡漠、恶心、呕吐、晕厥、血压下降、少尿、脉细数，甚至嗜睡、昏迷、休克，有时伴有肌肉痉挛性疼痛、腹痛
实验室检查	血液明显浓缩，血细胞比容和血红蛋白升高，尿素氮升高，尿钠减少或正常，血钠<135mmol/L，血浆渗透压<280mmol/L

（三）急诊处理措施

1. 治疗低渗性脱水的病因。

2. 轻度缺钠只需一般静脉补充5%葡萄糖盐水或生理盐水1000~2000ml生理盐水，给予血管活性药物，必要时给予血浆、白蛋白。

需补钠量（mmol）＝体重×［142−测定的血钠浓度（mmol/L）］×0.6，例如：体重 60kg，血钠测定值为 120mmol/L，则需补钠量为 60 × （142−120）×0.6＝792mmol

每1000ml生理盐水含钠154mmol，则应补充生理盐水量为：

792/154×1000≈5100ml

应先补充计算量的半量，复查血钠后，再进行估算。

三、等渗性脱水

水、钠等比例丢失，血浆渗透压正常，称等渗性脱水。

（一）病因

消化液大量丢失，如呕吐、腹泻、肠梗阻、胃肠减压、肠、胰造瘘等。大面积烧伤和剥脱性皮炎的早期及大量放胸腹腔积液等。

（二）急诊检查

症状	口渴、无力、厌食、头昏、烦躁、黏膜干燥、皮肤弹性差，血压下降、脉速，甚至周围循环衰竭、昏迷
实验室检查	血液浓缩，血钠正常，渗透压正常，尿钠减少或正常

（三）急诊处理措施

补水稍多于补钠。用生理盐水 1000ml，加入 5% 葡萄糖 500ml 及 5% 碳酸氢钠 100ml 配成"平衡液"使用，其电解质钠、氯、碳酸氢根含量与血浆水平相近。

第二节　钾代谢失调

钾代谢紊乱主要是指细胞外液中钾离子浓度的异常变化，包括低钾血症和高钾血症。

一、低钾血症

血钾浓度低于 3.5mmol/L 称为低钾血症。

（一）病因

低钾血症的主要病因有：①摄入不足：长期禁食或进食过少 2 周以上，静脉补给不足；②排出过多：主要经胃肠道（严重呕吐、腹泻）或肾脏（应用排钾利尿剂、肾上腺皮质激素及肾小管酸中毒等）丢失；③钾在体内分布异常：急性碱中毒、低钾性周期性瘫痪、高胰岛素血症、β-受体过敏、棉籽油中毒等。

（二）急诊检查

临床表现	轻度低血钾可以全无症状，血清钾<3mmol/L 时出现的症状如下： （1）神经-肌肉症状：最早突出表现为肌无力、肌张力减低、全身乏力、腱反射减弱或消失。严重者可有软瘫、呼吸肌麻痹。肠平滑肌受累可发生肠麻痹，甚至出现麻痹性肠梗阻 （2）中枢神经症状：意识淡漠、定向失常、嗜睡、谵妄、烦躁、昏迷等 （3）心血管症状：早期出现心率增快、心律失常（如房性或室性早搏）、血压下降。重者可发生休克、心力衰竭、心室扑动或颤动，甚至心脏骤停 （4）消化系统症状：恶心、呕吐、腹胀，肠鸣音减弱或消失，严重者可出现肠麻痹
实验室及辅助检查	（1）血清钾低于 3.5mmol/L，重者可低于 2.0mmol/L；血 CO_2 含量、标准碳酸氢盐（SB）、血酸碱度（pH）升高，但尿呈酸性 （2）心电图检查：ST 段下降，T 波平坦、倒置，U 波出现，T 波与 U 波相连呈驼峰状，Q-T 间期延长，严重时 P 波增高，QRS 增宽；可出现多源性室性早搏或室性心动过速，严重者出现心室扑动或颤动 （3）尿钾测定：可区别肾源性和肾外源性失钾，肾失钾者，尿钾多高于 20mmol/L；胃肠失钾者，尿钾多低于 20mmol/L

（三）急诊处理措施

1. 首先治疗原发病。

2. 观察低血钾的程度、速度及临床表现、心电图表现，全面分析后制定补钾计划，在动态观察中不断修订和完善补钾计划，确保有效地纠正低血钾，防止出现高血钾。

3. 给钾途径和剂量　能口服者，不用静脉途径；必须静脉给药者，要注意补钾的时机、浓度、速度，并监测病情变化。

4. 给药浓度和速度　一般浓度不大于3‰，每分钟不超过80滴。如病情严重、重度缺钾、需要超常规快速补钾时，必须专人床旁守护，在心电图、血清钾、尿量、心脏及神经-肌肉应激状态的全面严格监护下进行。

5. 补钾注意事项　补钾过程中注意监测血钾；对任何心脏阻滞及任何程度的肾功能减退者，给钾速度减半，每小时控制在 $5 \sim 10mmol/L$，尿量如在 $30 \sim 40ml/h$ 以上补钾方较安全；酸中毒合并低钾，应在纠正酸中毒前补足钾。倘若大量钾盐仍不能纠正低钾，应考虑同时存在低镁或碱中毒并予以纠正。低钙血症与低钾血症同时存在时，低钙症状不明显，补钾后会出现手足搐搦或痉挛，应补充钙剂。钾进入细胞内较缓慢，完全纠正低钾血症需4天以上，应尽早由静脉补给，口服补钾时应减少钠的摄入，因高钠血症时尿排钠增加，钾也随之排出增加。

二、高钾血症

血钾浓度高于 $5.5mmol/L$ 称为高钾血症。

（一）病因

高钾血症的常见病因有：①钾摄入过多：静脉大量、快速给钾（含钾高的药物或库存血液）；服用含钾高的食物和药物。②排钾减少：急性或慢性肾衰竭；Ⅳ型肾小管性酸中毒；保钾性药物；盐皮质激素减少；系统性红斑狼疮（SLE）、淀粉样变、先天性排钾缺陷等，可引起高钾血症。③钾从细胞内进入到细胞外液：血管内溶血、严重创伤、挤压综合征、烧伤、休克、严重感染、酸中毒、持续癫痫状态、周期性瘫痪等均可使细胞内钾转移至细胞外而致高血钾。④有效血容量减少：脱水、休克、血液浓缩。

（二）急诊检查

临床表现	（1）神经–肌肉症状：早期表现为肢端感觉异常、麻木、四肢乏力、腱反射消失。重者可有弛缓性瘫痪（从下肢–上肢、躯干–面部、呼吸肌）、烦躁不安、昏厥及昏迷
	（2）心血管症状：钾对心肌产生抑制作用。表现为心音减弱、心率缓慢、心律失常（室性早搏、房室传导阻滞、室性心动过速或心室颤动），甚至心脏骤停
	（3）其他：恶心、呕吐、腹胀、腹痛、呼吸肌麻痹、呼吸困难、肾功能不全等
实验室及辅助检查	（1）血清钾高于 5.5mmol/L
	（2）心电图检查：早期出现 T 波高尖呈帐篷状，ST 段常升高；血清钾升高至 7~8mmol/L 时，QRS 波逐渐增宽、P 波扁平或消失、P-R 间期延长；血清钾升至 9~10mmol/L 时，QRS 波增宽与 T 波融合而成正弦波。此外，还可出现各种心律失常的心电图改变
	（3）血电解质、激素水平测定：对病因诊断有帮助

（三）急诊处理措施

首先消除诱发高血钾的原因，在积极治疗原发病的同时治疗高血钾产生的不良后果，如心肌损害等。

对肾功能障碍者	首先限制补液量，输注葡萄糖、胰岛素以促进细胞外钾向细胞内转移，从而降低血钾浓度
对肾衰竭者	可通过血液透析或腹膜透析来排除细胞外钾，或经口服、灌肠阳离子交换树脂减少肾和肠道对钾离子的吸收
因组织损伤细胞内钾转移到细胞外者	可静脉滴注葡萄糖、胰岛素、钙剂、碳酸氢钠等碱性溶液，除稀释血钾外，还可促进 K^+ 从细胞外转移到细胞内，从而降低血钾浓度
因静脉补充 K^+ 过快、过多所致者	首先立即停止输注含钾液，以心电图监护心脏情况，治疗心律失常、心率过慢、传导阻滞，防止心跳骤停
对各种原因所致的心肌应激能力下降	应积极防治
对肾功能、消化功能良好者	应鼓励病人大量饮水，帮助钾从尿中排出

第三节　酸碱平衡失调

正常状态下，机体有一套调节酸碱平衡的机制。疾病过程中，尽管有酸碱物质的增减变化，一般不易发生酸碱平衡紊乱，只有在严重情况下，机体内产生或丢失的酸碱过多而超过机体调节能力，或机体对酸碱调节机制出现障碍时，进而导致酸碱平衡失调。根据失调的原因可分为代谢性酸中毒、代谢性碱中毒、呼吸性酸中毒和呼吸性碱中毒四种类型。

一、代谢性酸中毒

因 $NaHCO_3$ 原发性减少而引起的酸碱平衡失调，称为代谢性酸中毒。代谢性酸中毒是临床上最常见的一种酸碱平衡失调。

（一）病因及代偿机制

1. 原因

（1）体内有机酸形成过多：如组织缺血缺氧、碳水化合物氧化不全等，产生大量丙酮酸和乳酸，发生乳酸性酸中毒。在糖尿病或长期不能进食时，体内脂肪分解过多，形成大量酮体积聚，引起酮体酸中毒。

（2）肾功能不全：使酸性物质潴留。

（3）丧失 HCO_3^-：见于腹泻、肠瘘、胆瘘等。在丢失的大量肠道消化液中，HCO_3^- 的含量几乎都高于血浆中的含量，导致 $NaHCO_3$ 原发性减少，引起代谢性酸中毒。

2. 代偿机制：由于固定酸过多，在缓冲这些酸时消耗了一定量的 $NaHCO_3$，因此血浆中的 $NaHCO_3$ 含量下降，生成较多的 H_2CO_3，离解出 CO_2，PCO_2 升高，刺激呼吸中枢，使呼吸运动加深加快，以此多排出一些 CO_2 来降低 H_2CO_3 的浓度。另一方面，肾小管上皮细胞的碳酸酐酶和谷氨酰胺酶活性增高，增加 H^+ 和 NH_3 的生成，H^+ 与 Na^+ 交换、H^+ 与 NH_3 结合形成 NH_4^+ 排出体外，使 H^+ 的排出增加和 $NaHCO_3$ 的再吸收增加，补充缓冲固定酸所消耗的 $NaHCO_3$。

（二）急诊检查

临床表现	（1）心血管症状：面色潮红、心率加快、血压下降、心律失常，严重者出现心力衰竭、心脏骤停
	（2）神经精神症状：乏力、头痛、嗜睡、感觉迟钝，严重者神志不清、烦躁不安、昏迷
	（3）呼吸道症状：呼吸深而快，呼气有酮味，重者可有呼吸节律异常、呼吸衰竭或呼吸停止
	（4）消化道症状：恶心、呕吐、腹痛
实验室检查	（1）血 pH<7.35
	（2）CO_2 结合力下降（除外呼吸性碱中毒）：CO_2 结合力 15～22mmoL/L 为轻度酸中毒；8～15mmol/L 为中度酸中毒；小于 8mmol/L 为重度酸中毒
	（3）血气分析：标准碳酸氢盐（SB）或实际碳酸氢盐（AB）降低，碱剩余（BE）负值增大（小于−2.3mmol/L），缓冲碱（B）减少，$PaCO_2$<35mmHg

（三）急诊处理措施

临床上应以消除引起代谢性酸中毒的原因为主要目标。轻度代谢性酸中毒病人只需补液纠正缺水，常可自行纠正。严重的代谢性酸中毒病人可以输入等渗的碳酸氢钠或乳酸钠，以补充碱的不足。补充碱剂时应注意，不可过多过速。过速纠正酸中毒可引起大量钾离子转移至细胞内，引起低钾血症。酸中毒时离子化钙增多，即使病人有低钙血症，也可无手足抽搐出现；但纠正酸中毒后，离子化钙减少，便有发生手足抽搐的可能，应及时静脉注射葡萄糖酸钙予以控制。

二、代谢性碱中毒

因 $NaHCO_3$ 原发性增多而引起得酸碱平衡失调，称为代谢性碱中毒。

（一）病因及代偿机制

1. 原因

（1）酸性胃液丧失过多：如严重呕吐、长期胃肠减压等引起的胃液持续大量丢失。

（2）碱性物质摄入过多：如长期服用碱性药物。

（3）缺钾：低血钾也可引起碱中毒。低钾血症时每 3 个钾离子从细胞内释出，即有 2 个钠离子和 1 个氢离子进入细胞内，引起细胞内酸中毒和细胞外碱中毒。

（4）某些利尿剂的作用：如呋塞米能抑制肾近曲小管对钠和氯的再吸收，而并不影响远曲小管内钠和氢的交换。因此，随尿排出的氯比钠多，可发生低氯性碱中毒。

2. 代偿机制 由于血浆中 $NaHCO_3$ 含量高，血液 pH 升高，抑制了呼吸中枢，CO_2 呼出减少，血液中 H_2CO_3 含量代偿性增加；另一方面，肾小管细胞 H^+ 和 NH_3 的生成减少，H^+-Na^+ 和 NH_4^+-Na^+ 交换减少，$NaHCO_3$ 随尿排出增多。

（二）急诊检查

临床表现	（1）呼吸道症状：病人表现为呼吸浅而慢，重者可呼吸暂停
	（2）神经-肌肉症状：表现为面部及手足抽搐，口周及肢端麻木，重者则发生抽搐
	（3）中枢神经症状：表现为头昏、嗜睡，重者烦躁不安、谵妄、精神失常
	（4）心血管症状：心率加快、心律失常、血压升高
实验室及辅助检查	（1）血 pH>7.45
	（2）CO_2 结合力大于 29mmol/L（除外呼吸性酸中毒）
	（3）血气分析 SB、AB、BB 均升高，BE 正值增大，$PaCO_2$ 不成比例增加（一般小于 55mmHg）
	（4）血清 K^+、Cl^- 常降低，血清 Na^+ 正常或升高
	（5）低钾性代谢性碱中毒，尿呈酸性，尿 Cl^- 大于 20mmol/L。缺 Cl^- 者，尿 Cl^- 小于 10mmol/L
	（6）心电图检查：显示低钾和低血钙的心电图改变，表现为 ST 段下降，T 波平坦、增宽或倒置，Q-T 间期延长

（三）急诊处理措施

着重于原发疾病的积极治疗。碱中毒几乎都伴发低钾血症，故须同时考虑补给氯化钾，才能加速碱中毒的纠正。严重碱中毒时，可应用精氨酸来迅速排除过多的 HCO_3^-，纠正碱中毒不宜过于迅速，一般也不要求完全纠正。

三、呼吸性酸中毒

因 H_2CO_3 原发性增多而引起的酸碱平衡失调，称为呼吸性酸中毒。

（一）病因及代偿机制

1. 原因 肺部疾患如哮喘、肺气肿、肺不张，或因呼吸中枢受抑制、呼吸肌麻痹等原因引起的呼吸功能不全，不能充分排出体内生成的 CO_2，致使血液中 H_2CO_3 原发性增高，血液酸度增强。

2. 代偿机制 主要依靠肾脏的排酸保碱机制。肾小管加强 H^+ 和 NH_3 的分泌，重吸收 $NaHCO_3$。

（二）急诊检查

临床表现	（1）急性呼吸性酸中毒：缺氧者表现气促、烦躁、发绀、呼吸不规则或潮式呼吸，重者可呼吸骤停。CO_2 潴留表现嗜睡、谵妄、血压下降、心律失常、心力衰竭、重者昏迷、心室颤动、心脏骤停
	（2）慢性呼吸性酸中毒：病人表现为乏力、头痛、失眠、烦躁、面部肌群或手震颤。当 $PaCO_2$ 大于 75mmHg 时可发生肺性脑病，病人表现为嗜睡、扑翼样震颤、深腱反射减弱或消失、锥体束征阳性，甚或抽搐、惊厥、昏迷
实验室及辅助检查	（1）血 pH 小于 7.35。急性呼吸性酸中毒者，血 pH 可在数分钟内降低至 7.0。慢性呼吸性酸中毒者，血 pH 由于机体的代偿而接近正常
	（2）CO_2 结合力升高（除外代谢性碱中毒）
	（3）血气分析：$PaCO_2$ 大于 50mmHg，SB 及 AB 升高（急性呼吸性酸中毒时 HCO_3^- 不应大于 30mmol/L，慢性呼吸性酸中毒时不应大于 45mmol/L），AB 大于 SB
	（4）尿 pH 下降
	（5）血清钾升高，血清氯降低
	（6）眼底检查：肺性脑病者，眼底血管扩张，可有视盘水肿

（三）急诊处理措施

尽快治疗原发疾病和改善病人的通气功能，必要时做气管插管或气管切开、使用人工呼吸机，以改善换气。如因呼吸机使用不当，则应调整呼吸机参数。单纯给高浓度氧对改善呼吸性酸中毒的帮助不大，反可使呼吸中枢对缺氧刺激不敏感，呼吸更受抑制。

四、呼吸性碱中毒

因 H_2CO_3 原发性减少而引起的酸碱平衡失调，称为呼吸性碱中毒。

（一）病因及代偿机制

1. 原因 肺泡通气过度，体内生成的 CO_2 排出过多，以致血的 PCO_2 降低，引起低碳酸血症，如癔症、精神过度紧张、发热、使用呼吸机不当等。

2. 代偿机制 PCO_2 降低起初可抑制呼吸中枢，使呼吸减慢变浅，CO_2 排出减少，血液中 H_2CO_3 代偿性增高。但这种代偿很难持续下去。肾脏逐渐发挥代偿作用，泌 H^+ 和泌 NH_4^+ 作用减弱，$NaHCO_3$ 重吸收减少。

（二）急诊检查

临床表现	（1）呼吸道症状：最初呼吸深而快，继之浅而慢，重者可呼吸暂停
	（2）神经-肌肉症状：呼吸性碱中毒时由于血游离钙降低而出现神经-肌肉激惹症状，表现为四肢及唇周发麻、刺痛、肌肉震颤、手足抽搐等
	（3）心血管症状：病人表现为心悸、心律失常、循环障碍
	（4）因氧合血红蛋白不容易解离而致组织缺氧，发生乳酸堆积
实验室及辅助检查	（1）血 pH 大于 7.45
	（2）CO_2 结合力小于 22mmol/L（除外代谢性酸中毒）
	（3）血气分析：$PaCO_2$ 小于 35mmHg，SB 降低，HCO_3^- 不应小于 18mmol/L，AB 小于 SB
	（4）尿 pH：大于 6
	（5）血清钾、氯降低
	（6）心电图检查：ST 段下降、T 波倒置、QT 间期延长
	（7）脑电图异常

（三）急诊处理措施

应积极处理原发疾病。用纸袋罩住口鼻，增加呼吸道死腔，减少 CO_2 呼出和丧失，以提高血液 PCO_2。如系呼吸机使用不当所致，应调整呼吸机参数。静脉注射葡萄糖酸钙可消除手足抽搐。

第十四章　颅脑损伤急诊

第一节　头皮损伤

头皮分为五层，即表皮层、皮下层、帽状腱膜层、帽状腱膜下层及颅骨外膜层。头皮损伤是颅脑损伤中最多见的一种。按照头皮损伤的性质和程度分头皮血肿、头皮裂伤和头皮撕脱伤。

一、病因

1. 头皮血肿　根据出血部位不同分为三种：①皮下血肿：常见于产伤或碰伤，血肿位于皮肤表层与帽状腱膜之间。②帽状腱膜下血肿：由于头部受到斜向暴力，头皮发生剧烈滑动，撕裂该层间的小血管所致。③骨膜下血肿：常由于产伤或颅骨骨折所致。

2. 头皮裂伤　是常见的开放性头皮损伤，多为锐器或钝器打击所致。

3. 头皮撕脱伤　是一种严重的头皮损伤，多因发辫受机械力牵拉，使大块头皮自帽状腱膜下层或连同骨膜一并被撕脱所致。

二、急诊检查

头皮血肿的临床特点	头皮局部有肿胀，表面青紫，有压痛
	（1）头皮下血肿：血肿范围小、张力高、压痛明显，有时周围组织肿胀隆起，中央反而凹陷，稍软，易误认为凹陷性颅骨骨折
	（2）帽状腱膜下血肿：范围广，因该处组织疏松，出血易扩散可蔓及整个穹隆部，小儿及体弱者易发生休克或贫血；局部有明显的波动感
	（3）骨膜下血肿：血肿多局限于某一颅骨范围内，以骨缝为界
头皮裂伤的临床特点	头皮血管丰富，出血较多时可引起失血性休克
头皮撕脱伤的临床特点	常见大块头皮自帽状腱膜下撕脱，甚至整个头皮连同额肌、颞肌或骨膜一并撕脱，剧烈疼痛及大量出血可导致失血性或疼痛性休克
辅助检查	头颅 X 线摄片可了解有无合并颅骨骨折

三、鉴别诊断

注意皮下血肿、帽状腱膜下血肿和骨膜下血肿三者的鉴别。

皮下血肿	位于表皮层与帽状腱膜之间，常局限在头皮着力部位，一般范围较小，质地坚硬
帽状腱膜下血肿	最为多见，位于帽状腱膜与颅骨外膜之间，可以蔓及全头，波动明显
骨膜下血肿	血肿位于颅骨外膜下，局限于骨缝之间，出血量不大，质地较硬。常见于婴幼儿

四、急诊处理措施

局部压迫止血	对头皮撕脱伤者，保留撕脱的头皮，避免污染，用无菌敷料或干净布包裹、隔水放置于有冰块的容器内，随病人一同送往医院。对出现休克的病人，在送往医院途中应保持平卧位
抗休克	迅速建立静脉通道，快速输液、输血、应用止血药
镇静镇痛	理解并安慰病人，按医嘱给予镇静和止痛药。头皮血肿病人伤后早期冷敷以减少出血和减轻疼痛，24～48 小时后改用热敷
防治感染、促进伤口愈合	头皮裂伤者，争取在 24 小时内行清创缝合。头皮撕脱伤者，应尽可能在伤后 6～8 小时内清创并行头皮瓣复位再植或自体皮移植；对于骨膜已撕脱不能再植者，需清洁创面，在颅骨外板上多处钻孔，待骨孔内肉芽组织生成后再行植皮。遵医嘱应用抗生素、注射破伤风抗毒素（TAT）
协助做好血肿的处理	小的血肿可保守治疗自行吸收；大的血肿给予加压包扎，待其自行吸收；血肿巨大，且长时间不吸收，可在严密消毒下穿刺，抽吸血液，并加压包扎，必要时可反复穿刺，如果发生感染，则应立即切开引流

第二节　脑挫裂伤

头颅遭受暴力打击致脑组织发生器质性损伤，称为脑挫裂伤，是脑挫伤和脑裂伤的统称，是常见的原发性脑损伤。脑挫裂伤后脑组织碎化、坏死、出血和水肿，继而出现组织溶化及胶质细胞逐渐增生进入修复过程。损伤较重者局部出现脑萎缩，脑表面挫裂伤灶局部胶质细胞增生与纤维细胞增生融合形成脑膜瘢痕。

一、病理

脑挫裂伤可单发，也可多发，好发于额叶、颞叶及其基底。挫伤时软脑膜下有散在的点状或片状出血灶。脑挫裂伤后早期的脑水肿多属血管源性，随后因脑组织缺血、缺氧，脑细胞直接受损，钙离子大量逆流进入细胞，造成膜磷脂代谢障碍，三磷腺苷生成减少及脑细胞膜脂质过氧化反应增强等，最终使脑细胞肿胀、崩解，引起细胞毒性脑水肿。外伤性脑水肿反应多在伤后 3 ~ 7 天。此期间易发生颅内压增高，甚至脑疝。伤情较轻者，脑水肿可逐渐消退，病灶区日后形成瘢痕囊肿，并常与硬脑膜粘连；如蛛网膜与软脑膜粘连，可影响脑脊液循环，有形成外伤性脑积水的可能；广泛的脑缺氧及脑挫裂伤可导致弥漫性或局限性的外伤性脑萎缩。

二、急诊检查

临床表现	脑挫裂伤临床表现因致伤因素和损伤部位不同而差异很大，轻度可没有原发性意识障碍，而重者可致深昏迷，严重者甚至死亡 （1）意识障碍：是突出的临床表现之一，伤后多立即昏迷。由于伤情不同，昏迷的时间由数分钟至数小时、数日、数月甚至迁延性昏迷不等 （2）伤灶症状：脑皮质功能受损时，可出现相应的瘫痪、失语、视野缺损、感觉障碍以及局灶性癫痫等征象 （3）头痛、呕吐 （4）生命体征：多有明显改变，一般早期都有血压下降、脉搏细弱及呼吸浅快 （5）脑膜刺激征：表现为闭目畏光、蜷曲而卧。早期的低热、恶心、呕吐亦与之有关
辅助检查	（1）CT 是首选的检查方法，可显示脑挫裂伤的部位、范围、脑水肿的程度，及有无脑室受压及中线结构移位等情况 （2）MRI 检查也有助于明确诊断 （3）头颅平片可明确有无颅骨骨折 （4）腰椎穿刺能检测颅内压有助于了解脑脊液中含血情况。对有明显颅内高压的病人，应禁忌腰穿检查

三、鉴别诊断

脑挫裂伤与脑震荡进行鉴别。

脑震荡的临床表现	（1）短暂意识障碍：一般不超过 30 分钟 （2）逆行性遗忘：近事遗忘 （3）一般脑症状：头痛、头晕、恶心、呕吐 （4）神经系统检查：无阳性体征，CT 扫描无阳性发现

续　表

脑挫伤的临床表现	（1）意识障碍明显，持续时间较长
	（2）有明显的神经损伤后定位体征
	（3）颅内压增高症状
	（4）生命体征变化常较明显
	（5）脑膜刺激症状，CT扫描有阳性发现

四、急诊处理措施

病情观察	每30分钟测量一次生命体征，并严密观察神志、瞳孔的变化
	（1）意识状态：意识状态变化提示病情变化。一般来说意识障碍减轻，说明伤情好转；意识障碍加深，提示伤情恶化
	（2）生命体征：对生命体征的测量和观察应注意的事项。①测定的次序：应先测呼吸，后测脉搏，最后测血压，目的是为了避免因刺激引起躁动而影响数据的准确性；②测定的时间：应按伤情而定，伤情不稳定时应勤测；③应了解分析各项数据的动态变化，特别注意有无呼吸节律及深浅的变化，凡出现间歇性或潮式呼吸，均为危险征兆；监测血压应注意脉压的变化
	（3）神经系统体征：①瞳孔；②锥体束征
	（4）头痛、呕吐、躁动的观察：进行性剧烈头痛，频繁的喷射性呕吐伴意识障碍是颅内出血的先兆；对躁动病人的分析应判断是颅内血肿所致还是呼吸道不通畅引起的缺氧
呼吸道护理	（1）保持呼吸道通畅，及时清除呼吸道分泌物和呕吐物，以确保呼吸道通畅，从而改善肺部的通气功能，预防肺性脑病的发生
	（2）严密观察呼吸的频率及形态，并注意是否存在过度通气，给予持续低流量吸氧，使血氧饱和度维持在95%以上。若病人昏迷、咳嗽反射及排痰功能减退或消失，为确保呼吸道通畅及预防肺部感染等并发症的发生，应早期行气管切开术
一般护理	（1）深昏迷病人宜采取侧卧位
	（2）体位：床头抬高15°～30°，以利脑静脉回流，从而减轻脑水肿，降低颅内压
	（3）注意观察有无癫痫的发生，遵医嘱给予对症治疗
	（4）有失语的病人应给予有效的沟通，及时满足病人的生活需要，帮助病人进行语言功能锻炼
	（5）视野缺损的病人加强生活护理，外出时应专人陪伴，防止摔伤
	（6）出现脑膜刺激征的病人，应避光，避免外界刺激，给予约束，防止意外损伤
	（7）严重脑挫裂伤者可采用冬眠疗法、亚低温治疗及巴比妥疗法
	（8）长期昏迷病人要注意营养支持治疗。早期宜采用肠道外营养，待肠蠕动恢复后可通过鼻胃管向胃内灌注食物，如牛奶、蛋黄、糖等。凡需要长时间经肠道营养者可考虑做胃造口或空肠造口，定时滴入要素饮食

第三节 颅骨骨折

颅骨骨折是指颅骨受暴力作用导致颅骨结构的改变。颅骨骨折的危险性并不在于骨折本身，而在于骨折所引起的脑膜、血管和神经损伤，可合并脑脊液漏、颅内血肿及颅内感染等。

一、分类及损伤机制

分类	根据眉间、双侧乳突上缘及枕外粗隆四点连线，颅骨分为颅盖部及颅底部，骨折部位分为颅盖骨折及颅底骨折。按骨折形态分为线形骨折，凹陷性骨折和粉碎性骨折。按骨折是否与外界相通分为开放性骨折和闭合性骨折
损伤的机制	颅腔近似球体，颅骨有一定的弹性，也有相当的抗压缩和抗牵张能力。因此，当颅骨受到强大外力的打击时，着力点有下陷的可能，整个颅腔也可随之变形。如果暴力强度较大、受力面积较小，多以颅骨的局部变形为主，当受力点呈锥形内陷时，内板首先受到较大的牵张力而折裂。若此时外力终止，则外板可回复原位保持完整，仅造成内板骨折，骨折片可穿破硬脑膜造成局限性脑挫裂伤，是后期外伤性头痛和外伤性癫痫的原因。如果外力继续作用，则外板也随之折裂，形成凹陷性骨折或粉碎性骨折。当外力引起颅骨整体变形较严重，受力面积又较大时，可不发生凹陷性骨折，而在较为薄弱的颞骨鳞部或颅底引发线形骨折，局部骨折线往往沿暴力作用的方向和颅骨脆弱部分延伸

二、急诊检查

颅盖骨折临床表现	(1) 线形骨折：发生率最高。病人有头部外伤史，局部压痛、肿胀。常并发局部骨膜下血肿 (2) 凹陷性骨折：好发于额、顶部。局部可扪及局限性下陷区。部分病人仅有内板凹陷。若骨折损伤脑内重要功能区，可出现偏瘫、失语、癫痫等神经系统症状 (3) 粉碎性骨折：一般暴力较大，与头部接触面积广，形成多条骨折线，分裂成多数骨碎片，有些骨片互相重叠，有些呈轻度陷入。局部脑膜撕裂，脑组织常有广泛的挫裂伤，可合并各种颅内血肿，癫痫发生率较高

颅底骨折 临床表现	颅底部的线形骨折多为颅盖骨折延伸而来，也可由强烈的间接暴力作用于颅底所致。多表现为耳、鼻出血和脑脊液漏，脑神经损伤的相应症状以及皮下和黏膜下淤血、淤斑等。不同部位颅底骨折的临床特点： （1）颅前窝骨折：表现为球结膜下出血，上、下眼睑淤斑（熊猫眼征），鼻孔流血或（和）脑脊液鼻漏，嗅觉丧失或（和）视力损害 （2）颅中窝骨折：表现为颞部软组织肿胀，外耳道流血或（和）脑脊液耳漏，伴有周围性面瘫或（和）听力障碍 （3）颅后窝骨折：表现为颞部软组织肿胀，出现淤斑，咽后壁出现血肿，伴声嘶、吞咽困难、舌肌萎缩及运动障碍等
辅助检查	（1）X线检查：颅盖骨折主要靠颅骨X线摄片确诊。对于凹陷性骨折，X线摄片可显示骨折片陷入颅内的深度 （2）CT检查：有助于了解骨折情况和有无合并脑损伤

三、急诊处理措施

救治原则	（1）颅盖线形骨折：着重处理脑脊液漏、脑神经损伤等合并症 （2）颅盖凹陷性骨折：需施行手术整复或去除塌陷的骨片。其手术适应证为 ①合并脑损伤或大面积骨折片陷入颅腔，导致颅内压升高，CT检查示中线结构移位，有脑疝可能；②骨折片压迫脑重要部位，引起神经功能障碍；③非功能区部位的小面积凹陷性骨折，无颅内压增高，但深度超过1cm者可考虑择期手术；④开放性粉碎性凹陷性骨折 （3）颅底骨折：及时处理颅骨骨折引起的并发症（脑脊液漏和感染）。若脑脊液漏4周以上仍未停止，可行手术修补硬脑膜；若骨折片压迫视神经，应尽早手术减压
脑脊液漏的 护理	（1）体位：嘱病人取半坐卧位，头偏向患侧，维持到脑脊液漏停止3～5天，其目的是利用重力使脑组织贴近颅底硬脑膜漏孔处，促使漏口粘连封闭 （2）保持局部清洁：每日2次清洁、消毒外耳道、鼻腔或口腔，注意棉球不可过湿，以免液体逆流入颅。于外耳道口放干棉球，浸透后及时更换；及时清除外耳道内血迹及污垢；不做耳鼻道堵塞、冲洗、滴药 （3）避免颅内压骤升：嘱病人勿用力擤鼻涕、打喷嚏、咳嗽、用力排便，以防颅内压骤然升高和逆行感染。严禁经鼻插胃管或鼻导管，禁做腰穿 （4）防治感染：出现脑脊液漏时即属开放性损伤，遵医嘱应用抗生素及破伤风抗毒素（TAT）

续 表

病情观察	（1）明确有无脑脊液漏：鉴别脑脊液与血液、鼻腔分泌物，可将血性液滴于白色滤纸上，若血迹周有月晕样淡红色浸渍圈，则为脑脊液漏；或行红细胞计数并与周围血的红细胞比较，以明确诊断；另可根据脑脊液中含糖而鼻腔分泌物中不含糖的原理，用尿糖试纸测定或葡萄糖定量检测以鉴别是否存在脑脊液漏
	（2）计算脑脊液外漏量：在鼻前庭或外耳道口松松地放置干棉球，随湿随换，记录 24 小时浸湿的棉球数
	（3）观察有无颅内感染的发生：观察病人的血象、生命体征、意识、瞳孔及肢体活动情况及有无头痛等症状，及时发现其继发性脑损伤
	（4）注意低颅内压综合征：若脑脊液外漏多，可使颅内压过低而导致颅内血管扩张，出现剧烈的头痛、眩晕、呕吐、厌食、反应迟钝、脉搏细弱、血压偏低等。头痛在立位时加重，卧位缓解。若病人出现颅内压过低表现，可遵医嘱补充大量水分以缓解症状

第四节 颅 内 血 肿

颅内血肿是脑损伤中最常见、最危险的继发性病变。当脑损伤后颅内出血聚集在颅腔的一定部位而且达到相当的体积后，造成颅内压增高，脑组织受压而引起相应的临床症状，称为颅内血肿。发生率约占闭合性颅脑损伤的 10% 和重型颅脑损伤的 40% ~ 50%。

一、病因和分类

1. 分类

（1）根据血肿的来源和部位 ①硬脑膜外血肿（EDH）：出血积聚于颅骨与硬脑膜之间；②硬脑膜下血肿（SDH）：出血积聚在硬脑膜下腔，是最常见的颅内血肿；③脑内血肿（ICH）：出血积聚在脑实质内，有浅部和深部血肿两种类型。

（2）根据血肿引起颅内压增高及早期脑疝症状出现所需要的时间 ①急性型：3 天内出现症状；②亚急性型：3 天 ~ 3 周出现症状；③慢性型：3 周以上才出现症状。

2. 病因 硬脑膜外血肿与颅骨骨折有密切的关系，可因骨折或颅骨的短暂变形撕破位于骨管沟内的硬脑膜中动脉或静脉窦而引起出血。由于颅盖部的硬脑膜与颅骨附着较松，易于分离，颅底部硬脑膜附着紧密，故硬膜外血肿多见于颞部。急性和亚急性硬脑膜下血肿的出血常继发于对冲性脑挫裂伤，出血多来自于挫裂的脑实质血管，多见于额颞部。慢性硬膜下血肿的出血来源与发病机制尚不完全清楚。浅部脑内血肿出血均来自脑挫裂伤处，多伴有颅骨凹陷性骨折或严重脑挫裂伤，多见于额叶和颞叶，常与硬膜下和硬膜外血肿并存；深部血肿多见于老年人，由脑受力变形或剪力作用使深部血管撕裂导致，血肿位于白质深处，脑表面可无明显挫伤。

二、急诊检查

硬脑膜外血肿的症状与体征	（1）意识障碍：可以是原发性脑损伤直接所致，也可以由血肿导致颅内压增高、脑疝引起，后者常发生于伤后数小时至 1～2 天 （2）颅内压增高及脑疝表现：头痛、剧烈呕吐。幕上血肿者大多先经历小脑幕切迹疝，然后合并枕骨大孔疝，故严重的呼吸循环功能障碍常发生在意识障碍和瞳孔改变之后。幕下血肿者可直接发生枕骨大孔疝，较早发生呼吸骤停 （3）瞳孔改变：小脑幕切迹疝早期患侧动眼神经因牵扯受到刺激，患侧瞳孔可先缩小，对光反应迟钝；随着动眼神经和中脑受压，患侧瞳孔立即表现进行性扩大、对光反应消失、上睑下垂以及对侧瞳孔亦随之散大。视神经受损的瞳孔散大，存在间接对光反应 （4）生命体征改变：常为进行性的血压升高、心率减慢和体温升高 （5）锥体束征：早期出现的一侧肢体肌力减退，如无进行性加重表现，可能是脑挫裂伤的局灶体征；如果是稍晚出现或早期出现而有进行性加重，则就考虑为血肿引起脑疝或血肿压迫运动区所致。去皮质强直为脑疝晚期表现
硬脑膜下血肿的症状与体征	急性和亚急性硬膜下血肿的症状类似硬脑膜外血肿，脑实质损伤较重，原发性昏迷时间较长，中间清醒期不明显，颅内压增高与脑疝的其他症状多在 1～3 天内进行性加重。慢性硬脑膜下血肿，由于致伤外力小，出血缓慢，病人可有慢性颅内压增高的表现，如头痛、恶心、呕吐和视神经盘水肿等，并有间歇性神经定位体征，有时可有智力下降、记忆力减退和精神失常
脑内血肿的症状与体征	以进行性加重的意识障碍为主，若血肿累及重要脑功能区，可出现偏瘫、失语、癫痫等症状
辅助检查	CT 检查可助诊断 （1）硬膜外血肿：可见颅骨内板与脑表面之间有双凸镜形或弓形密度增高影，常伴有颅骨骨折和颅内积气 （2）硬膜下血肿：可见颅骨内板与脑组织表面之间有高密度、等密度或混合密度的新月形或半月形影。慢性硬膜下血肿可见颅骨内板下低密度的新月形、半月形或双凸镜形影 （3）脑内血肿在脑挫裂伤灶附近或脑深部白质内见到圆形或不规则高密度血肿影，周围有低密度水肿区

三、鉴别诊断

硬膜外血肿	典型的意识变化是有中间清醒期，早期伤侧瞳孔缩小，但为时短暂常不易发觉，继之同侧瞳孔散大，对侧肢体偏瘫，如不及时救治，可在数小时内瞳孔由一侧散大至双侧散大，血压递升，脉搏渐慢，呼吸变慢，昏迷加深，甚至呼吸骤停
硬膜下血肿	(1) 急性型：大多是重型颅脑损伤，常合并脑挫裂伤，伤后意识障碍严重，颅内压增高症状明显，神经损害体征多见 (2) 亚急性型：临床表现与急性型相似，只是脑挫伤和脑受压较轻 (3) 慢性型：多见于老年人，以颅内压升高症状为主，可出现精神障碍
脑内血肿	伤后意识进行性恶化，无中间清醒期，神经系统损害体征逐渐加重，常伴有定位体征和癫痫

四、急诊处理措施

一经确诊，通常以手术清除血肿。严密观察病人的意识状态、生命体征、瞳孔、神经系统病症的变化，及时发现颅内压增高。协助做好血肿清除术的术前准备和术后护理。慢性硬脑膜下积液或硬膜下血肿，因已形成完整的包膜和液化，临床多采用颅骨钻孔、血肿冲洗引流，术后在包膜内放置引流管继续引流，以排空其内血性液，利于脑组织膨出和消灭无效腔，必要时冲洗。术后做好伤口以及引流管的护理，病人取平卧位或头低脚高、患侧卧位，以便充分引流。引流袋应低于创腔 30cm，保持引流管通畅。注意观察引流液的性质和量，术后不使用强力脱水剂，以免颅内压过低影响脑膨出。通常于术后 3 天左右行 CT 检查，证实血肿消失后拔管。

第五节　开放性颅脑损伤

开放性颅脑损伤是指颅骨和硬脑膜破损，脑组织直接或间接地与外界相通。约占颅脑损伤的 17%。平时多因锐器、钝器打击和坠伤与跌伤所造成，战时则多由火器致伤。

一、分类

按伤口情况可将开放性脑损伤分为下列三类：

切线伤	致伤物呈切线方向擦过颅骨表面，并未穿入颅内，因此只有一个呈沟槽状的创口，创底颅骨因受致伤物冲击时引起的短暂空穴作用，发生粉碎性骨折，碎骨片可嵌入脑内，同时脑亦受到此空穴作用的影响而致严重的脑局部挫裂伤
非贯通伤	打击物穿入颅内，并停留于创道内。头部只有入口创，其深浅不一，取决于致伤物的速度及能量。入口处的创伤常较狭小，但其颅内的损伤常较严重且范围广泛
贯通伤	致伤物穿过整个颅腔所造成的创伤。有入口创和出口创，入口创要比出口创小

二、急诊检查

症状和体征	（1）意识障碍：开放性脑损伤常涉及广泛而严重的脑损伤或脑干损伤，病人多有意识障碍 （2）生命体征改变：颅脑穿透伤病人常有一过性脑干功能抑制，表现为呼吸不规则或暂停，血压下降，脉搏细速，严重者可有出血性、创伤性休克 （3）合并颅内血肿或急性脑水肿时，多有颅内高压表现 （4）神经功能障碍：脑功能区及重要神经与血管损伤，伤后即发生明显的神经功能缺失，表现为锥体束征、肢体偏瘫、失语或癫痫等 （5）局部体征：头皮、颅骨和脑膜有不同程度、范围的损伤，伤道深浅不一，伤口内常有脑脊液或脑组织溢出；穿透性脑损伤常合并颅内血肿
辅助检查	头颅 X 线摄片可帮助确定颅脑穿透伤的程度，且能判断颅内异物的位置、数量、大小、形状及其分布。头颅 CT 扫描可清晰地显示创伤的范围、程度、有无骨碎片、颅内出血、脑水肿、异物等

三、急诊处理措施

现场急救	立即用无菌纱布或干净的布覆盖并保护膨出的脑组织，避免创面进一步污染，为及时彻底清创创造有利条件。有外出血时，迅速包扎头部或其他部位伤口
院内急救	（1）保持呼吸道通畅：误吸是脑损伤后昏迷的常见并发症，保持呼吸道通畅是重要的抢救措施。让病人头偏向一侧，防止呕吐物吸入气管内引起窒息；用吸引器清除口咽部分泌物及呕吐物；鼻腔出血者急请耳鼻喉科医师行鼻腔填塞止血或气管切开术，以保持病人呼吸道通畅，改善脑缺氧 （2）抗休克：车祸伤、坠落伤、锐器伤病人多易发生失血性休克，应迅速建立两条输液通路，快速输液、配血、输血，预防和纠正休克 （3）配合医生早期彻底清创：力争在伤后 6～8 小时内清创，最迟不超过 48 小时。术后遵医嘱应用抗生素和破伤风抗毒素（TAT）

第六节 硬膜下血肿

硬膜下血肿为出血积聚于硬脑膜下腔，较常见，占颅内血肿的50%～60%，两个以上的多发性血肿约占30%。可分为急性，亚急性及慢性三种。

一、病因

硬膜下血肿与颅脑外伤有密切的关系，特别是急性和亚急性硬膜下血肿，多在伤后数小时或数日出现临床症状。慢性硬膜下血肿常在伤后两周以上出现症状。部分病人无明显外伤史，部分病例可因剧烈咳嗽、血管本身缺陷、凝血过程障碍引起。

二、急诊检查

急性硬膜下血肿	症状出现在伤后3日内。出血来源多为静脉源性，少数可为动脉源性，血肿多为黑紫色血液。症状体征与急性硬膜外血肿相似，病人伤后多处于持续昏迷状态，可很快出现脑疝的表现
亚急性硬膜下血肿	在伤后3日到3周出现症状。出血源常为较小的静脉，血肿多为血凝块。神经系统体征逐渐加重，颅内压升高，意识逐渐恶化
慢性硬膜下血肿	在伤后3周以上出现症状，多在伤后数月乃至数年出现颅内压增高。出血来源是皮质小静脉，血肿多为棕褐色液体及少量凝血块。表现为慢性颅内压升高，出现头痛、恶心、呕吐、复视及视力减退等症状，以及意识淡漠，视盘水肿，双侧瞳孔可轻度不等大

三、急诊处理措施

保持呼吸道通畅	昏迷病人头偏向一侧，利于口腔分泌物及呕吐物自然流出。及时吸痰，必要时应尽早行气管切开
维持有效循环血量	急性颅脑损伤发生休克的主要原因是失血，应立即建立静脉通道，输血或血浆代用品以维持血液循环。如有开放性损伤，可采取加压包扎或临时夹闭正在出血的血管
治疗	（1）急性硬膜下血肿病情发展急重，尽早施行手术治疗 （2）慢性硬膜下血肿保守治疗，一旦出现颅内压升高症状，应立即实行手术治疗 （3）治疗方法：钻孔引流术、骨窗或骨瓣开颅术、颞肌下减压或去骨瓣减压术

第七节　急性脑疝

颅腔内某一分腔有占位性病变时，该分腔内的压力高于邻近分腔，脑组织从高压区向低压区移动，从而引起一系列临床综合征，称为脑疝。

一、病因

常见病因有：①外伤所致各种颅内血肿，如硬膜外血肿、硬膜下血肿及脑内血肿；②颅内脓肿；③颅内肿瘤尤其是颅后窝、中线部位及大脑半球的肿瘤；④颅内寄生虫病及各种肉芽肿性病变。

二、急诊检查

1. 小脑幕切迹疝

颅内压增高	表现为剧烈头痛，与进食无关的频繁的喷射性呕吐。头痛程度进行性加重伴烦躁不安。急性脑疝病人视神经盘水肿可有可无
瞳孔改变	病初由于患侧动眼神经受刺激导致患侧瞳孔变小，对光反射迟钝，随病情进展患侧动眼神经麻痹，患侧瞳孔逐渐散大，直接和间接对光反射均消失，伴有患侧上睑下垂、眼球外斜。如果脑疝进行性恶化，影响脑干血供时，脑干内动眼神经核功能丧失可致双侧瞳孔散大，对光反射消失，此时病人多已处于濒死状态
运动障碍	表现为病变对侧肢体的肌力减弱或麻痹，病理征阳性。脑疝进展时可致双侧肢体自主活动消失，严重时可出现去脑强直发作，这是脑干严重受损的信号
意识改变	由于脑干内网状上行激动系统受累，病人随脑疝进展可出现嗜睡、浅昏迷甚至深昏迷
生命体征紊乱	由于脑干受压，脑干内生命中枢功能紊乱或衰竭，可出现生命体征异常。表现为心率减慢或不规则，血压忽高忽低，呼吸不规则、大汗淋漓或汗闭，面色潮红或苍白，体温可高达41℃以上或体温不升。最终因呼吸循环衰竭而致呼吸停止、血压下降、心脏停搏

2. 枕骨大孔疝　由于脑脊液循环通路被堵塞，导致颅内压增高，病人剧烈头痛，频繁呕吐，颈项强直或强迫头位。生命体征紊乱出现较早，意识障碍出现较晚。因脑干缺氧，瞳孔可忽大忽小。由于位于延髓的呼吸中枢受损严重，病人早期可突发呼吸骤停而死亡。

三、急诊处理措施

纠正脑组织灌注不足	脱水治疗和护理：快速滴入甘露醇、山梨醇等强力脱水药，并观察脱水效果。维持呼吸功能：保持呼吸道通畅，吸氧，以维持适当的氧浓度。对呼吸功能障碍的病人行人工呼吸机辅助呼吸
密切观察病情	尤其是呼吸、心跳、瞳孔及意识的变化
配合医生进行穿刺引流	颅后窝病变引起的枕骨大孔疝应当先施行侧脑室前脚穿刺放液减压，继之接脑室外引流，即使是抢救因枕骨大孔疝而发生突然心跳呼吸骤停的病人，经穿刺侧脑室放液后常可使病人自动恢复呼吸，继而静脉滴注 20% 甘露醇。当大脑半球病变引起小脑幕切迹下疝时，侧脑室穿刺效果差，紧急情况下按 1.0~2.0g/kg 静脉快速推注 20% 甘露醇，常可迅速降低颅压，但往往只有短时间效果，最终仍需施行紧急开颅手术。对于发生小脑扁桃体疝的病人，经枕下开颅切除肿瘤或清除血肿后，一律施行枕下减压和侧脑室外引流。处理脑疝后意识不清或呼吸不规律或自主呼吸停止的病人，应及时施行气管插管，机控换气以保证充分的气体交换，采取各种措施减低颅内压，急诊开颅手术切除病变

第十五章　胸部损伤急诊

第一节　肋骨骨折

肋骨骨折是指肋骨的完整性和连续性中断，是最常见的胸部损伤，约占胸外伤的 40%~60%。肋骨骨折可分为单根或多根多段骨折，同一肋骨也可有一处或多处骨折。肋骨骨折多见于第 4~7 肋，因其长而薄，最易折断。

一、病因

直接或间接暴力作用于胸壁可以导致肋骨骨折。如果肋骨骨质脆性增加，更易于导致骨折。直接暴力多在肋骨直接受伤处引起骨折。间接暴力多因胸部受到挤压伤在肋骨角或肋骨侧方引起骨折。另外癌肿转移到肋骨可以导致病理性肋骨骨折。

二、急诊检查

症状	骨折处疼痛明显，深呼吸、咳嗽或体位改变时加重，伤者常因疼痛而不敢深吸气和活动。胸痛使呼吸变浅、咳嗽无力，呼吸道分泌物增多、滞留，导致肺不张和肺部感染。多根多处肋骨骨折者可出现反常呼吸运动、气促、呼吸困难、发绀或休克等
体征	伤侧胸壁肿胀、压痛，可扪及骨擦感和骨擦音，胸廓挤压试验阳性，即用手挤压前后胸部，疼痛加重甚至产生骨擦音。通过该试验可以鉴别肋骨骨折和胸壁软组织挫伤。部分病人可有皮下气肿
辅助检查	（1）胸部 X 线检查可显示肋骨骨折断裂线和断端错位，但骨折在前胸肋骨与肋软骨交界处，X 线看不出骨折线。X 线检查可确定骨折部位及数目，也可助于血气胸、肺不张、肺炎的诊断。因此，X 线片宜重复检查 （2）胸部 CT 对于胸腔少量积液、肺不张、气管支气管断裂等显示出独特的优势，因此对于胸外伤，尤其是复杂、严重的胸外伤，胸部 CT 应作为常规检查方法

三、急诊处理措施

包扎固定	有连枷胸者必须首先纠正反常呼吸运动。急救时可由陪护人或病人本人用手压住浮动之胸壁，或采用厚敷料覆于伤侧胸壁并用衣服或绷带捆扎在胸壁上固定包扎，同时给予镇痛措施，以争取时间转运至医院作进一步处理
固定胸廓	对于 2～3 根肋骨单处骨折，可采用以下方法稳定胸壁： （1）用多头胸带捆扎法制动胸壁 （2）胶布固定制动 （3）有连枷胸者入院后采用手术进行胸壁肋骨悬吊牵引固定，通过滑轮做重力牵引，使浮动的胸壁复位，固定时间一般为 1～2 周。亦可在患侧胸壁放置与其胸廓相称的牵引支架，将无菌巾钳固定在支架上。开放性肋骨骨折彻底清洁胸壁骨折处的伤口，分层缝合后包扎固定
镇痛	镇痛是救治肋骨骨折的重要环节。半坐卧位可利于呼吸和减轻疼痛；病人咳嗽时，协助或指导其用双手按压患侧胸壁；可服用罗通定、吲哚美辛等止痛药；或用 1% 普鲁卡因做肋间神经阻滞或骨折部位封闭
保持气道通畅，吸氧	对呼吸困难者给予低流量吸氧。及时清除口腔、呼吸道内的血液、痰液及呕吐物；对咳嗽无力、不能有效排痰或呼吸功能不全者，行气管插管或气管切开，呼吸机辅助呼吸，并加强呼吸道护理
防治感染	协助病人翻身、拍背，鼓励病人进行深呼吸、有效咳嗽及排痰，同时鼓励病人早期下床活动。遵医嘱合理应用抗生素。保持胸腔闭式引流通畅，及时引流出积血、积气，预防胸腔感染的发生。开放性创伤者立即给予 TAT 1500U 肌内注射以预防破伤风的发生
病情观察	密切观察病人生命体征、神志、胸腹部活动；注意呼吸频率、节律，若发现病人有气促、发绀、缺氧、反常呼吸、气管移位、皮下气肿等症状，及时报告医师并配合处理

第二节　气　　胸

　　胸膜腔内积气称为气胸。通常胸膜腔是密闭的腔隙，不含气体，其内是负压，发生气胸后会引起不同程度的肺萎陷。根据胸膜腔是否与外界相通以及相通的特点，一般分为闭合性气胸、开放性气胸和张力性气胸三类。在胸部损伤中气胸的发生率仅次于肋骨骨折。

一、病因病理

闭合性气胸	多并发于肋骨骨折，由于肋骨断端刺破肺，空气进入胸膜腔所致。伤后伤道迅速闭合，气体虽不再进入胸膜腔，但胸膜腔内压仍低于大气压
开放性气胸	多并发于刀刃、锐器、弹片或火器等导致的胸部穿透伤。胸膜腔经胸壁伤口与外界大气直接相通，空气可经过胸壁伤口随呼吸自由出入胸膜腔内，胸膜腔内负压消失，肺被压缩。另外呼气与吸气时两侧胸膜腔压力交替变化，出现纵隔左右扑动，而影响静脉血回流心脏。含氧低的气体在两侧肺内重复交换，造成严重缺氧
张力性气胸	主要原因是较大的肺泡破裂、较深较大的肺裂伤或支气管破裂。又称高压性气胸，胸壁裂口与胸膜腔相通，且形成活瓣，吸气时活瓣开放，空气进入胸膜腔，呼气时活瓣关闭，空气只能进入而不能排出，致使胸膜腔内积气不断增多，压力不断升高。胸膜腔内的高压迫使患侧肺逐渐萎缩，并将纵隔推向健侧，使健侧肺间接受压，上下腔静脉回流受阻，心排血量减少，产生呼吸和循环功能严重障碍。有些病人由于胸膜腔处于高压下，积气被挤入纵隔并扩散至皮下组织，形成颈部、面部、胸部等多处皮下气肿

二、急诊检查

症状	（1）闭合性气胸：少量气胸，一般无明显症状。中量以上气胸（肺萎陷>30%）常伴有胸痛、胸闷、气促和呼吸困难 （2）开放性气胸：病人可出现气促、呼吸困难、发绀和烦躁不安，严重者可出现脉细速，血压下降等休克症状 （3）张力性气胸：病人表现为极度呼吸困难、发绀、烦躁、意识障碍、大汗淋漓、昏迷、休克、甚至窒息，有濒死感
体征	（1）闭合性气胸：气管移向健侧，患侧胸廓饱满，触觉语颤减弱，叩诊鼓音，呼吸音减弱或消失 （2）开放性气胸：伤侧胸壁可见伴有气体进出胸腔发出吸吮样声音伤口，气体通过创口发出有特征性的漏气声，气管移向健侧，患侧呼吸音消失，胸部和颈部皮下可触及捻发音 （3）张力性气胸：胸廓饱满，肋间隙增宽，呼吸幅度降低，叩诊呈高度鼓音，呼吸音消失，气管向健侧移位，皮下气肿明显
辅助检查	主要为胸部X线检查 （1）闭合性气胸：显示不同程度的肺萎陷及胸膜腔积气，有时可伴少量胸腔积液 （2）开放性气胸：显示患侧肺萎陷、胸腔大量积气，心脏和气管等纵隔内器官向健侧明显移位 （3）张力性气胸：显示胸腔严重积气、肺完全萎陷，心脏和气管向健侧偏移

三、急诊处理措施

1. 现场急救

开放性气胸	应尽早封闭合伤口，使开放性气胸转变成闭合性气胸。可就地取材如用衣服在病人深呼吸末压住伤口，并加压固定。固定一定要牢靠，以免在病人转运过程中脱落。有条件者可用多层无菌凡士林纱布封闭伤口，再用棉垫覆盖，加压包扎的范围应超过伤口 5cm 以上，以确保不形成张力性气胸。并行胸膜腔穿刺，抽气减压，暂时解除呼吸困难。病人经以上处理后迅速转送医院
张力性气胸	应尽早将张力性气胸转变成开放性气胸。采取以下几种方法进行现场紧急排气。特别紧急时，在伤侧第 2 肋间锁骨中线处将一粗针头刺入胸膜腔，有气体喷出，即能达到排气减压的效果。在转运过程中，于针头末端缚扎一橡皮手指套，指套顶端剪一 1cm 开口，起活瓣作用，即呼气时气体可以排出，吸气时开口关闭，防止空气进入。在穿刺针头末端处胸壁上固定一方形塑料纸，三边封闭，一边不封闭，可以起活瓣作用。或用一长橡胶管或塑料管一端连接穿刺针头处，另一端放在无菌水封瓶水面下，以保持持续排气。用一次性输液器，针头刺入胸腔，另一端剪短后放入输液瓶内水面下，并将针头固定。但要防止针头过细被血块和分泌物堵塞。气胸病人经以上处理后迅速转送医院

2. 院内急救护理措施

保持呼吸道通畅	迅速清除口腔、鼻腔内的分泌物；指导病人做深呼吸、主动咳嗽排痰；定期给病人翻身、拍背、雾化吸入等
防治休克	迅速建立 2 条静脉通道。根据失血量和血红蛋白值、红细胞数、血压、尿量等决定输液方案，一般先静脉滴注加温平衡液，在 15 ~ 30 分钟滴入 1000 ~ 2000ml 液体迅速扩充血容量，晶体与胶体液之比为 3∶1，使其既恢复血容量、补充功能性细胞外液，又能达到合理稀释血液、改善血流动力学状态、有利于氧的输送
体位与吸氧	无休克者取半卧位。吸氧以鼻导管和面罩给氧为好，氧流量一般为 4 ~ 6L/min
协助进行胸腔闭式引流排气及护理	除小量气胸（肺萎陷<30%）外，其他气胸需行胸膜腔穿刺抽出气体或胸腔闭式引流术，排出积气，促使肺尽早膨胀。放置胸腔引流管的位置是在积气最高部位（通常于锁骨中线第 2 肋间）
胸腔闭式引流术后做好相应的护理	保持管道密闭，严格无菌操作，防止逆行感染，保持引流通畅，观察并记录引流液的颜色、性质和量。拔管指征：置引流管48 ~ 72 小时后，引流瓶中无气体溢出且颜色变浅，24 小时量<50ml，脓液<10ml，X 线检查显示肺组织已复张，病人无呼吸困难，或气促时，可在协助医生拔管后，立即用凡士林纱布和厚敷料封闭伤口并包扎固定，同时注意观察
防治感染	按医嘱应用抗生素。开放性气胸，若伤口较小，可在局麻下进行清创、缝合胸壁伤口；若伤口较大则宜在气管插管全麻下进行彻底清创。开放性创伤立即给予 TAT 1500U 肌内注射以预防破伤风
病情观察	密切观察生命体征、神志、胸腹部活动，注意呼吸频率、节律、幅度等
报告医师	若发现病人有气促、发绀、缺氧、气管移位、皮下气肿等症状，及时报告医师处理

第三节 血 胸

利器或肋骨断端刺破胸壁血管、肺、心脏和大血管，引起胸膜腔积血，称为血胸。血胸常与气胸同时存在，称为血气胸。大量血胸是胸部外伤后早期死亡的主要原因之一。

一、病因

临床常见的血胸，多为肺或胸壁血管损伤所致。胸膜腔血液有三种来源：①肺组织出血，大多数自行停止；②胸壁血管损伤，如肋间动脉、胸廓内动脉，出血多为持续性且多不易自行停止；③心脏及胸内大血管破裂，出血迅猛且量多，常在短时间内出现休克而死亡。

二、急诊检查

症状	(1) 少量血胸：成人胸膜腔血液在0.5L以下，病人无明显的症状
	(2) 中量血胸：成人胸膜腔血液在0.5~1.0L之间。病人有失血表现，面色苍白、脉搏细弱、呼吸困难、血压下降等
	(3) 大量血胸：成人胸膜腔血液在1.0L以上。病人有失血性休克表现，烦躁不安、面色苍白、口渴、出冷汗、呼吸困难、脉快而细弱、尿少、血压明显下降
体征	(1) 少量血胸：病人无明显的体征
	(2) 中量血胸：可见气管移位，患侧呼吸动度减弱，下胸部叩诊呈浊音，听诊呼吸音减弱
	(3) 大量血胸：可见气管明显向健侧移位，患侧胸廓饱满，肋间隙增宽，呼吸动度明显减弱，听诊呼吸音明显减弱或消失
辅助检查	(1) 胸部X线检查：①少量血胸者，胸部X线检查仅显示肋膈角消失；②大量血胸时，显示胸膜腔有大片阴影，纵隔移向健侧；③合并气胸者可见液平面
	(2) 胸部B超检查：可明确胸部积液位置和量
	(3) 胸膜腔穿刺：抽出不凝血液即可确诊
	(4) CT：胸腔积血的表现视积血量的大小和有无气胸而存在差异。胸腔积血仰卧位CT扫描表现为位于后胸腔的半月形高密度影，均匀一致，上缘光滑而且呈弧形凹面。伴有气胸时，则可见气液平面。积血量大时可见纵隔移位等征象

三、急诊处理措施

补充血容量和纠正休克	迅速建立 2~3 条静脉通道，快速输液、输血 （1）少量血胸：不需要输血 （2）中量血胸：可由静脉内滴入等渗晶体溶液，既可扩容也可降低血液黏稠度，根据血红蛋白和红细胞值酌情输血 （3）大量血胸：尤其有失血性休克表现，必须及时输血，单补充血容量扩容宜在监测中心静脉压（CVP）下或在 Swan-Ganz 漂浮导管检测肺动脉楔压（PCWP）下进行。同时给予止血药，并注意维持水、电解质酸碱平衡
保持呼吸道通畅	口腔及咽部异物、分泌物、血凝块是导致窒息的危险因素，应立即清除。必要时行气管切开，应用呼吸机辅助呼吸
协助医生行胸膜腔穿刺、排净胸腔内积血	少量血胸，无需特殊处理，可自然吸收。对于中量以上血胸，目前多主张早期放置胸腔闭式引流，既可以尽快、尽量排净胸腔积液，促进肺膨胀，防止并发症，又便于观察胸腔内出血情况。为了引流血液，胸腔引流管最好放在低位肋间，一般于腋中线和腋后线之间第 6~8 肋间插管引流。如果合并气胸，则需在积气最高位（通常于锁骨中线第 2 肋间）和低位肋间分别插入引流管 术后应做好胸腔闭式引流的护理。拔管指征一般认为有以下几个：患侧呼吸音好；水柱不再波动或波动弱；24 小时引流量少于 100ml；胸片示胸内无积液积气，肺膨胀良好
吸氧，镇痛	给予持续低流量吸氧，改善通气功能，纠正低氧血症；对因胸部伤口疼痛者，按医嘱给予镇痛药
预防并发症	协助病人咳嗽排痰，指导病人有效的深呼吸，预防肺部感染。遵医嘱合理应用抗生素。开放性创伤立即给予 TAT 1500U 肌内注射以预防破伤风
病情观察	重点监测生命体征和观察胸腔引流液颜色、性状和量。若观察过程中，病人出现以下情况，提示为进行性血胸，应及时报告医生行紧急手术处理： （1）输血、补液后，血压不回升或升高后又迅速下降 （2）血红蛋白、红细胞、血细胞比容重复测定呈进行性下降 （3）胸膜腔穿刺因血液凝固抽不出血液，但连续 X 线检查胸部阴影逐渐扩大 （4）肺部呼吸音、血氧饱和度和气管移位情况进行性恶化 （5）从胸腔引流管流出 1000ml 以上血液后，出血速度仍然在 100~200ml/h 以上 （6）从引流管流出的血液远不足 1000ml，但此后几小时出血速度继续为 100~200ml/h

第四节　心脏损伤

　　心脏损伤是致命的严重损伤，伤情重、发展快、死亡率高，约80%的病人很快死亡。心脏损伤最常见的部位是右心室，其次是左心室、右心房和左心房。

一、病因

心脏挫伤	多因前胸受重物、驾驶盘等直接撞击，或从高处坠落、猛烈震荡心脏所致。腹部和下肢突然遭受挤压，大量血液涌入心脏、大血管，使心脏内压力骤增，也可引起损伤和破裂。也可因直接或间接暴力将心脏按压于胸骨与脊柱之间受损伤。右心室由于紧贴胸骨最易挫伤
心肺裂伤	多由尖刀、锐器、子弹、弹片等穿透胸壁伤及心脏所致。少数可因胸骨、肋骨骨折所引起。右心室最常见，其次为左心室、右心房、左心房等

二、急诊检查

症状	心脏挫伤轻者症状不明显，中重度挫伤可能出现心前区疼痛，伴心悸、气促、呼吸困难等。心脏破裂、心包裂开，心脏血流如注，呈搏动性出血。病人出现意识障碍、面色苍白、皮肤湿冷、血压下降等休克症状，因伴有出血症状，不难诊断
体征	心脏挫伤偶尔可闻及心包摩擦音，部分病人可有前胸壁软组织损伤和胸骨骨折。心脏破裂：除表现为低血容量性休克征象外，可伴有颈静脉怒张和 Beck 三联征：静脉压增高，>15cmH$_2$O；心音遥远、脉搏微弱；脉压小，动脉压降低甚至很难测出
辅助检查	（1）心电图检查可见 ST 段抬高、T 波低平或倒置、房性或室性期前收缩、心动过速等心律失常的表现 （2）心肌酶谱检查：乳酸脱氢酶（LDH）和磷酸肌酸激酶（CK）水平及其同工酶活性明显升高 （3）二维超声心动图可明确有无心包积血及积血量，并可显示心脏结构和功能的变化 （4）心包穿刺：在怀疑心脏破裂时可施行，抽得血液即可确诊

三、急诊处理措施

心脏挫伤	（1）卧床休息
	（2）持续心电监护，密切观察病情
	（3）吸氧以纠正低氧血症
	（4）补足血容量维持动脉压，控制心律失常和心力衰竭
	（5）镇痛
心脏裂伤	（1）任何胸壁心脏危险区（上界起自锁骨，下界至肋弓，两界外侧为乳头线）的贯穿伤和撞击伤，应高度警惕心脏损伤
	（2）立即行胸穿和心包穿刺可提供诊断依据，同时可减轻肺受压、缓解心脏压塞，赢得抢救时机
	（3）有明显内、外出血，心脏压塞症状和体征的病人，应予以输血和输液，维持有效循环，立即进入手术室剖胸探查、止血
	（4）抗感染：合理、有效、足量应用抗菌药

第五节 创伤性窒息

创伤性窒息是闭合性胸部伤中一种较为少见的综合征，其发生率约占胸部伤的 2%～8%。

一、病因

常见的致伤原因有坑道塌方、房屋倒塌和车辆挤压等。当胸部和上腹部遭受强力挤压的瞬息间，伤者声门突然紧闭，气管及肺内空气不能外溢，两种因素同时作用的结果，引起胸内压骤然升高，压迫心脏及大静脉。由于上腔静脉系统缺乏静脉瓣，这一突然高压使右心血液逆流而引起静脉过度充盈和血液淤滞，并发广泛的毛细血管破裂和点状出血，甚至小静脉破裂出血。

二、急诊检查

表现为头、颈、胸及上肢范围的皮下组织、口腔黏膜及眼结膜均有出血性淤点或淤斑，严重时皮肤和眼结膜呈紫红色并水肿，故有人称之外伤性发绀或挤压伤发绀综合征。眼球深部组织内有出血时可致眼球外凸，视网膜血管破裂时可致视力障碍甚至失明。颅内轻微的点状出血和脑水肿产生缺氧，可引起一过性意识障碍、头昏、头胀、烦躁不安，少数有四肢抽搐、肌张力增高和腱反射亢进等现象，瞳孔可扩大或缩小。若发生颅内血肿则引起偏瘫和昏迷。

三、急诊处理措施

现场急救	有窒息和心搏骤停者，立即给予心肺复苏。对于危及生命的合并损伤应立即采取相应的急救措施，如大出血、血气胸的急救处理等等。同时迅速转送医院进一步救治
院内急救	（1）病人取半卧位，卧床休息 （2）保持呼吸道通畅、纠正缺氧：鼓励病人咳嗽和排痰，呼吸困难者给予吸氧，必要时气管插管及气管切开。对严重的呼吸困难发绀者，因肺组织损伤后充血水肿，大量肺泡塌陷，ARDS 产生，普通给氧很难到达正常肺泡，通过鼻导管吸氧，很难纠正病人低氧血症，此类病人应给予呼气末正压给氧。同时做好血流动力学及血气监测。昏迷者须行机械辅助呼吸，并用呼吸、循环兴奋剂 （3）限制静脉输液量和速度：由于病人肺组织损伤后有充血水肿，故输液量不宜过多，速度不宜过快，以防发生急性肺水肿和左侧心力衰竭。尽可能用胶体液（如羟甲淀粉浆、右旋糖酐 4U 及全血等），减少晶体输入量，以避免肺、脑水肿加重，并同时纠正休克。输晶体溶液每日以 1000~1500ml 为度，其内可加维生素 C 1~2g，地塞米松 5~10mg，以改变血管通透性，减轻组织间隙水肿 （4）对症治疗：对皮肤黏膜的出血点或淤血斑，无须特殊处理，2~3 周可自行吸收消退。头晕、头痛者给予镇静药。有颅内出血或脑水肿者进行止血、脱水利尿治疗 （5）预防感染：应用合理有效的抗生素预防感染。开放性创伤立即给予 TAT1500U 肌内注射以预防破伤风

第六节 胸腹联合伤

胸腹联合伤是指穿透性或钝性伤所致创伤性膈肌破裂，损伤同时累及胸和腹部的多发性损伤。若胸部和腹部同时损伤但不伴膈肌破裂则称为胸腹多发伤。胸腹联合伤是死亡率较高的胸外伤。

一、病因

胸部贯通伤或穿入伤若低于前胸第 4 肋、侧胸第 6 肋或后胸第 8 肋，可能伤及膈肌及其邻近的腹腔脏器如肝、脾、胃、结肠或腹内血管等。

二、急诊检查

受伤的腹部器官，在右侧大多是肝脏，在左侧常是脾脏，其次是胃、结肠、小肠等。导致腹腔出血或腹膜炎的临床表现在受伤初期有时并不明显，容易漏诊，延误手术治疗时机。因此处理下胸部闭合损伤或穿刺伤时，要高度警惕有腹腔内器官损伤和（或）膈肌破裂的可能，尤其对出现腹痛、呕吐、脉搏增快、血压下降等征兆的病人，须密切观察病情，反复体格检查和X线检查。凡有腹壁压痛、腹肌紧张或腹部膨胀、肝浊音上界升高、腹部转移性浊音等体征，经腹腔穿刺抽出血液或混浊液者即可明确诊断。此外X线检查如示膈下积气，可做出腹腔内空腔脏器破裂的诊断；如胸膜腔内显示胃泡或肠腔，或肝阴影，则提示合并有膈肌破裂，引起膈疝。

三、急诊处理措施

1. 保持生命体征平稳，首先解除呼吸道梗阻，维持循环稳定。

2. 伤情严重者可以边处理边检查。

3. 严重胸外伤者多有休克、呼吸困难。应给氧、输液、输血。

4. 留置导尿观察尿量，监测中心静脉压，监测心电和血氧饱和度。

5. 张力性气胸者应立即行排气减压。

6. 胸壁开放伤者应立刻用凡士林纱布封闭并固定胸部伤口，加压包扎。胸腔积血者应尽可能抽净积血，保证肺复张。

7. 呼吸停止者应立即气管插管，呼吸机辅助呼吸。

8. 心脏损伤后致心包填塞应即刻行心包穿刺，抽出积血或行心包切开引流。胸腔闭式引流后，多数胸部贯通伤临床症状均有好转。

9. 怀疑有心脏大血管损伤、气管支气管损伤或食管损伤者，应做好体外循环准备，急症开胸手术。胸腹联合伤有膈肌破裂，腹腔脏器突入胸膜腔，并出现绞窄，嵌顿者应急诊开胸手术探查。

10. 腹部空腔脏器破裂，或实质脏器破裂出血，应尽早剖腹探查。

第十六章　腹部损伤急诊

第一节　肝　损　伤

　　肝脏是腹腔内最大的实质性器官，位于右上腹的深部，有下胸壁和膈肌的保护，担负着人体的重要生理功能。肝动脉和门静脉提供丰富的血液供应，并有大小胆管与血管伴行输送胆汁。但由于肝脏体积大，质地脆，一旦遭受暴力容易损伤，发生腹腔内出血或胆汁泄漏，引起出血性休克或胆汁性腹膜炎，后果严重，必须及时诊断和正确处理。

一、病因

　　根据腹壁有无伤口，肝损伤可分为开放性损伤和闭合性损伤。开放性损伤多是利器直接作用的结果，如刀刺伤、枪弹伤等，此等损伤除肝脏实质和被膜破裂外，常伴有胸腔和腹壁的开放性损伤。闭合性损伤较常见，多是由钝性外力所引起，如右季肋部受打击、挤压、碰撞、坠落等，肝损伤的程度可以是完全性的，也可以仅表现为被膜下破裂。开放性损伤即使涉及内脏，其诊断常较明确，所以闭合性损伤具有更为重要的临床意义，但如体表无伤口，要确定有无内脏损伤，有时是很困难的。

二、急诊检查

症状	主要表现是出血表现，病人出现烦躁、面色苍白、脉搏增快、四肢湿冷、血压不稳或下降、脉压变小、尿量减少等失血性休克的表现。肝脏损伤伴有较大肝内胆管断裂时，胆汁和血流流入腹腔可引起剧烈腹痛和明显的腹膜刺激征
体征	右上腹或全腹压痛，腹肌紧张，肠鸣音消失，出血多者可有明显腹胀和移动性浊音，肝破裂伴血肿时可触及柔软的腹部包块
辅助检查	（1）诊断性腹腔穿刺：对诊断腹腔内脏器破裂，尤其是对实质性器官裂伤的价值很大。一般若抽得不凝固血液，提示有实质性器官破裂出血。但出血量少时有可能出现假阴性结果，故一次穿刺阴性不能除外内脏损伤。必要时在不同部位、不同时间作多次穿刺，或作腹腔诊断性灌洗以帮助诊断

续 表

（2）定时测定红细胞、血红蛋白和血细胞比容：观察其动态变化，如数值明显下
降，白细胞计数不同程度升高，则提示实质性脏器破裂

（3）B型超声检查：此法不仅能发现腹腔内积血、积液情况，而且对肝包膜下血
肿和肝内血肿的诊断也有帮助，临床上较常用

（4）X线检查：右膈升高，右下胸肋骨骨折和肝正常外形消失，提示有肝破裂的
可能

（5）肝放射性核素扫描：诊断尚不明确的闭合性损伤，疑有肝包膜下或肝内血肿
者，伤情不很紧急，病人情况允许时可做放射性核素肝扫描。有血肿者肝内
表现有放射性缺损区

（6）选择性肝动脉造影：适用于一些诊断确实困难的闭合性损伤，如怀疑肝内血
肿，伤情不很紧急者。检查可见肝内动脉分支动脉瘤形成或造影剂外溢等有
诊断意义的征象。但这是一种侵入性检查，操作较复杂，只能在一定条件下
施行，不能作为常规检查

三、急诊处理措施

初步治疗	（1）吸氧，心电监护，无创血氧饱和度监测 （2）建立通畅静脉通道，包括中心静脉通道 （3）输入液体，开始输注晶体液（生理盐水或林格液），根据需要输入血制品
急诊治疗	（1）急性创伤和血流动力学不稳定，病情逐渐加重，疑有腹内出血和肝损伤者，可紧急剖腹探查 （2）对于临床可疑腹内出血伴多处钝性创伤病人，行床旁超声或诊断性腹腔灌洗术，有助于确诊 （3）在评估判定损伤时，应尽早实施辅助性诊断 （4）操作有阳性结果提示，立即行剖腹探查 （5）腹腔刺伤表明有穿透伤或尚有疑问可进行局部伤口探查，随后再做超声检查或诊断性腹腔灌洗术 （6）如血流动力学稳定，没有腹内其他脏器损伤的证据且经影像学检查（最常见的是CT检查）证实为孤立性的肝损伤者，可考虑非手术治疗

第二节 脾 损 伤

脾脏组织脆性大，稍受外力则容易破裂，故脾脏是腹腔中最容易受损伤
的器官，其发生率几乎占各种腹腔损伤的40%～50%。

一、病因

根据不同的病因，脾破裂分为：

1. 外伤性破裂　占绝大多数，都有明确的外伤史，裂伤部位以脾脏的外侧凸面为多，也可在内侧脾门处，主要取决于暴力作用的方向和部位。

2. 自发性破裂　极少见，且主要发生在病理性肿大的脾脏；如仔细追询病史，多数仍有一定的诱因，如剧烈咳嗽、打喷嚏或突然体位改变等。

二、急诊检查

临床表现	主要表现为内出血，其严重程度视出血量和速度而异。粉碎性破裂和脾门处大血管损伤，可引起急性大出血，病人迅速出现休克。病人左上腹、左下腹、右下腹有压痛，因血液对腹腔刺激不如胃肠、胆汁刺激重，所以腹肌紧张及反跳痛并不如肝破裂及空腔脏器破裂明显。出血多者可有明显腹胀和移动性浊音，脾破裂伴血肿时可触及柔软的腹部包块，肠鸣音减弱或消失
辅助检查	（1）血常规：可见红细胞、血红蛋白、血细胞比容等值呈明显进行性下降，白细胞可见升高 （2）X 线检查：见脾脏阴影增大，胃右移，左膈肌升高，活动受限 （3）B 型超声检查：根据损伤程度及部位可发现脾实质破裂、脾区增大、脾窝积液、腹内积液等，有时脾脏超声正常不能否定脾破裂，应仔细观察 （4）诊断性腹腔穿刺术：左下腹试行穿刺若吸出不凝固血液，具有重要的诊断意义 （5）CT 或 MRI：当疑为包膜下血肿或实质破裂，且病人情况较好，血流动力学稳定的情况下，CT 或 MRI 检查可作为一种诊断方法，可看到脾损伤程度和包膜下积血情况

三、急诊处理措施

抢救生命	首先处理危及生命的因素，如窒息、大出血、心脏骤停和开放性气胸等
抗休克	迅速建立 2 条或以上静脉输液通道，快速输液、输血，扩充血容量，维持有效循环
禁食、胃肠减压、吸氧、镇静镇痛等	非手术治疗的病人应绝对卧床休息，时间不少于 2 周，并禁止随意搬动病人
防治感染	遵医嘱应用抗生素防治感染。开放性创伤立即给予 TAT 1500U 肌内注射以预防破伤风
严密观察病情变化	非手术治疗期间需严密观察病人的生命体征、腹部体征、辅助检查结果的变化，如发现活动性出血或合并其他脏器损伤，应及时报告医生行手术处理

第三节 胰腺损伤

胰腺位于上腹部腹膜后器官，受到良好的保护，故损伤机会较少，仅占腹部损伤的 1%～2%，近期有增加趋势，并发症为 19%～55%，死亡率为 20%～35%。

一、病因

开放性损伤多为上腹和腰部的刺伤和枪弹伤引起，且常伴有其他脏器损伤。闭合性损伤主要是由交通事故、高空坠落和碰撞挤压所致，约占胰腺损伤的 3/4。轻度挫伤病理表现为组织水肿、出血，部分腺泡和小胰管被破坏，不引起严重后果，能自行愈合；严重挫伤表现为胰腺组织损伤严重，胰液外溢消化致出血和胰腺组织坏死引起胰腺炎；部分或完全裂伤表现为胰管损伤断裂大量胰液外溢引起腹膜炎，或者形成胰腺内瘘与外瘘，晚期引起大出血。

二、急诊检查

胰腺损伤在手术之前很少能确诊，因其位置居于腹膜后，被肝、胃、横结肠、脾及十二指肠所包围和覆盖，因此常合并有其他某个脏器或多个脏器伤，其合并伤出血量大时休克症状明显，常会掩盖胰腺损伤症状。

临床表现	病人主要有内出血、腹膜炎表现。胰腺损伤的早期表现常不典型，轻度挫伤可无症状；严重的胰腺损伤可表现出上腹或腰部及背部剧痛、腹胀、恶心、呕吐，有时吐出血性胃内容物。体征包括腹肌紧张，上腹部有明显的压痛和反跳痛，肠鸣音减弱或消失
辅助检查	(1) 血常规：白细胞总数和中性粒细胞增高，白细胞计数多>15×10⁹/L。血红细胞数、血红蛋白、血细胞比容明显下降
	(2) 血清淀粉酶：腹腔穿刺见不凝固血液，查其淀粉酶升高有助于诊断
	(3) X 线检查：可排除脊柱损伤和空腔脏器的破裂
	(4) B 超：可见胰腺肿大、血凝块影，回声不均，横断伤可见胰腺损伤部位及腹内积液、积血，对胰腺损伤的诊断有一定价值
	(5) CT：是公认的腹膜后损伤的最佳检查方法，可见断裂部位及腹内积液、积血，对于血流动力学稳定的病人，增强后的 CT 检查的敏感性和特异性可达 80%
	(6) 内镜逆行胰管造影（ERCP）：对伤情稳定者做 ERCP 可清楚显示胰管的轮廓，对判断胰管破裂很有帮助

三、急诊处理措施

抢救生命	首先处理危及生命的因素，如窒息、心脏骤停和大出血等
抗休克	迅速建立 2 条或以上静脉输液通道，快速输液、输血；遵医嘱应用止血药
禁食、胃肠 减压、吸氧、 镇静镇痛等	非手术治疗的病人应绝对卧床休息，时间>2 周，禁止随意搬动病人
防治感染	遵医嘱应用抗生素防治感染，必要时可加甲硝唑。开放性创伤病人应立即给予 TAT 1500U 肌内注射以预防破伤风
病情观察	非手术治疗期间需严密观察病人的生命体征、腹部体征、辅助检查结果的变化， 如发现休克和腹膜炎体征时，应立即报告医师行紧急手术处理

第四节　结-直肠损伤

结肠位于腹膜后，位置隐蔽，所以损伤机会小，但仍占腹部脏器损伤的10%～20%。直肠为大肠的终端，位于骶骨、尾骨前面，并有骨盆保护，故损伤机会小，发生率仅占腹部损伤的0.5%～5%。由于结直肠损伤临床无特异性，辅助检查阳性率低，且常合并有腹内其他脏器和部位损伤，易被其他脏器损伤的症状和体征掩盖，故结直肠损伤延误诊断率较高。

一、病因

结肠损伤	开放性损伤较多见。多为直接的锐器所致，如战时的刺刀伤或枪弹伤，平时的刀 刺伤，竹木利器的刺伤。闭合性损伤少见，且常伴有其他脏器损伤。多为钝性暴 力直接或间接作用于腹部引起，如腹部的撞击伤、挤压伤、跌伤、高空坠落伤
直肠损伤	如子弹片造成的穿透伤，跌倒或高处坠落时坐于尖锐的铁器或棍棒等物品上所致 的刺伤

二、急诊检查

临床表现	（1）结肠损伤：病人可出现发热、腹膜刺激征明显。腹膜后结肠损伤破裂则发生 严重的腹膜后蜂窝织炎。发生休克时可见病人精神萎靡不振、反应迟钝、脉 搏细速、血压下降、尿少、四肢湿冷等 （2）直肠损伤：腹膜外直肠损伤表现为肛门或会阴部疼痛，肛门流血，膀胱损伤 时肛门流尿。腹膜内直肠损伤表现为会阴部疼痛，剧烈腹痛，有肛门流血或 血性大便。严重的骨盆骨折合并直肠损伤时可合并休克表现

续　表

辅助检查	（1）血常规：白细胞计数及中性粒细胞比例增高
	（2）X线检查：发现膈下游离气体有助诊断，但无膈下游离气体时也不能排除诊断。腹膜后结肠损伤可出现腹膜后积气、伤侧腰大肌阴影模糊或消失。骨盆骨折时应疑伤到直肠损伤的可能
	（3）诊断性腹腔穿刺和腹腔灌洗：阳性率达90%左右，结肠损伤可抽出粪臭味浑浊液体。有尿液则说明合并膀胱损伤
	（4）直肠指检：若发现指套染血时可以判定结直肠损伤的存在，根据色泽可以帮助定位。直肠损伤位置较低时可触及肠壁断裂处
	（5）B超和CT检查：可观察腹腔内有无液体，腹膜后血肿以及实质性脏器合并伤

三、急诊处理措施

体位	休克病人取平卧位，卧床休息。病情稳定后可改为半卧位
禁食、持续胃肠减压	以减少胃内容物继续流入腹腔、减轻腹痛
防治感染	应用抗生素预防和治疗腹腔感染。一旦决定剖腹手术，立即静脉给以针对革兰阴性菌及厌氧菌的抗生素。开放性创伤立即给予TAT 1500U肌内注射以预防破伤风
维持水、电解质和营养平衡	根据出入水量和血气分析指标，合理安排输液的种类和输液速度，以维持水、电解质和酸碱平衡。同时给予肠外营养支持以补充因疾病和禁食引起的营养不足
对症处理	根据病人损伤的部位、程度等给予相应的止血、骨折固定等对症处理措施

第五节　小肠损伤

小肠及其系膜在腹腔内所占体积大、分布广、又缺乏坚强的保护，易受损伤，约占腹部脏器伤的1/4。小肠破裂后可在早期即产生明显的腹膜炎，故诊断一般不困难。

一、病因

钝性伤由暴力将小肠挤压于腰椎体造成，经挤压肠管内容物急骤向上下移动，上至屈氏韧带，下到回盲瓣，形成高压闭袢性肠段。穿孔多在小肠上、下端的70cm范围内。偶因间接暴力（高处坠落、快速行进中突然骤停），由于惯性，肠管在腹腔内剧烈震动，肠管内气体和液体突然传导到某段肠袢，腔内压力骤增，致肠管破裂。少数因腹肌过度收缩或医源性原因所造成。

二、急诊检查

临床表现	小肠挫伤和不完全破裂时仅表现为轻度腹痛，无腹膜炎表现。小肠完全破裂裂口较小时可表现为腹部某一部位持续性腹痛，腹部有局限性腹膜炎的体征，腹痛逐渐加重且范围亦逐渐扩大，转变成弥漫性腹膜炎。小肠破裂严重或肠管完全断裂时早期即有全腹疼痛，损伤部位疼痛显著。全腹压痛明显，有腹肌紧张和反跳痛，肝浊音界缩小，出现移动性浊音，肠鸣音减弱或消失。晚期可出现腹胀、恶心、呕吐并有休克的表现
辅助检查	（1）血常规：白细胞计数及中性粒细胞比例增高 （2）X线检查：见膈下游离气体即可确诊。但小肠内气体较少，小肠破裂时的膈下游离气体发生率仅为30%～60%，故阴性者不能排除诊断 （3）腹腔穿刺：抽出血性混浊或粪汁样液体即可确诊，但腹穿阴性也不能排除诊断 （4）B超：能确定腹腔内积液的多少，同时对实质脏器损伤的诊断有帮助

三、急诊处理措施

正确处理外露肠管	切忌将外露肠管强行还纳，应用无菌消毒碗或清洁器皿扣住外露肠管或用温开水浸湿的无菌纱布覆盖保护，外用无菌纱布包扎固定后入院处理
体位	休克病人取平卧位，卧床休息。病情稳定后可改为半卧位
禁食、持续胃肠减压	减少胃内容物继续流入腹腔，减轻腹痛
防治感染	应用广谱抗生素预防和治疗腹腔感染。开放性创伤立即给予TAT 1500U肌内注射以预防破伤风
维持水、电解质酸碱平衡	小肠破裂后肠内容物漏出至体表或腹腔内，发生水、电解质和营养物质的大量丢失，易造成水、电解质平衡紊乱。应根据出入水量和血气分析指标，合理安排输液的种类和输液速度，以维持水、电解质和酸碱平衡。同时给予营养支持以补充因疾病和禁食引起的营养不足
手术治疗	小肠破裂的诊断一旦确定，应立即进行手术治疗，手术方式以简单修补为主，若裂口较大，多处肠管破裂，肠管大部分或完全破裂，有大血肿，损伤影响血液循环者，应采取部分小肠切除吻合术

第十七章　妇产科急诊

第一节　外阴血肿

外阴血肿大多发生在外伤、分娩及初次性交时。一般外伤均因不慎跌伤或撞伤，多见于儿童或年轻人。由于外阴血管丰富，组织疏松，若上皮未破，而皮下血管破裂，则血液在疏松组织中迅速蔓延，即可在外阴，甚至阴道内形成血肿。如处理不及时，还可以引起继发感染。

一、病因

外伤	多见于跨越栏杆、座椅、骑自行车、骑马、走钢索、沿楼梯扶手滑行、由高处跌落，或外阴部直接受到外伤
产后	分娩后缝合外阴、阴道时，未处理好血管或留有无效腔，静脉裂伤出血形成血肿

二、急诊检查

症状	外阴肿胀，可见蓝紫色块状隆起，压痛明显。疼痛进行性加剧，波及肛门周围及大腿内侧，病人行动不便。巨大血肿压迫尿道时，可有尿潴留。血肿的大小与血管破裂口径的大小、动脉或静脉破裂及受伤的时间长短有关。严重者可伴有血压下降、脉搏细数等失血性休克症状
辅助检查	出血量多可导致血红蛋白值降低，合并感染可使白细胞计数增高

三、急诊处理措施

保守治疗	直径小于5cm又无继续增大的血肿可采取保守疗法。卧床休息，密切观察血肿有无增大。早期采用局部冷敷（冰袋），使血管收缩，减少出血；加压包扎，防止血肿扩散。24小时后再改用热敷或理疗，以使血肿缩小、吸收
手术治疗	应在良好的麻醉条件下进行。手术切开血肿，取出血块，寻找出血点，结扎出血点，缝合切口。如未发现活动性出血，在清除积血后，可用肠线缝合，封闭血肿腔，并放引流条。如血肿陈旧或已经感染化脓，应切开引流，引流条一般在术后24小时取出
病情观察	定时测量体温、脉搏、呼吸、血压，监测血白细胞计数及分类。观察有无合并其他脏器的损伤
控制感染	由于血是细菌极好的培养液，故应遵医嘱应用广谱抗生素。对贯通伤者还应注射破伤风抗毒素。伤口按外科换药方法每天进行伤口护理和更换引流条。保持外阴清洁干净，大小便后用消毒液清洗外阴

第二节　急性盆腔炎

女性盆腔生殖器官及其周围的结缔组织、盆腔腹膜发生炎症时，称为盆腔炎，包括子宫内膜炎、输卵管卵巢炎、盆腔结缔组织炎及盆腔腹膜炎，可一处或几处同时发病，是妇女常见病之一。由于输卵管、卵巢统称附件，且输卵管发炎时常波及"近邻"的卵巢。因此，又有附件炎之称。

一、病因

产后、流产后或刮宫术后感染、经期卫生不良、感染性传播疾病、下生殖道感染等。主要的致病菌有链球菌、葡萄球菌、大肠杆菌、厌氧菌、淋球菌、衣原体、支原体。感染途径：经淋巴系统蔓延、经血液循环传播、沿生殖器黏膜上行蔓延、直接蔓延。

二、急诊检查

症状	体温>38℃、寒战、下腹疼痛伴压痛、反跳痛、腹肌紧张，急性病容，恶心、呕吐、腹胀、腹泻，如有脓肿形成则可出现相应部位的压迫症状
妇科检查	阴道分泌物呈脓性、宫颈充血、举痛明显、子宫活动受限、宫底触痛，两侧附件区局部或弥漫性增厚及压痛
辅助检查	血常规检查示白细胞计数及中性粒细胞比例升高；宫颈分泌物培养或涂片示淋球菌或沙眼衣原体阳性；后穹隆穿刺抽出炎性渗出液或脓液；B超检查提示盆腔有游离液体，输卵管增粗、积液或附件肿物等；腹腔镜检查肉眼见输卵管表面明显充血、水肿等

三、急诊处理措施

一般护理	急性期要卧床休息，取半坐卧位，以利于脓液聚积于子宫直肠窝而使炎症局限。给予高蛋白、高维生素、易消化的饮食，以提高机体的抗病能力。高热期注意补充足够的液体，以纠正电解质紊乱及酸碱失衡；及时采用物理降温；尽量避免不必要的妇科检查以免引起炎症扩散。注意外阴部的清洁卫生，勤清洗、勤换内裤
控制感染	根据药物的敏感性选择抗生素，注意足量、足时，一般症状消失后继续用药2周。对经药物治疗48～72小时体温持续不降、中毒症状加重者，输卵管积脓或脓肿破裂者则需及时行剖腹探查和切开引流术
病情观察	定时测量体温；观察有无腹膜炎的症状，如下腹痛、腰骶部酸痛、肛门坠胀等现象；观察阴道分泌物情况；监测血白细胞计数及分类的变化，必要时做血培养及药敏试验

第三节　子宫穿孔

　　子宫穿孔是指宫腔手术所造成的子宫壁全层损伤，致使宫腔与腹腔，或其他脏器相通。子宫穿孔在女性生殖道器械损伤中最为常见。可见于放置或取出宫内节育器、人工流产、中期引产、诊刮术等，探针、宫颈扩张器、吸管、刮匙、胎盘钳或手指都可造成穿孔。穿孔部位可发生在宫底、峡部或宫颈管，其中以峡部最多见。亦可穿入阔韧带、膀胱后壁、肠袢，甚至拉出大网膜等，导致内出血、阔韧带内血肿及继发性腹膜炎。必须及时诊断处理，以免发生严重后果。

一、病因

未查清子宫大小、位置	术前未做盆腔检查或判断错误，未查清子宫位置及大小即盲目操作，特别是当子宫前屈或后屈，而探针、吸引头或刮匙放入的方向与实际方向相反时，最易发生穿孔
术者操作不当	手术者操作不熟练或较粗暴造成子宫颈或子宫损伤，如强行扩张宫颈管，特别是宫颈扩张器未循序渐进，未由小号到大号扩张宫颈时可能引起子宫穿孔
子宫本身的原因	如哺乳期子宫壁软而薄，子宫壁上有瘢痕者，子宫畸形、子宫肿瘤或有多次人工流产史者，刮宫时均易发生穿孔
宫内节育器的形状和质量	带有锐端的宫内节育器可引起自发穿孔；强行取出嵌入肌壁的宫内节育器时，有引起子宫穿孔的可能

二、急诊检查

症状	病人可突然感到剧烈的疼痛，如果牵拉到肠管和大网膜时可伴有恶心、呕吐。如果吸出脂肪球或类似肠管的腹腔内组织者可确诊无疑。如果穿孔引起内出血，病人可心慌、出汗，严重者引起休克。子宫探针穿孔至无血管区，病人可有轻微的腹痛，休息片刻后可以缓解
体征	（1）阴道出血增多：内出血严重者，血压下降，脉搏加快，面色苍白 （2）下腹出现压痛及反跳痛：妇科检查子宫时有压痛，内出血多时，阴道穹隆饱满，宫颈举痛，有时宫旁有阔韧带血肿 （3）器械进入宫腔后突然感到失去宫壁阻力，探不到底；器械进入宫腔的深度超过手术前探查的宫腔深度 （4）若为吸管穿孔，有时可在子宫口见到黄色大网膜及肠管

三、急诊处理措施

人工流产术后穿孔	穿孔小、临床症状轻者，如已完成人工流产术，可采取保守治疗，卧床休息，给予宫缩药和抗生素，严密观察血压、脉搏、体温、出血和腹痛情况。如尚未进行吸宫操作，或清宫术未结束，出血不多，可严密观察1周，待病情稳定后再行吸宫术。由操作熟练者，在注射宫缩药后小心谨慎地清理宫腔，术中避开穿孔部位，术后再密切观察病情。如阴道出血较多不能等待者，可在腹腔镜监视下进行清宫术，并了解穿孔的危险程度。穿孔较大且为吸管或卵圆钳穿孔时，并伴发有急腹症和内出血症状或怀疑有脏器损伤者，应密切观察血压、脉搏、呼吸的变化，积极输液、输血、抗休克，同时做好立即行剖腹探查术的准备。术后予抗生素预防感染
放取宫内节育器穿孔	穿孔较小者可以观察；节育器进入腹腔者需经腹腔镜或剖腹取出；如有内出血应剖腹探查

第四节 流 产

流产是指妊娠不足 28 周、胎儿不足 1000g 而终止者称为流产。流产为妇产科常见疾病，如处理不当或处理不及时，可能遗留生殖器官炎症，或因大出血而危害孕妇健康，甚至威胁生命；此外，流产易与妇科某些疾病混淆。流产发生于妊娠 12 周前者，称为早期流产。发生于 12 周后者，称为晚期流产。

一、病因

导致流产的原因较多，主要有以下几方面。

遗传基因缺陷	早期自然流产时，染色体异常的胚胎占 50%～60%，多为染色体数目异常，其次为染色体结构异常。数目异常有多倍体、三倍体及 X 单体等；结构异常有染色体断裂、倒置、缺失和易位。染色体异常的胚胎多数结局为流产，极少数可能继续发育成胎儿，但出生后也会发生某些功能异常或合并畸形。若已流产，妊娠物有时仅为一空孕囊或已退化的胚胎
环境因素	影响生殖功能的外界不良因素很多，可以直接或间接对胚胎或胎儿造成损害。过多接触某些有害的化学物质（如砷、铅、苯、甲醛、氯丁二烯、氧化乙烯等）和物理因素（如放射线、噪音及高温等），均可引起流产
母体因素	全身性疾病如严重感染、急性高热、心脏病、高血压、肾炎；内分泌疾病如甲状腺功能减退、糖尿病；生殖器官疾病如子宫畸形、子宫颈内口松弛、子宫肌瘤；妊娠期手术如急性阑尾炎等
胎盘内分泌功能不足	妊娠早期时，卵巢的妊娠黄体分泌孕激素外，胎盘滋养细胞亦逐渐产生孕激素。妊娠 8 周后，胎盘逐渐成为产生孕激素的主要场所。除孕激素外，胎盘还合成其他激素如 β-绒毛膜促性腺激素、胎盘生乳素及雌激素等。早孕时，上述激素值下降，妊娠难以继续而致流产
免疫因素	妊娠犹如同种异体移植，胚胎与母体间存在复杂而特殊的免疫学关系，这种关系使胚胎不被排斥。若母儿双方免疫不适应，则可引起母体对胚胎的排斥而致流产。有关免疫因素主要有父方的组织相容性抗原、胎儿特异抗原、血型抗原、母体细胞免疫调节失调、孕期母体封闭抗体不足及母体抗父方淋巴细胞的细胞毒抗体不足等

二、急诊检查

症状	停经、腹痛及阴道出血是流产的主要临床症状 （1）先兆流产：主要症状是阴道少量流血，或伴有下腹的隐痛、腰痛或下坠感。妇科检查：宫颈口未开，胎膜未破，妊娠物未排出，子宫大小与妊娠月份相符 （2）难免流产：症状是阴道流血达到或超过月经量，伴有下腹阵痛。妇科检查：宫颈口已扩张，可有羊水流出或见胚胎组织堵于宫口 （3）不全流产：一部分妊娠物已排出，尚有一些残留。妇科检查：宫颈口已扩张，宫颈口有妊娠物堵塞及持续性血液流出，子宫小于停经周数 （4）完全流产：妊娠物全部排出，子宫收缩良好，出血少，腹痛消失。妇科检查：宫颈口已关闭，子宫接近正常大小 （5）稽留流产：指胚胎或胎儿已死亡，滞留在宫腔内尚未自然排出者。早孕反应消失，子宫不再增大反而缩小 （6）习惯性流产：指连续发生自然流产3次或3次以上者 （7）流产合并感染：流产过程中，若阴道流血时间长，有组织残留于宫腔内或非法堕胎等，有可能引起宫腔感染，严重时可并发盆腔炎、腹膜炎、败血症及感染性休克等
辅助检查	（1）妊娠实验：多采用放射免疫方法进行 HCG 定量测定，如 HCG 低于正常值或 <625IU/L 时，提示将要流产 （2）B 型超声检查：可根据妊娠囊的形态、有无胎心搏动及胎动，确定胚胎或胎儿是否存活 （3）激素测定：主要有胎盘生乳素（HPL）、雌二醇（E_2）和孕二醇等，如测定的结果低于正常值，提示将要流产 （4）妇科检查：在消毒条件下进行妇科检查，进一步了解宫颈口是否扩张，羊膜囊是否膨出，有无妊娠物堵塞于宫颈口内；子宫大小与停经周数是否相符，有无压痛等。并检查双侧附件有无肿块、增厚及压痛等

三、急诊处理措施

先兆流产	应卧床休息，禁忌性生活，阴道检查操作应轻柔，必要时给以对胎儿危害小的镇静剂。黄体酮每日肌注 20mg，对黄体功能不足的病人，具有保胎效果。其次，维生素 E 及小剂量甲状腺片（适用于甲状腺功能低下病人）也可应用。经治疗两周，症状不见缓解或反而加重者，提示可能胚胎发育异常，进行 B 型超声检查及 β-hCG 测定，决定胚胎状况，给予相应处理，包括终止妊娠

续　表

难免流产	一旦确诊，应尽早使胚胎及胎盘组织完全排出。早期流产应及时行负压吸宫术，对妊娠物进行认真检查，并送病理检查。晚期流产，因子宫较大，吸宫或刮宫有困难者，可用缩宫素 10 单位加于 5% 葡萄糖液 500ml 内静脉滴注，促使子宫收缩。当胎儿及胎盘排出后需检查是否完全，必要时刮宫以清除宫腔内残留的妊娠物
不全流产	一经确诊，应及时行刮宫术或钳刮术，以清除宫腔内残留组织。流血多有休克者应同时输血、输液，并给予抗生素预防感染
完全流产	如无感染征象，一般不需特殊处理
稽留流产	处理较困难。因胎盘组织机化，与子宫壁紧密粘连，造成刮宫困难。稽留时间过长，可能发生凝血功能障碍，导致 DIC，造成严重出血。处理前，应检查血常规、出凝血时间、血小板计数、血纤维蛋白原、凝血酶原时间、凝血块收缩试验及血浆鱼精蛋白副凝试验（3P 试验）等，并做好输血准备。若凝血功能正常，可口服炔雌醇 1mg 每日 2 次，或口服己烯雌酚 5mg 每日 3 次，连用 5 日，以提高子宫肌对缩宫素的敏感性。子宫小于 12 孕周者。可行刮宫术，术时肌内注射宫缩剂以减少出血，若胎盘机化并与宫壁粘连较紧，手术应特别小心，防止穿孔，一次不能刮净，可于 5～7 天后再次刮宫。子宫大于 12 孕周者，应静脉滴注缩宫素（1～10 单位加于 5% 葡萄糖液内），也可用前列腺素或依沙吖啶等进行引产，促使胎儿、胎盘排出。若凝血功能障碍，应尽早使用肝素、纤维蛋白原及输新鲜血等，待凝血功能好转后，再行引产或刮宫
习惯性流产	(1) 有习惯性流产史的妇女，应在怀孕前进行必要检查，包括卵巢功能检查、夫妇双方染色体检查与血型鉴定及其丈夫的精液检查，女方尚需进行生殖道的详细检查，包括有无子宫肌瘤、宫腔粘连，并作子宫输卵管造影及子宫镜检查，以确定子宫有无畸形与病变以及检查有无宫颈口松弛等。查出原因，若能纠正者，应于怀孕前治疗 (2) 原因不明的习惯性流产妇女，当有怀孕征兆时，可按黄体功能不足给以黄体酮治疗，每日 10～20mg 肌注，或 HCG 3000U，隔日肌注一次。确诊妊娠后继续给药直至妊娠 10 周或超过以往发生流产的月份，并嘱其卧床休息，禁忌性生活，补充维生素 E 及给予心理治疗，以解除其精神紧张，并安定其情绪。宫颈内口松弛者，于妊娠前作宫颈内口修补术。若已妊娠，最好于妊娠 14～16 周行宫颈内口环扎术，术后定期随诊，提前住院，待分娩发动前拆除缝线，若环扎术后有流产征象，治疗失败，应及时拆除缝线，以免造成宫颈撕裂
流产合并感染	治疗原则应积极控制感染，若阴道流血不多，应用广谱抗生素 2～3 天，待控制感染后再行刮宫，清除宫腔残留组织以止血。若阴道流血量多，静脉滴注广谱抗生素和输血的同时，用卵圆钳将宫腔内残留组织夹出，使出血减少，切不可用刮匙全面搔刮宫腔，以免造成感染扩散。术后继续应用抗生素，待感染控制后再行彻底刮宫。若已合并感染性休克者，应积极纠正休克。若感染严重或腹、盆腔有脓肿形成时，应行手术引流，必要时切除子宫

第五节 异 位 妊 娠

受精卵在宫腔以外的部位着床发育，称为异位妊娠。可以发生于输卵管、卵巢、腹腔、子宫颈及残角子宫等部位，其中以输卵管妊娠多见。输卵管妊娠按照发生部位不同可分为间质部妊娠、峡部妊娠、壶腹部妊娠及伞部妊娠，以壶腹部妊娠多见。输卵管妊娠有流产和破裂两种结局。

一、病因及发病机制

任何妨碍受精卵正常进入宫腔的因素，均可造成输卵管妊娠。

输卵管炎症	可分为输卵管黏膜炎和输卵管周围炎，两者均为输卵管妊娠的常见病因。输卵管黏膜炎严重者可引起管腔完全堵塞而致不孕，轻者尽管管腔未全堵塞，但黏膜皱褶发生粘连使管腔变窄，或纤毛缺损影响受精卵在输卵管内正常运行，中途受阻而在该处着床。输卵管周围炎病变主要在输卵管的浆膜层或浆肌层，常造成输卵管周围粘连，输卵管扭曲、管腔狭窄、管壁肌蠕动减弱，影响受精卵的运行。淋球菌及沙眼衣原体所致的输卵管炎常累及黏膜，而流产或分娩后感染往往引起输卵管周围炎。结核性输卵管炎病变重，治愈后多造成不孕，偶尔妊娠，约1/3为输卵管妊娠
输卵管发育不良或功能异常	输卵管发育不良，如输卵管过长、肌层发育差、黏膜纤毛缺乏，其他还有双输卵管、憩室或有副伞等，均可成为输卵管妊娠的原因。输卵管蠕动、纤毛活动以及上皮细胞的分泌功能异常，也可影响受精卵的正常运行。此外，精神因素也可引起输卵管痉挛和蠕动异常，干扰受精卵的运送
放置宫内节育器	随着宫内节育器的广泛应用，异位妊娠的发生率增高，原因可能是由于使用宫内节育器后的输卵管炎所致。最近相关调查研究表明，宫内节育器本身并不增加异位妊娠的发生率，但若宫内节育器避孕失败而受孕时，则发生异位妊娠的机会较大
输卵管手术	曾患过输卵管妊娠的妇女，再次发生输卵管妊娠的可能性较大。由于原有的输卵管病变或手术操作的影响，不论何种手术后再次输卵管妊娠的发生率为10%~20%。输卵管绝育术后若形成输卵管瘘管或再通，均有导致输卵管妊娠的可能，尤其是腹腔镜下电凝输卵管绝育及硅胶环套术。因不孕曾接受过输卵管分离粘连术、输卵管成形术，使不孕病人有机会获得妊娠，同时也有发生输卵管妊娠的可能
其他	输卵管周围肿瘤以及子宫内膜异位等，都可增加受精卵着床于输卵管的可能性

二、急诊检查

症状	(1) 停经：除间质部妊娠停经时间较长外，大都停经6~8周。但20%左右病人主诉并没有停经史 (2) 腹痛：破裂时病人突感一侧下腹撕裂样的疼痛，常常伴有恶心呕吐。可有下腹局部的疼痛、肛门有坠胀感、全腹疼痛；若血液刺激膈肌，可有肩胛处放射性的疼痛 (3) 阴道出血：常有不规则的阴道出血，颜色为深褐，量少，一般不超过月经量，但是淋漓不净 (4) 晕厥与休克：因为腹腔内急性出血及剧烈腹痛，可引起血容量的减少，轻者常有晕厥，重者出现休克，其严重程度与腹腔内出血速度和出血量成正比，即出血越多越急，症状出现越迅速越严重，但是与阴道出血量不成正比
体征	(1) 一般情况：腹腔内出血较多时，呈急性贫血的外貌。大量的出血时则有面色苍白、四肢湿冷、脉搏快而细弱及血压下降等休克症状。体温一般正常，休克时略低，腹腔内血液吸收时可稍微升高，但是不超过38℃ (2) 腹部检查：下腹部有明显的压痛及反跳痛，尤以患侧为剧烈，但是腹肌紧张比腹膜炎时板状腹要轻，出血比较多时叩诊有移动性的浊音，历时比较长后形成血凝块，下腹可触及软性肿块，反复出血使肿块增大变硬 (3) 盆腔检查：阴道后穹隆饱满、触痛。宫颈有明显的举痛，将宫颈轻轻上抬或向左右摇动时，即可引起剧烈的疼痛。子宫一侧或后方可触及肿块，质似湿面粉团，边界不清楚，触痛明显，间质部妊娠与其他部位输卵管妊娠表现不同，子宫大小与停经月份基本符合，但是子宫轮廓不相对称，患侧宫角部突出，破裂导致的征象极像妊娠子宫破裂
辅助检查	(1) 后穹隆穿刺：抽出暗红色不凝血为阳性结果，说明有腹腔内积血存在 (2) 妊娠试验：可进行血尿妊娠试验确定 (3) 超声诊断：B超显像可见子宫增大，但是宫腔空虚，宫旁有一低回声区。此种图像并不是输卵管妊娠的声像特征，需要排除早期宫内妊娠伴有妊娠黄体的可能。用超声检测妊娠囊和胎心搏动对诊断异位妊娠十分重要，若妊娠位于宫外，即可诊断为宫外妊娠；妊娠囊位于宫内，则多可排除宫外妊娠。B超早期诊断间质部妊娠有重要的临床意义，可显示一侧子宫角突出，局部肌层增厚，内有明显的妊娠囊 (4) 腹腔镜检查：有条件及必要时可采用腹腔镜检查 (5) 子宫内膜病理检查：诊断性刮宫仅适用于阴道出血比较多的病人，目的是排除宫内妊娠。宫腔排出物应常规送病理检查，切片中若见到绒毛，可诊断为宫内妊娠，若仅见蜕膜而没有绒毛，虽应考虑为异位妊娠，但是不能确诊

三、鉴别诊断

流产	停经后出现少量的阴道流血，伴有下腹正中阵发性的胀痛，有时可看见绒毛排出。检查：子宫增大变软，宫口松弛，后穹隆穿刺常为阴性。人绒毛膜促性腺激素（HCG）阳性，B型超声检查宫腔内有妊娠囊，或者排出组织物见到绒毛
急性阑尾炎	没有阴道流血。典型表现为转移性右下腹痛，伴有恶心、呕吐、白细胞计数增高。检查：麦氏点压痛、反跳痛明显，盆腔没有压痛。HCG阴性
急性盆腔炎	病人有不洁性生活史，表现为发热，下腹持续性的疼痛，白细胞计数明显的增高。检查：下腹压痛，有肌紧张及反跳痛，阴道灼热感，宫颈举痛，附件增厚或有包块，后穹隆穿刺可抽出脓液或渗出液。一般没有阴道流血，HCG阴性
黄体破裂	没有停经史，在黄体期突发下腹一侧剧痛，可伴有肛门坠胀，没有阴道流血。检查：子宫正常大小，质地中等，附件一侧压痛，后穹隆穿刺可抽出不凝血，HCG阴性
卵巢囊肿蒂扭转	常有卵巢囊肿病史，病人突发下腹一侧剧痛，可伴有恶心呕吐，没有阴道流血及肛门坠胀。检查：子宫正常大小，患侧附件扪及触痛明显、张力较大的包块。HCG阴性，B型超声检查可见患侧附件的肿块
卵巢子宫内膜异位囊肿破裂	有子宫内膜异位症病史，表现为突发的下腹一侧剧痛，伴有肛门坠胀，没有阴道流血。检查：下腹压痛及反跳痛，宫骶韧带可扪及触痛结节，患侧附件区压痛，以前发现的包块消失。B型超声检查见后穹隆积液，可穿刺出巧克力样的液体

四、急诊处理措施

大量内出血时的紧急处理	内出血多出现休克时，应快速备血、建立静脉通道、输血及吸氧等抗休克治疗，并立即进行手术。快速开腹后，迅速以卵圆钳钳夹患侧输卵管病灶，暂时控制出血，同时快速输血输液，纠正休克。清除腹腔积血后，视病变情况采取输卵管切除术或保守性造口或开窗手术 自体输血是抢救急性宫外孕的有效措施之一，尤其在缺乏血源的情况下更为重要。回收腹腔内血液必须符合以下条件：妊娠<12周，胎膜未破，出血时间<24小时，血液未受污染，镜下红细胞破裂率<30%。方法是每100ml回收血内加入3.8%枸橼酸钠10ml或肝素600U抗凝，经8层纱布过滤后输入。每回输400ml血液，应补充10%葡萄糖酸钙10ml

续　表

无或少量内出血的治疗	对于无内出血或仅有少量内出血、无休克、病情较轻的病人，可采用药物治疗或手术治疗 （1）药物治疗：目前用于治疗异位妊娠的药物以甲氨蝶呤为首选。适应证：①一般情况良好，无活动性腹腔内出血；②盆腔包块最大直径<3cm；③血 β-HCG<2000U/L；④超声未见胚胎原始血管搏动；⑤肝、肾功能及血红细胞、白细胞、血小板计数正常；⑥无甲氨蝶呤（MTX）禁忌证。用药后宜每隔3日复查 β-HCG 及 B 型超声，血 β-HCG 呈下降趋势并3次阴性，症状缓解或消失，包块缩小为有效 （2）手术治疗：可采用腹腔镜或开腹方式行输卵管保守性手术

第六节　前置胎盘

胎盘的正常附着位置在子宫体的后壁、前壁或侧壁，远离子宫颈内口。如果胎盘附着在子宫的下段，其下缘达到或覆盖子宫颈内口，位置低于胎儿先露部，称为前置胎盘。是妊娠晚期出血的主要原因，是妊娠期严重的并发症，处理不当可以危及母儿生命。

一、病因

前置胎盘的病因还不是很清楚。其可能有关因素与宫颈妊娠相似。子宫内膜病变及子宫腔的创伤影响孕卵在正常的部位着床。或者虽着床于子宫的体部，但是因为蜕膜病变，影响血供，使胎盘向周边发展，用以增加供应营养。此种胎盘大而薄，延伸到子宫的下段，便形成前置胎盘。其他如双胎的胎盘，副叶或三叶胎盘，因为胎盘的面积较大，一部分可以伸向子宫的下段而形成前置胎盘。前置胎盘多见于经产、多产妇及有多次宫腔操作史的孕妇，可能与子宫内膜病变有关。

二、急诊检查

症状	典型的症状是妊娠晚期或临产时发生无诱因、无痛性反复阴道流血
体征	与出血量有关，大量出血呈休克体征。腹部检查，子宫软，无压痛，大小与妊娠周数相符。胎儿先露部高浮
对母婴影响	(1) 产后出血：分娩后由于子宫下段肌组织菲薄收缩力较差，附着于此处的胎盘剥离后血窦一时不易缩紧闭合，故常发生产后出血 (2) 植入性胎盘：因子宫下段蜕膜发育不良等原因，胎盘绒毛可植入子宫肌层，使胎盘剥离不全而发生大出血 (3) 产褥感染：前置胎盘的胎盘剥离面接近宫颈外口，细菌易从阴道上行侵入胎盘剥离面，且多数产妇因产前出血导致贫血、体质虚弱，故易发生感染 (4) 羊水栓塞：前置胎盘是羊水栓塞的诱因之一 (5) 早产及围产儿死亡率高：前置胎盘出血多发生于妊娠晚期，被迫早产，同时由于产前出血乃至手术、产妇休克而致胎儿窘迫，胎儿严重缺氧可死于宫内，也可因早产而生活力差而死亡
辅助检查	(1) 产科检查：四部触诊，了解腹部情况，耻骨联合上方是否听到胎盘血管杂音。阴道流血情况 (2) 超声检查：B 型超声断层像可清楚看到子宫壁、胎头、宫颈和胎盘的位置，胎盘定位准确率达 95% 以上，可反复检查 (3) 阴道检查：主要用于终止妊娠前为明确诊断决定分娩方式的个案。阴道检查有扩大前置胎盘剥离面致大出血、危及生命的危险，必须在输血、输液和做好手术准备的情况下方可进行。怀疑前置胎盘的病人禁止肛查 (4) 产后检查胎盘及胎膜：胎盘的前置部分可见陈旧血块附着呈黑紫色或暗红色，如这些改变位于胎盘的边缘，而且胎膜破口处距胎盘边缘少于 7cm，则为部分性前置胎盘。如行剖宫产术，术时可直接了解胎盘附着的部位并确立诊断 (5) 实验室检查：血常规持续评估血红蛋白变化，出、凝血时间测定，血小板等检查

三、鉴别诊断

胎盘早期剥离	见胎盘早期剥离
子宫颈妊娠出血	子宫颈妊娠出血多见于经产妇，往往没有痉挛性的腹痛，阴道出血多而猛等与前置胎盘的症状极为相似。根据其阴道出血发生较早，多在孕 7~8 周以内，极少能维持妊娠至孕 20 周以上；妊娠早期的盆腔检查，可以发现在子宫颈包块之上有稍增大的子宫体；B 超检查子宫内没有妊娠组织；胎盘附着部位的病理检查见有子宫颈腺体等特点，可以清楚的鉴别
子宫颈及阴道病变	妊娠期合并子宫颈及阴道病变，多在未孕前便有相关病史。出血可以发生在妊娠的任何阶段，量一般没有前置胎盘导致者大。阴道窥器检查可以发现病变。B 超检查能判定胎盘的位置。活体组织检查可以明确局部病变的诊断

四、急诊处理措施

1. 确定血型，立即配血（至少 800ml），做好输血准备。同时检查血红蛋白、红细胞计数、白细胞计数、出凝血时间和血小板计数。

2. 流血不严重，无休克现象者，扼要询问病史，观察生命体征与一般情况，尽可能确定胎位、胎心，进行 B 型超声检查，确定胎盘位置，争取迅速入院。

3. 活动出血或有休克现象者，及时抢救，建立通畅静脉通路，按需补液，同时积极准备急诊手术。

4. 入院前等待检查期间应绝对卧床。

5. 注意出血量，保留会阴垫。

6. 如流血增多，或有临产征象时，应随时报告上级医师。

第七节 胎盘早剥

妊娠 20 周以后或分娩期，正常位置的胎盘在胎儿未娩出前部分或全部从子宫壁剥离，称为胎盘早期剥离（简称胎盘早剥）。为引起妊娠晚期产前出血常见的疾病之一。因为起病急、进展快，若诊断处理不及时，常常严重威胁母儿生命，是妊娠晚期的严重并发症。胎盘早剥的发生率国外为 1%～2%，国内为 0.46%～2.1%。

一、病因

母体血管病变	孕妇并发妊娠高血压综合征，慢性高血压或慢性肾脏疾病时，胎盘早剥的发生率比正常妊娠时明显的增高。底蜕膜层的螺旋小动脉痉挛或硬化，引起远端毛细血管的缺血坏死，导致破裂出血
机械性因素	如脐带过短或绕颈、绕肢，当胎先露下降时，过度的牵拉脐带，可以造成胎盘早剥。外伤、纠正胎位、羊膜腔穿刺刺伤血管，也可以引起胎盘早剥
子宫静脉压突然升高	晚期妊娠时，仰卧时间过久，增大的子宫压迫下腔静脉，影响静脉回流，使子宫的静脉压突然的升高，蜕膜静脉床充血怒张，可以引起胎盘早剥
宫腔内压力突然骤减	双胎分娩时第一胎娩出过度、羊水过多时人工破膜后羊水流出过快，均可使宫腔内压力骤减，子宫骤然收缩，胎盘与子宫壁发生错位剥离

二、急诊检查

症状	根据病情严重程度，将胎盘早剥分为三度：
	Ⅰ度：多见于分娩期，胎盘剥离面积小，病人常无腹痛或腹痛轻微，贫血体征不明显。腹部检查见子宫软，大小与妊娠周数相符，胎位清楚，胎心率正常，产后检查见胎盘母体面有凝血块及压迹即可诊断
	Ⅱ度：胎盘剥离面1/3左右，主要症状为突然发生的持续性腹痛、腰酸或腰背痛，疼痛的程度与胎盘后积血多少成正比。无阴道流血或流血量不多，贫血程度与阴道流血量不相符。腹部检查见子宫大于妊娠周数，宫底随胎盘后血肿增大而升高。胎盘附着处压痛明显（胎盘位于后壁则不明显），宫缩有间歇，胎位可扪及，胎儿存活
	Ⅲ度：胎盘剥离面超过胎盘面积1/2，临床表现较Ⅱ度加重。病人可出现恶心、呕吐、面色苍白、四肢湿冷、脉搏细数、血压下降等休克症状。腹部检查见子宫硬如板状，于宫缩间歇时不能松弛，胎位扪不清，胎心消失。若病人无凝血功能障碍属Ⅲa，有凝血功能障碍者属Ⅲb
辅助检查	（1）产科检查：通过四步触诊判定胎方位、胎心情况、宫高变化、腹部压痛范围和程度等
	（2）B超：正常胎盘B超图像应紧贴子宫体部后壁、前壁或侧壁，若胎盘与子宫壁之间有血肿时，在胎盘后方出现液性暗区。若血液渗入羊水中，见羊水回声增强、增多，系羊水浑浊所致。重型胎盘早剥时常伴胎心、胎动消失
	（3）实验室检查：主要了解病人贫血程度及凝血功能。重型胎盘早剥病人应检查肾功能与二氧化碳结合力。若并发DIC时进行筛选试验（血小板计数、凝血酶原时间、凝血因子Ⅰ测定）与纤溶确诊试验（凝血酶时间、血浆鱼精蛋白副凝试验）

三、鉴别诊断

前置胎盘	轻型的胎盘早剥可能没有腹痛，子宫后壁的胎盘早剥，临床症状往往不是很明显，可以没有压痛。做B超检查确定胎盘的位置及是否有胎盘后血肿，便可鉴别
子宫破裂	妊娠晚期子宫破裂较分娩期少见，多发生在子宫创口愈合不良、畸形子宫、子宫瘢痕、宫腔创伤、宫腔感染及外伤等的孕妇。一般腹痛剧烈，有内、外出血伴有休克。子宫瘢痕破裂者可没有明显的症状。子宫浆膜层还完整时，出血经子宫颈、阴道外流，则主要表现为外出血，子宫形态完整，胎位清楚，胎动、胎心音及宫缩消失。完全破裂者，胎儿排入腹腔，在腹壁下便可清楚的触及，在胎体旁可以触到紧缩的子宫，内出血征象明显。B超检查对子宫破裂有重要的诊断价值

四、急诊处理措施

抢救休克及纠正贫血	(1) 一般处理：让病人绝对静卧，平卧位，注意保暖，吸氧 (2) 纠正休克：对处于休克状态的危重病人，迅速建立静脉通道，补充血容量。及时输入新鲜血，若发生DIC，应测中心静脉压以指导补液量
终止妊娠	终止妊娠的方式可根据病人的具体情况选择 (1) 经阴道分娩：适用于经产妇宫口已开大、估计短时间内能结束分娩者，应先行人工破膜，然后用腹带扎紧腹部以利于止血。如宫缩乏力可静脉滴注缩宫素引产，同时密切观察血压、脉搏、胎心变化及阴道出血情况 (2) 剖宫产：适用于：①重型胎盘早剥短时间不能经阴道分娩者；②轻型早剥胎儿存活但有胎儿宫内窘迫者；③破膜后产程进展缓慢，病人情况恶化，无论胎儿存活与否均应剖宫产抢救孕妇
并发症的处理	(1) 子宫胎盘卒中：子宫胎盘卒中其子宫表面颜色青紫甚至发黑，但不是子宫切除的绝对指征。而应在胎儿和胎盘娩出后视子宫收缩情况而定，如宫缩欠佳用宫缩剂无效，则应行子宫切除术 (2) 预防产后出血：胎盘早剥病人易发生产后出血，故分娩后应及时使用缩宫素或麦角新碱。如各种措施仍未控制出血，须及时做子宫切除；如大量出血无凝血块，应按凝血障碍进行处理 (3) 凝血功能障碍：观察产程，同时应注意阴道流血有无凝血块。应根据病人的情况输新鲜血及纤维蛋白原，必要时加用肝素及抗纤溶治疗 (4) 防治急性肾衰竭：诊治过程中随时注意尿量，如少于30ml/h应及时补充血容量；如尿量少于17ml/h或无尿，应考虑急性肾衰竭，应静脉滴注呋塞米40～80mg，必要时重复，通常1～2天可以恢复。若短期内尿量不增且血中尿素氮、肌酐、血钾明显增高，二氧化碳结合力下降，提示肾衰竭，出现尿毒症时应行血液透析抢救孕妇生命

第八节 子 痫

妊娠24周以后，或正值分娩，或分娩后一两天内，孕妇忽然发生颈项强直，牙关紧闭，眼睛上视，口吐白沫，四肢抽搐，不省人事，少时自醒，醒后复发的病症，又称妊娠痫证。子痫抽搐可重复发作，重复次数愈多，预后愈差，是孕妇和围新生儿死亡的主要原因之一。

一、病因

病因目前不十分清楚，一般认为与下列因素有关：

1. 子宫、胎盘缺血缺氧，引起血管痉挛，血压上升；或与肾素–血管紧张素–前列腺素系统的平衡失调有关。

2. 与胎盘某些抗原物质的免疫反应有关，如母体血浆的 IgG 和补体均低下，组织不容性增高。

3. 根据流行病学调查总结出本病的诱因：精神因素、年龄大小、体形、外界气温变化及遗传因素等。

二、急诊检查

症状及体征	(1)	在重度妊高征的基础上（少数也可能是轻度妊高征）突然发生抽搐，抽搐前有剧烈头痛或上腹疼痛、眼花等症状
	(2)	子痫分期：①侵入期：开始两眼球固定，口角及面部肌肉颤动，头扭向一侧，持续数秒钟；②强直期：全身及四肢肌强直，双手紧握，双臂屈曲，两腿内旋，牙关紧闭，迅速发生强烈抽动；③阵挛性搐搦期：上、下颌猛烈地一开一闭，眼睛及其他肌肉也轮流痉挛，如不加保护舌可被咬伤出血，甚至身体翻动跌落在地。呼吸暂停，面色青紫，口吐泡沫，持续约 1 分钟；④静止期：抽搐停止，全身肌肉松弛，呼吸渐恢复，深而有鼾声，面色恢复，进入昏迷状态，可伴有大、小便失禁。昏迷时间不定，轻者可能立即清醒，重者一次昏迷尚未醒又接着下一次抽搐，甚至可连续发作数十次。发作前后血压测量可上升达 200/160mmHg，呼吸加快，体温也可上升，尿少或出现血尿
实验室及其他检查	(1)	血液生化检查：血液黏稠度及血细胞比容升高；尿酸、尿素氮和血脂升高；二氧化碳结合力降低；纤维蛋白原和血小板计数下降；PT、PTT 延长；试管法凝血时间异常；血 3P 试验可阳性；肝、肾功能测定也可出现异常
	(2)	尿液检查：尿蛋白定量≥5g/24h，镜检可有红、白细胞和（或）管型
	(3)	眼底检查：视网膜小动脉痉挛，视网膜水肿、渗出，视网膜剥离，有絮样渗出物、出血等
	(4)	其他检查：如心电图、超声心动图、胎盘功能、胎儿成熟度检查等，可视病情而定

三、鉴别诊断

癫痫	有癫痫史，无高血压、水肿、蛋白尿
癔病	有癔病史，有精神因素，不会伤害自己，无高血压、水肿、蛋白尿
脑炎或脑膜炎	多在流行季节发作，体温高，神经系统检查可有异常表现，脑脊液检查异常，无高血压、水肿、蛋白尿

四、急诊处理措施

协助医生控制抽搐	病人一旦发生抽搐，应尽快控制。硫酸镁为首选药物，必要时可加用强有力的镇静药物
专人护理，防止受伤	在子痫发生后，首先保持病人的呼吸道通畅，并立即给氧，用开口器或于上、下白齿间放置一裹绕纱布的压舌板，用舌钳固定舌头以防止咬伤唇舌或致舌后坠的发生。使病人取头低侧卧位，以防黏液吸入呼吸道或舌头阻塞呼吸道，也可避免发生低血压综合征。必要时用吸引器吸出喉部黏液或呕吐物，以免窒息。在病人昏迷或未完全清醒时，病床两侧放置护栏以防病人跌伤，禁止给予一切饮食和口服药，防止误入呼吸道而致吸入性肺炎
减少刺激，以免诱发抽搐	将病人置于单人暗室，保持环境安静温暖，尽量减少一切包括声、光、搬动、检查等的刺激；一切治疗活动和护理操作应尽量轻柔且相对集中，避免干扰病人
密切监护	密切注意血压、脉搏、呼吸、体温及尿量（留置尿管），记液体出入量。及时行必要的血、尿化验和特殊检查，及早发现脑出血、肺水肿、急性肾衰竭等并发症
为终止妊娠做好准备	子痫发作者往往在发作时自然临产，应严密观察，及时发现产兆，并做好母子抢救准备。如经治疗病情得以控制但仍未临产者，应在孕妇清醒后 24～48 小时内引产，或子痫病人经药物控制后 6～12 小时，需考虑终止妊娠。护士应做好终止妊娠的准备

第九节　产　后　出　血

胎儿娩出后 24 小时内出血量超过 500ml 者称产后出血。发生在 2 小时内者占 80% 以上。分娩 24 小时以后大出血者为晚期产后出血。产后出血是分娩的严重并发症，在导致产妇死亡的原因中居首位。少数严重病例，虽抢救成功，但可出现垂体功能减退，即希恩综合征（Sheehan syndrome，旧称席汉综合征）。

一、病因

以宫缩乏力、软产道损伤、胎盘因素及凝血功能障碍四类常见，子宫内翻者少见。

子宫收缩乏力	占产后出血的70%～80%。子宫收缩乏力可因产妇的全身因素，也可因子宫局部因素所致 （1）全身因素：多因宫缩乏力、产程过长所致。此外，产妇体弱、有全身急慢性疾病，或使用镇静剂过多均可引起 （2）局部因素：因多胎妊娠、巨大胎儿、羊水过多、多次分娩、妊高征或重度贫血；前置胎盘、胎盘早剥或子宫肌瘤、子宫发育异常等，影响子宫的收缩、缩复
软产道损伤	子宫收缩力过强，产程进展过快，胎儿过大，接产时未保护好会阴（或）阴道手术助产操作不当等，均可引起会阴、阴道、宫颈裂伤，严重者裂伤可达阴道穹隆、子宫下段，甚至盆壁，形成腹膜后血肿或阔韧带内血肿。过早行会阴后-斜切开术也可引起失血过多
胎盘因素	胎盘滞留、胎盘粘连及部分胎盘或胎膜残留造成产后出血。影响胎盘正常剥离与娩出的因素有： （1）胎儿娩出后过早或过重按摩子宫，促使胎盘娩出，干扰了子宫的正常收缩和缩复，致胎盘部分剥离，剥离面血窦开放而出血不止 （2）宫缩乏力或因膀胱充盈压迫子宫下段，致胎盘虽已剥离而滞留于宫腔，影响子宫收缩止血 （3）宫缩剂使用不当或粗暴按摩子宫等，刺激产生痉挛性宫缩，在子宫上、下段交界处或宫颈外口形成收缩环，将剥离的胎盘嵌闭于宫腔内，妨碍正常宫缩引起出血；血块多聚于子宫腔内，呈隐性出血 （4）由于子宫内膜慢性炎症或人流、剖宫产等手术损伤，致蜕膜发育不全，或因胎盘附着面广，均可造成胎盘与宫壁粘连，甚至胎盘绒毛侵入子宫肌层，形成植入性胎盘。前者不易，后者不能自宫壁剥离。完全不剥离者可不出血；但部分粘连或植入者其余部可剥离，剥离的胎盘影响宫缩，威胁最大 （5）由于挤压子宫、牵拉脐带，或胎盘发育异常，常致胎盘胎膜残留，影响宫缩，可发生大量或持续少量的出血
凝血功能障碍	胎盘早剥、羊水栓塞、死胎等引起的凝血功能障碍，少数由原发性血液疾病如血小板减少症、白血病、再生障碍性贫血，或重症病毒性肝炎等引起
子宫内翻	少见，多因第三产程处理不当造成，如用力压迫宫底或猛力牵引脐带等

二、急诊检查

全身表现	与阴道出血量成正比。若出血量过多，机体不能代偿时，可出现面色苍白、呼吸急促、血压下降等休克征象。如病人对失血的耐受性差，虽出血量不足 500ml，也可出现休克征象
局部表现	(1) 宫缩乏力：胎盘剥离后阴道有阵发性出血。检查腹部见子宫底升高、子宫质软、袋状，阴道流血多。按摩子宫及使用宫缩药后，阴道流血减少。如血积在宫腔内，按压宫底有血液和血块流出 (2) 胎盘因素：胎儿娩出 10 分钟内胎盘未娩出伴阴道大量出血者，可为胎盘部分剥离、粘连、嵌顿。若胎盘和（或）胎膜残留时，检查见胎盘母面和（或）胎膜有缺损 (3) 软产道裂伤：胎儿娩出后立即发生阴道流血，检查宫缩良好，可见宫颈、阴道、会阴部撕裂伤，严重者延至子宫下段 (4) 凝血功能障碍：除阴道外，身体其他部位也有出血现象，且血液不凝，止血不易
辅助检查	急查血常规、凝血功能及相应生化、肝功能检查

三、鉴别诊断

急性子宫翻出	多发生在第三产程，胎盘未剥离，过早牵引脐或用手于子宫底部推压子宫，致使子宫底翻出。临床也表现为出血、腹痛、休克症状。但本症在腹部不能触及子宫，或于耻骨联合上方扪及一呈漏斗形的凹陷子宫。阴道内脱出一个红色球状软肿块，或胎盘附着于肿物表面，甚至可见双侧输卵管口陷凹
产后血循环衰竭	多发生在妊高征病人。产后突然发生面色苍白、血压下降、脉搏细弱等循环衰竭现象。但子宫收缩好，凝血功能好，阴道出血量与体征不符合，经过快速补充血容量及含钠溶液后可以迅速恢复
宫颈癌合并妊娠	于产后癌组织破裂出血。产前有出血史，阴道分泌物多，有臭味，阴道检查可见宫颈呈菜花样或坚硬的组织，可经活检确诊

四、急诊处理措施

紧急处理	迅速开放 2~3 条静脉通道，输液、配血、输血，注意保持静脉通道的畅通。心电监护，有条件时测中心静脉压。留置导尿管，记 24 小时出入量
查找产后出血原因，对症止血	(1) 宫缩乏力：给予加强宫缩，方法有按摩子宫、应用宫缩药；如无效时即行宫腔填塞，结扎子宫动脉或髂内动脉，或子宫切除术 (2) 胎盘因素：根据不同情况行徒手剥离胎盘术或清宫术，若胎盘植入确诊则行子宫次全切除术 (3) 软产道裂伤：止血的有效措施是及时准确地修补缝合。软产道血肿形成应切开并清除血肿，彻底止血、缝合，必要时可放置引流条 (4) 凝血功能障碍：首先应排除子宫收缩乏力、胎盘因素、软产道裂伤引起的出血，积极输新鲜全血、血小板、纤维蛋白原或凝血酶原复合物、凝血因子等。若已并发 DIC，则按 DIC 处理 (5) 子宫内翻：在全麻下试行经阴道子宫内翻复位术。成功后给予宫缩剂，并用纱布条填塞宫腔，以免再度翻出

第十节　产　褥　感　染

产褥感染是指分娩时及产褥期生殖道受病原体感染，引起局部和全身的炎性变化。发病率为 1%~7.2%，是产妇死亡的四大原因之一。产褥病率是指分娩 24 小时以后的 10 日内用口表每日测量 4 次体温，有 2 次达到或超过 38℃。可见产褥感染与产褥病率的含义不同。虽造成产褥病率的原因以产褥感染为主，但也包括产后生殖道以外的其他感染与发热，如泌尿系感染、急性乳腺炎、上呼吸道感染等。

一、病因

产褥感染常见的病原体有：需氧性链球菌、大肠杆菌、葡萄球菌、厌氧性链球菌、厌氧类杆菌属、支原体、衣原体、白色念珠菌等。分娩降低或破坏了产妇生殖道的防御功能和自净作用，增加病原体侵入的机会，若产妇体质虚弱、营养不良、贫血、妊娠晚期性生活、胎膜早破、慢性疾病等均可成为产褥感染的诱因。感染的来源包括内、外源性。内源性：正常孕妇生殖道或其他部位寄生的病原体多数不致病，当抵抗力降低等诱因出现时可致病。外源性：由被污染的衣物、用具等造成的感染。

二、急诊检查

症状	主要有发热，腹痛，局部伤口红肿、有脓液，恶露有臭味，子宫复旧差，子宫底有压痛，血栓性静脉炎
辅助检查	白细胞计数增高，尤其是中性粒细胞升高明显；血沉加快。阴道拭子及宫颈拭子培养阳性，血液细菌培养显示致病菌。B 超、CT、MRI 能对产褥感染形成的炎性包块、脓肿及静脉血栓作出定位和定性诊断

三、急诊处理措施

阴道、外阴伤口感染	局部拆除缝线，促进引流。全身应用抗生素。局部送脓拭子细菌培养及抗生素敏感试验，供选用抗生素时参考
子宫内膜炎及盆腔腹膜炎	（1）产妇取半卧位，保持引流通畅 （2）纠正贫血，加强营养入量，纠正水电解质平衡紊乱，不够时可输液。如体温≥38℃考虑应停止哺乳，按时吸出乳汁 （3）尽早应用抗生素，效果不理想时根据抗生素敏感试验结果改药 （4）注意测量血压、脉搏、体温，每日 4～6 次，高热时行物理降温，注意感染性休克的表现 （5）症状消失、体温正常 3 天后方可停药
盆腔脓肿突入阴道后穹隆	可在阴道后穹隆先行穿刺，如抽出脓液，可切开放脓，然后插入橡皮管引流
附件脓肿	剖腹检查，切除脓肿
盆腔血栓性静脉炎	应在采用抗生素的同时加用肝素抗凝药物。如有高热、剧痛或栓塞继续发展，应考虑结扎卵巢静脉，术后仍用抗生素，酌情使用肝素
中毒性休克	大力抢救。除大量应用抗生素外，须补充血容量，纠正代谢性酸中毒，应用血管舒张药及肾上腺皮质激素等。注意水电解质平衡以及肾脏与心脏功能。发生弥散性血管内凝血时应及早用肝素及其他有关治疗

第十一节　功能失调性子宫出血

　　功能失调性子宫出血简称功血，为妇科常见病。它是由于调节生殖的神经内分泌机制失常引起的异常子宫出血，而全身及内外生殖器官无器质性病变存在。功血可分为排卵性和无排卵性两类，约 85% 病例属无排卵性功血。功血可发生于月经初潮至绝经间的任何年龄，50% 病人发生于绝经前期，育龄期占 30%，青春期占 21%。

一、病因

全身性因素	包括不良精神创伤、应激、营养不良、内分泌和代谢紊乱，如缺铁性贫血、血液病和出血疾病、糖尿病、甲状腺和肾上腺疾病
下丘脑-垂体-卵巢轴功能失调	包括生殖激素释放节律紊乱、反馈功能失调、排卵和黄体功能障碍
子宫和子宫内膜因素	包括螺旋小动脉、微循环血管床结构和功能异常，内膜甾体受体和溶酶体功能障碍，局部凝血机制异常，前列腺素 TXA_2、PGI_2 分泌失调
医源性因素	包括甾体类避孕药、宫内节育器干扰正常下丘脑-垂体-卵巢轴功能。某些全身疾病的药物可经神经内分泌影响正常月经功能

二、急诊检查

症状	（1）无排卵性功血：最常见的症状是子宫不规则出血，主要表现为月经周期紊乱，经期长短不一，出血量异常，时多时少，一般不伴有疼痛
	（2）有排卵性功血：黄体功能不足，表现为月经周期缩短。有时月经周期虽然在正常范围内，但增生期延长、黄体期缩短，以致病人不易受孕或在孕早期流产。子宫内膜不规则脱落，表现为月经间隔时间正常，经期延长，出血量多
辅助检查	（1）激素测定：一般检测血清黄体酮的量来确定有无排卵
	（2）阴道脱落细胞检查：判断雌激素影响程度
	（3）基础体温测定：单相型提示无排卵
	（4）诊断性刮宫：为确定有无排卵或检查黄体功能应于经前期或月经来潮 6 小时内刮宫；不规则流血则可随时刮宫
	（5）子宫镜检查：可见子宫内膜情况

三、诊断鉴别

功能失调性子宫出血虽然为常见病，但是有部分病人的器质性病变处于早期的阶段，应当注意鉴别。常见的器质性病变有子宫肥大症、内膜息肉、子宫腺肌病、子宫肌瘤、子宫内膜癌等。

四、急诊处理措施

一般护理	（1）出血多时应卧床休息：观察、记录出血量，及时补充血容量。对已婚者必要时可行诊断性刮宫术，应于月经前 3～7 天或月经来潮 6 小时内进行，以确定排卵或黄体功能
	（2）做好会阴护理：保持局部清洁，勤换消毒纸垫
	（3）测量基础体温：每天清晨醒后，不讲话、不起床、不活动，将体温计放在舌下 5 分钟或放在腋窝 15 分钟，将每天测得的体温记录在基础体温单上，可协助诊断功血的类型
饮食护理	多进食含铁丰富的食物，如动物内脏、蛋黄、胡萝卜、葡萄干等。因人体内每 100ml 血中含铁约 50mg，故经血过多者要注意补充铁质
用药护理	（1）激素止血：常用药物有雌激素、孕激素、雄激素、三合激素、复方黄体酮
	（2）调节周期：常用方法有：①雌、孕激素序贯法（人工周期疗法）。为模拟自然月经周期中卵巢内分泌变化，将雌、孕激素序贯应用，使子宫内膜发生相应变化，引起周期性脱落，适用于青春期功血；②雌、孕激素合并应用。雌激素使子宫内膜再生修复，孕激素用以限制雌激素引起的内膜增生程度，适用于各种年龄的功血；③孕、雄激素合并应用，适用于绝经期功血病人
	（3）促进排卵：常用方法有小剂量雌激素周期性治疗，如绒毛膜促性腺激素、克罗米酚等，适用于青春期和生育期的病人
	（4）替代疗法：即在月经前 8～12 天开始肌内注射黄体酮或口服甲羟孕酮，适用于黄体功能不全
	（5）必要时使用抗生素预防或抗感染
	（6）按时、按量服用激素，不得随意停服或漏服，以免影响血药浓度
	（7）药物减量需在医护人员指导下进行，一般每 3 天减 1 次，每次不超过原剂量的 1/3，若骤然停药可造成撤退性出血

第十二节　葡　萄　胎

为绒毛基质微血管消失，从而绒毛基质积液，形成大小不等水泡，形似葡萄，故称为葡萄胎。有完全性和部分性之分，大多数为完全性葡萄胎。临床诊断葡萄胎皆系指完全性葡萄胎而言，部分葡萄胎伴有胎盘组织或胎儿者，则冠以部分性葡萄胎。在自然流产的组织中发现 40% 病人有一定的水泡样变性，但不诊断为葡萄胎。

一、病因

滋养细胞肿瘤的发生原因至今不明，发病与下述因素有关：

孕产次	经产妇，孕产次多者，滋养细胞肿瘤的发生率高，尤其以 6 胎以上者最为明显
病毒感染	病毒能经产道或通过胎盘引起宫内感染，导致死胎、流产、畸形儿，所以可能与滋养细胞肿瘤的发生有关，但是迄今没有得到证实
细胞遗传异常	部分性葡萄胎染色体多为三倍体或四倍体，多余的父源基因物质是造成滋养细胞增生的主要原因
免疫功能失调	人淋巴细胞抗原（HLA）和血型
营养因素	营养和滋养细胞肿瘤的发生有关，特别在受孕 13～21 天的胚胎血管形成时期，缺少叶酸及组氨酸会影响胸腺嘧啶的合成，导致胚胎死亡及胎盘绒毛中血管缺乏而形成葡萄胎
地区因素	因为诊断标准及统计方法的不同，确切地了解滋养细胞肿瘤在世界范围内的发病率还有困难
年龄	20 岁以下及 40 岁以上者发病率比较高

二、急诊检查

症状	（1）停经后 6～8 周，开始出现不规则阴道流血，量时多时少，淋漓不净，甚至可以突然出现阴道大出血，血中可带有水泡状物
	（2）早孕反应常常较重
	（3）可伴有阵发性下腹痛
	（4）子宫大于 18～20 周，自觉没有胎动
	（5）可伴有心慌、头晕、乏力等贫血或休克症状
体征	（1）阴道出血，宫腔外口松，子宫多大于妊娠的月份，质软，也有少数的病人子宫小于妊娠的月份，在子宫两侧可以触及囊性肿物，活动，常常提示卵巢黄素化囊肿的存在
	（2）孕 18～20 周，子宫没有触及胎体，没有闻及胎心
	（3）比较早的发生妊高征
	（4）可有面色苍白、血压下降等贫血和休克的体征
辅助检查	（1）绒毛膜促性腺素（HCG）测定：β-hCG 在 100kU/L 以上，常超过 1000kU/L，且持续下降
	（2）B 超检查：葡萄胎时见明显增大的子宫腔内充满弥漫分布的光点和小囊样无回声区，仪器分辨率低时呈粗点状或落雪状图像，但无妊娠囊可见，也无胎儿结构及胎心搏动征

三、鉴别诊断

流产	葡萄胎常常被误诊为流产。流产也有停经史及阴道流血，但是子宫没有异常的增大，过期流产者子宫尚且小于停经的月份。HCG 测定值在正常的妊娠范围。B 超检查可见胎囊、胎儿、胎心搏动及胎动，没有葡萄胎特具的雪花状影像
羊水过多	多发生于妊娠中、晚期，腹部增大过快，但是没有阴道出血，HCG 测定没有异常的增高，B 超可见羊水增多，有胎儿影像
双胎	子宫较正常的单胎妊娠大，HCG 效价也可稍高，但是没有阴道流血，腹部检查和 B 超可查到双胎体、双胎心
子宫肌瘤	子宫肌瘤若在孕前已诊断，不难鉴别。一般没有阴道流血。宫颈的黏膜下肌瘤出血时可经窥器检查发现，仔细的盆腔检查、HCG 测定及 B 超有助于诊断

四、急诊处理措施

一般护理	葡萄胎随时有出血的可能，故确诊后要卧床休息；保持外阴清洁，指导病人每日清洗外阴并更换内裤，以防感染；饮食以高蛋白、高维生素、易消化的食物为宜，以增强体质
病情观察	观察阴道流血量及腹痛情况，检查阴道排出物内有无水泡状组织。流血过多时，密切观察生命体征，及时发现失血性休克征象
治疗配合	葡萄胎一经确诊，应立即予以清除，目前一般采用吸宫术，其优点是手术时间短、出血量少、安全 （1）吸刮宫术的配合：术前配血备用，建立静脉通路，准备刮宫包（有大号吸管）及缩宫素、抢救物品；对合并妊娠高血压综合征者，做好相应的治疗配合。术中注意观察病人生命体征及阴道流血量；及时传递物品及遵医嘱用药。术后观察病人腹痛及阴道流血量；留取葡萄状组织送病理检查 （2）遵医嘱进行预防性化疗：适宜于年龄已超过 40 岁、葡萄胎排除后仍有某些症状如阴道不规则流血、尿 HCG 持续阳性者等情况 （3）正确及时配合留取尿或血的标本

第十八章 儿科急诊

第一节 发 热

发热为儿科疾病中的常见症状，也是儿科急诊最常见的表现。

一、病因

感染性疾病	（1）全身性感染：败血症、传染性单核细胞增多症、播散性念珠菌病
	（2）局限性感染：咽后壁脓肿、中耳炎、面部蜂窝织炎、眶周蜂窝织炎、骨髓炎、肝脓肿、膈下脓肿、肾周脓肿
	（3）各系统常见感染：上感、肺炎、肺结核、亚急性心内膜炎、感染性腹泻、阑尾炎、尿路感染、化脓性脑膜炎、病毒性脑炎
	（4）急性传染病：麻疹、风疹、水痘、猩红热、手足口病、沙门菌属感染、布氏杆菌病、钩端螺旋体病
非感染性疾病	（1）结缔组织病：川崎病、系统性红斑狼疮、风湿热、类风湿病
	（2）肿瘤与血液病：白血病、霍奇金病、组织细胞增生病、恶性肿瘤
	（3）组织破坏或坏死：各种严重损伤如大手术后、大面积烧伤、急性溶血性贫血
	（4）过敏性疾病：药物热、注射疫苗、血清病、输血及输液后热原反应
	（5）体温中枢调节失常：暑热症、颅脑损伤、脑瘤、蛛网膜下腔出血
	（6）产热散热失衡：癫痫持续状态、甲状腺功能亢进、鱼鳞病、广泛性瘢痕、先天性汗腺缺乏病

二、急诊检查

临床表现	（1）发热的类型：稽留热、弛张热、间歇热、不规则发热
	（2）注意发病年龄、地区、起病急缓、传染病预防接种史、接触史等
	（3）发热伴随症状与体征：精神萎靡、寒战、咳嗽、腹痛、腹泻、皮疹、淋巴结肿大等
	（4）五官检查及各系统表现

续　表

实验室检查	（1）血常规
	（2）尿常规
	（3）便常规
	（4）血沉
	（5）免疫学指标
影像/特殊 检查	（1）胸、腹部及其他部位 X 线或 CT 检查
	（2）超声波检查
	（3）心电图检查
	（4）细菌培养：血液、粪便、尿液、脑脊液、胸腔积液、腹腔积液、骨髓、脓液、 胆汁、心包液等
	（5）穿刺检查：腰穿、骨穿、胸穿、腹穿
	（6）活体组织检查
	（7）放射性核素的扫描
	（8）结核菌素试验

三、急诊处理措施

1. 物理降温　室温保持在 20 ~ 22℃，减少衣物，避免捂盖，促进散热；温水擦浴、冷盐水灌肠（28 ~ 32℃，≤6 个月 50ml，6 个月 ~ 1 岁 100ml，1 ~ 2 岁 200ml，2 ~ 3 岁 300ml，年长儿 300 ~ 500ml），高热患儿应积极头部物理降温，以降低脑耗氧量，减轻高热对中枢神经系统的损害。

2. 药物降温　无热惊厥史的患儿体温大于 38.5℃可用药物降温，首选对乙酰氨基酚，副作用较少，其次可用布洛芬、安乃近制剂。持续超高热病情危重的患儿，可用冬眠疗法。

3. 积极补充水分、热量及电解质，予清淡易消化、富含营养的半流质或流质饮食，不能进食者可经静脉补充。

4. 对局灶性感染进行评估和治疗，积极清创、引流、局部用药。

5. 化验检查　血、尿、便常规化验及血培养，及早确诊败血症；根据病情行尿培养、脑脊液、骨髓、胸腔穿刺液、关节腔穿刺液、腹腔积液等化验，X 线、超声、CT 等检查。

6. 抗生素治疗　根据病情及化验检查结果选用抗生素。

7. 必要时排查免疫缺陷疾病、结缔组织病、恶性肿瘤。

第二节　小儿腹泻

小儿腹泻也称腹泻病，可根据病因的不同分为感染性和非感染性两类。

是由多种病原、多因素引起的以大便次数增多及大便性状改变为特点的消化道综合征。发病年龄多在 2 岁以下，1 岁以内者约占 50%。在我国，小儿腹泻是仅次于呼吸道感染的第二位常见病和多发病。

一、病因

婴幼儿的消化系统发育不成熟，胃酸及消化酶的分泌较少、且消化酶的活性较低，所以对食物质和量的较大变化耐受力差，而小儿生长发育快，所需营养物质又相对较多，则造成消化道负担较重。在受到不良因素影响时，易发生消化功能紊乱。由于小儿机体防御能力较差，婴儿血清免疫球蛋白和胃肠道 IA 及胃内酸度均较低，故易患肠道感染。另外，人工喂养儿不能从母乳中获得免疫物质，并且食物、食具易被污染，所以肠道感染发生率明显高于母乳喂养儿。

小儿腹泻可由非感染和感染性原因引起。

非感染性原因	饮食不当引起的腹泻是主要因素：多由于喂养不定时、量过多或过少以及食物成分不适宜，如过早喂食大量淀粉或脂肪类食物、突然改变食物品种等因素而引起。个别小儿对牛奶或某些食物成分过敏或不耐受也可引起腹泻；双糖酶缺乏，使肠道对糖的消化吸收产生障碍也会发生腹泻。另外，气候突然变化，如腹部受凉使肠蠕动增加、天气过热使消化液分泌减少均易诱发腹泻
感染性原因	（1）肠道内感染：可由病毒、细菌、真菌及寄生虫等引起，以前两者较多见，尤其是病毒 （2）肠道外感染：患中耳炎、上呼吸道感染、肺炎、泌尿系感染、皮肤感染等或急性传染病时，由于发热及病原体的毒素作用使消化道功能紊乱而伴有腹泻。有时，肠道外感染的病原体也可同时感染肠道（主要是病毒）

二、急诊检查

基本检查	（1）观察大便性状 （2）便常规检查：①不带黏液和血的水样泻多是由病毒性肠炎或细菌外毒素所致；②黏液便和血便则提示肠黏膜受损或细菌内毒素（沙门菌、致病性大肠杆菌）所致；③显微镜下可见黏液斑或每高倍视野超过 5 个白细胞提示细菌感染，如志贺菌、耶尔森菌、沙门菌、分枝杆菌、致病性大肠杆菌
实验室检查	（1）脱水时需检查血清电解质，重症患儿应同时测尿素氮 （2）白细胞总数及中性粒细胞增多提示细菌感染，降低提示病毒感染
特殊检查	必要时做大便细菌培养检出致病菌

三、急诊处理措施

调整饮食	限制饮食过严或禁食过久常造成营养不良，并发酸中毒，造成病情迁延不愈而影响生长发育，故腹泻脱水患儿除严重呕吐者需暂禁食4～6小时（不禁水）外，均应继续进食，以缓解病情，缩短病程，促进恢复。腹泻停止后，继续给予营养丰富的饮食，且每日加餐1次，共2周。对少数严重病例口服营养物质不能耐受者，应加强支持疗法，必要时予肠外营养
纠正水、电解质紊乱及酸碱失衡	(1) 口服补液：腹泻时，用ORS可以预防脱水并纠正轻、中度脱水。有明显腹胀、休克、心功能不全或其他严重并发症的病人及新生儿不宜口服补液 (2) 静脉补液：用于中、重度脱水或吐泻严重、腹胀的患儿。根据不同的脱水程度和性质，结合年龄、营养状况、自身调节功能，决定溶液的成分、容量和滴注持续时间
控制感染	约70%的患儿表现出病毒及非侵袭性细菌所致的水样腹泻，一般可不用抗生素，但应合理使用液体疗法，选用微生态制剂和黏膜保护剂；其余约占30%的患儿为侵袭性细菌感染所致的黏液、脓血便病人，遵医嘱根据临床特点，结合大便细菌培养和药敏试验结果，选用针对病原菌的抗生素并随时进行调整。避免应用止泻药，同时还应严格执行消毒隔离措施，包括患儿的排泄物、用物及标本的处置；护理患儿前、后须认真洗手，以避免交叉感染
维持皮肤完整性	婴幼儿应选用柔软布类尿布，勤更换；每次便后用温水清洗臀部并吸干；局部皮肤发红处可涂以3%～5%鞣酸软膏或40%氧化锌油并按摩片刻，以促进局部血液循环；皮肤溃疡局部可增加暴露或用红外线灯照射，以促进愈合；避免使用不透气塑料布或橡皮布，以防止尿布皮炎发生。因为女婴尿道口接近肛门，所以还需注意会阴部的清洁，以预防上行性尿路感染。注意约束多动的患儿
严密观察病情	观察排便情况，记录大便的次数、颜色、气味、性状及量，并及时送检；采集标本时，应注意采集黏液脓血部分。做好动态比较，为制定输液方案和治疗提供可靠的依据。监测生命体征，对高热者应给予头部冰敷等物理降温措施，擦干汗液，及时更衣，做好口腔护理及皮肤护理。密切观察代谢性酸中毒、低钾血症等表现，观察循环情况和严格记录24小时液体出入量

第三节 小儿腹痛

腹痛是小儿时期常见病症之一，原因多种多样。因小儿不能准确地表达，给诊断与鉴别诊断带来一定的难度。有一小部分属于外科急腹症，一旦误诊，后果严重。

一、病因

腹腔内器质性疾病	（1）炎症：如阑尾炎、坏死性小肠炎、胆囊炎、胰腺炎、腹膜炎、肠炎、痢疾、肝炎、肠系膜淋巴结炎、腹腔结核、肝/肾脓肿等 （2）梗阻：如先天性消化道畸形、肠套叠、嵌顿疝、肠梗阻、尿路结石等 （3）溃疡穿孔：如应激性溃疡、胃、十二指肠溃疡、肠穿孔、脾破裂等
胃肠功能紊乱	胃肠痉挛可导致婴幼儿阵发性腹痛，饮食不当、气候因素、便秘等均可能引起肠蠕动异常
腹外疾病伴腹痛	如大叶性肺炎、胸膜炎、过敏性紫癜、腹型癫痫、重症心肌炎、脊柱结核、骨折等

二、急诊检查

临床表现	（1）发病年龄：新生儿期常见先天性消化道畸形、饮食不当；婴儿期多见肠炎、肠套叠；幼儿及儿童以肠炎、消化不良、阑尾炎、肠道寄生虫病、溃疡病多见 （2）发作情况：起病急、病程短要考虑外科急腹症；起病缓、病程长或呈阵发性腹痛者，多为内科疾病 （3）腹痛性质：局限而且固定的持续性腹痛，拒按者提示腹腔内炎性疾病；阵发性隐痛且喜按者多为痉挛性疼痛 （4）腹痛部位：中上腹见于急性胃炎、消化性溃疡；右上腹见于病毒性肝炎、肝脓肿、胆囊炎；左上腹见于急性胰腺炎、脾肿大；右下腹见于急性阑尾炎；左下腹见于菌痢便秘；脐部周围疼痛以肠痉挛、肠炎、肠蛔虫症多见；全腹持续痛应考虑腹膜炎 （5）伴随症状：发热提示有炎性疾病；呕吐提示胃炎、梗阻、溃疡病；腹泻依据大便性状判断肠炎、肠套叠等；腹痛伴出血性皮疹考虑过敏性紫癜；腹痛伴尿路刺激征考虑尿路感染或结石
辅助检查	（1）一般检查：血常规、尿常规、便常规、便培养 （2）特殊检查：①腹部正侧位、卧位 X 线平片；②腹腔及腹内储器超声检查；③胃肠钡餐检查；④电子胃肠镜；⑤腹部 CT；⑥腹膜穿刺术

三、急诊处理措施

祛除病因	治疗原发病，根据病原菌选择抗生素或抗结核药物，寄生虫感染应用驱虫药物
对症治疗	（1）内科功能性腹痛可给予解痉止痛剂 （2）消化性溃疡给予制酸药、胃肠黏膜保护剂
外科急腹症的处理	（1）纠正水、电解质紊乱和休克 （2）止痛剂：诊断明确者可适当应用，诊断不明者慎用，以免掩盖病情 （3）抗感染：选用强有力的抗生素 （4）手术治疗 （5）其他疗法：如肠套叠空气灌肠

第四节　急性呼吸衰竭

急性呼吸衰竭（ARF）是由于各种原因所致的中枢和（或）外周性的呼吸功能障碍使呼吸系统不能完成机体代谢所需的气体交换，引起动脉血氧分压下降，和（或）二氧化碳分压上升，表现为一系列代谢及生理功能紊乱的临床综合征。

一、病因

中枢性呼吸衰竭	如颅内感染、出血、肿瘤、损伤、药物中毒及颅内压增高症所致的呼吸中枢受损。即呼吸的驱动障碍，而呼吸器官本身可正常
周围性呼吸衰竭	（1）呼吸道疾病：急性喉炎、气管和支气管炎、急性会厌炎、急性毛细支气管炎、气管异物、哮喘持续状态、重症肺炎、呼吸窘迫综合征（RDS）等 （2）胸廓及胸腔疾病：气胸、脓胸、血胸等 （3）心血管疾病：心肌炎、先天性心脏病、充血性心力衰竭等 （4）神经-肌肉疾病：多发性神经根炎、脊髓灰质炎等所致的呼吸肌麻痹及重症肌无力等

小儿以呼吸道疾病多见，其次为神经-肌肉疾病。病因在不同年龄存在较大差异，其中新生儿以肺透明膜病、窒息、缺氧缺血性脑病、吸入性肺炎等多见；2岁以下以支气管肺炎、喉炎、哮喘持续状态、异物吸入等常见；2岁以上以哮喘持续状态、脑炎、多发性神经根炎、溺水等多见。

二、急诊检查

症状与体征	(1) 呼吸系统：发生呼吸衰竭的早期，小儿常有呼吸窘迫表现，如呼吸增快、鼻扇等。儿童三凹征明显，新生儿出现呼气性呻吟。中枢性呼衰主要表现为呼吸节律和频率的改变，如快慢、深浅不匀，可呈潮式呼吸、抽泣样呼吸、双吸气等。周围性呼吸衰竭以呼吸困难、呼吸辅助肌呼吸活动为主要表现 (2) 心血管系统：缺氧早期心率加快，心音亢进，心排出量增加，血压上升。晚期出现心率减慢，血压下降，心律失常，脉搏细弱，并可发生心力衰竭、休克 (3) 神经系统：早期兴奋、烦躁，随后转入精神萎靡，反应差，意识障碍，甚至昏迷、惊厥等 (4) 消化系统：严重时可出现消化道出血，肝功能受损可出现转氨酶增高等 (5) 其他：缺氧可出现发绀，尿量减少，肾功能不全及代谢紊乱如酸中毒、低钠、高钾血症
血气分析	(1) Ⅰ型呼吸衰竭：即低氧血症，$PaO_2 \leqslant 50mmHg$，$PaCO_2$ 正常，见于呼吸衰竭的早期和轻症 (2) Ⅱ型呼吸衰竭：即低氧血症、高碳酸血症，儿童 $PaO_2 < 60mmHg$，$PaCO_2 \geqslant 50mmHg$；婴幼儿 $PaO_2 < 50mmHg$，$PaCO_2 \geqslant 50mmHg$

三、急诊处理措施

保持呼吸道通畅	清除呼吸道分泌物，翻身、叩背、雾化、吸痰，吸痰一次的时间不超过 10s。遵医嘱应用支气管扩张剂和地塞米松，以解除支气管和黏膜水肿
给氧	有自主呼吸者采用鼻导管或面罩或头罩给氧，头罩给氧氧流量>4L/分。呼吸浅弱、暂停或紧急复苏时可用皮囊加压给氧。呼吸窘迫综合征（RDS）可用呼吸道持续正压（CPAP）给氧。缺氧的严重程度无改善，应考虑改用呼吸机给氧。给氧原则以能缓解缺氧，而不抑制颈动脉和主动脉体化学感受器对低氧血症的敏感性为宜，即维持 PaO_2 在 65～85mmHg 之间
气管插管的指征	(1) 呼吸困难加重，呼吸频率减慢，婴儿<15 次/分，儿童<10 次/分 (2) 吸入纯氧，$PaO_2 < 50mmHg$ (3) 中枢性呼衰，凡呼吸节律不齐、深浅快慢不等、反复呼吸暂停等即可插管
建立静脉通路	适当补液，维持水、电解质平衡，补液量控制在 60～80ml/（kg·d），婴幼儿 40～60ml/kg。并发脑水肿者 30～60ml/（kg·d），且边补边脱，常用甘露醇 0.25～0.5g/kg 静点，每日 3～4 次
纠正酸中毒及电解质紊乱	单纯呼吸性酸中毒改善通气即可纠正，合并代谢性酸中毒且 pH<7.2，BE 为 −8mmol/L以上时，可用碳酸氢钠纠正，并应在有效的通气下使用

续　表

维持心、脑、肺、肾功能	呼吸衰竭伴严重心力衰竭时应给强心剂，如毒毛苷 K，宜小剂量分次缓慢给予；血管活性药物的应用可改善全身多脏器功能，主要选择酚妥拉明或东莨菪碱；并发脑水肿时，常用 20% 甘露醇；利尿剂的应用可防治肺水肿的发生，常用呋塞米；肾上腺皮质激素的应用可增加应激功能，减少炎症渗出，解除支气管痉挛，改善通气；降低颅内压，减轻脑水肿；稳定细胞膜和溶酶体膜。每次 0.5 ~ 1mg/kg，3 ~ 4 次/天，短疗程应用

第五节　感染性休克

感染性休克是由各种致病菌及其毒素侵入人体后引起的以微循环障碍，组织细胞血液灌注不足，导致重要生命器官急性功能不全的临床综合征。常发生在中毒性菌痢、暴发性流脑、出血性坏死性肠炎、败血症、重症肺炎及胆道感染等急性感染性疾病的基础上，临床上以面色苍白、四肢厥冷、皮肤发花、尿量减少、血压下降为主要表现。是儿科常见的危重病症之一。

一、病因

多种病原微生物均可引起，但临床上以革兰阴性杆菌多见，如大肠杆菌、痢疾杆菌、绿脓杆菌、脑膜炎双球菌等。其次为金黄色葡萄球菌、溶血性链球菌、肺炎链球菌等革兰阳性球菌。近年来不少条件致病菌，如克雷伯菌、沙门菌、变形杆菌及一些厌氧菌等所致的感染，也有上升趋势。

二、急诊检查

症状及体征	(1) 面色苍白或口唇、指（趾）发绀，皮肤发花 (2) 手足发凉，毛细血管再充盈时间延长 (3) 脉搏细速，血压下降甚至测不到，脉压缩小 (4) 尿量减少 (5) 神志模糊，表情淡漠或昏迷 (6) 呼吸增快，重型呼吸深长、浅慢，节律不整
实验室检查	(1) 血、尿、便常规及细菌培养：绝大多数感染性休克的外周血白细胞总数显著增高，分类中性粒细胞占绝对优势，伴核左移，常有中毒颗粒。结合病情送血液、体液细菌培养，以求得病原学诊断。早期尿浓缩，晚期肾衰竭时比重下降，出现尿蛋白，镜检可见管型及红细胞 (2) 血气分析：早期有代谢性酸中毒，pH 及碱储备降低，晚期动脉血氧下降，血乳酸值升高 (3) 出现弥散性血管内凝血（DIC）时，血小板计数减少，常降至 100×10^9/L 以下，呈进行性下降；出血时间和凝血时间延长，在高凝状态时，出血时间可缩短；凝血酶原时间（PT）延长 3 秒（出生 4 天内>20 秒），纤维蛋白原减少，低于 1.6g/L 有意义

三、急诊处理措施

小儿感染性休克病情十分危重，变化迅速，一经诊断，必须就地全力抢救，严禁长途转送。感染性休克的治疗应是综合性的。综合性疗法包括：①扩充血容量及纠正酸中毒；②使用血管活性药物；③强心；④控制感染；⑤抗介质治疗；⑥维护重要脏器功能；⑦氧疗；⑧支持营养。

按病情的轻重缓急将以上措施合理安排，有机结合起来。

1. 先扩充血容量，纠正酸中毒和使用血管活性药物。

2. 其次是控制感染和使用肾上腺皮质激素。可在扩容和应用血管活性药物之后开始应用。在强有力抗生素的保证下，酌情使用肾上腺皮质激素。

3. 病原菌未明，使用广谱抗生素，一般首选头孢三代；病原菌明确，按药敏试验选用。

4. 预防和治疗合并症，防治 DIC。

第六节 急性颅内压增高

正常情况下颅内压保持相对恒定（60~160mmH$_2$O），当脑脊液压力超过 180mmH$_2$O 为颅内高压。颅内高压分为急性和慢性两类，机体对颅压增高的代偿有限，急性颅内高压常伴脑水肿、颅内血循环及脑脊液循环障碍，三者相互影响造成恶性循环。当压力极高时可形成脑疝，压迫脑干而危及生命。

一、病因

颅内、颅外感染	使脑组织体积增大：如各种脑膜炎、脑炎、颅内寄生虫、中毒性痢疾、败血症等
颅内占位性病变	使颅内容物体积增大：如外伤、颅内出血所致硬膜下或硬膜外血肿、神经胶质瘤等
脑脊液循环障碍	使脑脊液量增加、脑积水：如脑外伤、先天性颅脑畸形等导致脑脊液过多或循环受阻
脑缺血缺氧	窒息、溺水、CO 中毒、休克和癫痫持续状态等

二、急诊检查

颅内高压症表现	(1) 头痛：为弥漫性，初为阵发性，后为持续性，早起时重，当咳嗽、大便用力或改变头位时可使头痛加重。婴幼儿有尖声啼哭或拍打头部、激惹、烦躁等，新生儿表现为睁眼不睡和尖叫 (2) 呕吐：常呈喷射性，无恶心，与饮食无关。开始早起时重，以后可不定时，呕吐可减轻头痛 (3) 意识障碍：表情淡漠、嗜睡或躁动，进一步发生昏迷 (4) 头部体征：婴儿可见前囟紧张隆起，骨缝分离 (5) 眼部体征：可有复视、落日眼、视物模糊，甚至失明等。眼底多有双侧视盘水肿，但婴儿前囟未闭不一定发生。急性颅压增高时，眼底检查仅见视神经边缘模糊、小动脉痉挛及小静脉淤滞。脑疝形成前有瞳孔大小变化及边缘不整现象 (6) 肌张力增高及抽搐 (7) 生命体征改变：急性颅压增高时，一般血压（收缩压）先升高，继而心率变慢，呼吸节律改变（周期性、潮式呼吸或过度呼吸现象）。生命体征改变乃因脑干受压所致，若不及时治疗，颅内压将继续上升发生脑疝
脑疝表现	(1) 小脑幕切迹疝（颞叶沟回疝）：表现为意识突然丧失，双侧瞳孔大小不等，患侧瞳孔先缩小后扩大，对光反射消失，眼睑下垂，小脑幕切迹受压迫时可出现颈项强直，晚期可见呼吸节律变慢、不整 (2) 枕骨大孔疝（小脑扁桃体疝）：表现为颈项强直、后枕疼痛，反复出现角弓反张、呕吐、意识不清，瞳孔先对称性缩小后扩大，中枢性呼吸衰竭发展迅速，呼吸慢而不规则，心率先增快后变慢，血压先升高后下降，也可表现为呼吸、心搏骤停
辅助检查	(1) 腰椎穿刺脑脊液压力测定及检查有助于出血、感染的诊断，颅内高压者作腰穿时应警惕枕骨大孔疝的发生，操作者必须十分谨慎，用最小号腰穿针进行，腰穿时需有他人观察病人情况。腰穿前先建立静脉通路，必要时可用甘露醇 0.25～0.5g/kg，静脉推注，半小时后再行腰椎穿刺 (2) 有条件时神经外科医师应作颅骨钻孔，放置螺旋插头做颅内压力监测 (3) 眼底检查 (4) 其他辅助检查：包括头颅 X 线片、CT、B 超、脑电图、磁共振、脑动脉造影等

三、鉴别诊断

偏头痛	头痛呈周期性，常为跳痛性质，先有闪光暗点、幻视或眼花等，剧烈时可出现呕吐，吐后头痛可缓解，偶然尚可有脑神经麻痹体征。但本病的病期较长，头痛每次持续数小时至数日，不发时无头痛，检查无眼底水肿，腰穿压力正常
视神经炎	可有头痛、视盘充血、水肿，但早期即有显著视力下降，腰穿压力正常
神经官能症	常诉头痛，有时有恶心、呕吐，但一般病史较长，而且尚有头昏、失眠、记忆力下降、注意力不集中等神经官能症状，且无视盘水肿

四、急诊处理措施

液体疗法	遵循量出为入，边补边脱，入量应略少于出量的原则：维持正常血压及中心静脉压，维持尿量在 $0.5 \sim 1ml/ (kg \cdot h)$，维持正常血清电解质及渗透压
降低颅内压治疗	（1）首选甘露醇 $0.25 \sim 1g/kg$，静脉滴注，30 分钟内输入，每 $4 \sim 6$ 小时 1 次 （2）呋塞米 $0.5 \sim 1mg/kg$，静脉滴注，每 6 小时 1 次，减少总体液量、静脉内容量及脑脊液的产生 （3）地塞米松 $1mg/kg$，静脉滴注，每 6 小时 1 次。主要用于外科性损伤或肿瘤组织周围的脑水肿
减少脑血流量	在应用肌肉松弛剂潘克罗宁或苯巴比妥时行机械通气，通过提高呼吸频率，将 $PaCO_2$ 保持在 $25 \sim 30mmHg$，通过减少脑血流量降低颅内压，避免 $PaCO_2$ 低于 $20mmHg$。因为此时颅内灌注可减少 60%，造成脑组织缺氧 对于严重脑水肿、伴有发热、躁动、抽搐者，可采用冬眠低温或冬眠与头颈部局部低温（冰帽或冰袋）合用，以降低颅内压、减轻脑水肿，并提高脑组织对缺氧的耐受性
维持脑的代谢功能	（1）吸氧，PaO_2 维持在 $90mmHg$ 以上 （2）体温>38℃，予物理或药物降温 （3）抽搐者及时止痉 （4）维持正常血压

第七节　小儿惊厥

惊厥是指神经细胞异常放电，引起全身或局部骨骼肌群发生不自主的强直性或痉挛性收缩，常伴意识障碍。惊厥是儿科常见的急症之一，多见于婴幼儿。

一、病因

感染性疾病	(1) 颅内感染：细菌、病毒、原虫、寄生虫引起的脑膜炎、脑炎、脑脓肿等 (2) 颅外感染：①热性惊厥：是儿科最常见的急性惊厥；②中毒性脑病：中毒性菌痢、伤寒、重症肺炎、败血症等引起；③其他：破伤风
非感染性疾病	(1) 颅内疾病：①原发癫痫；②颅内占位性疾病：肿瘤、囊肿、血肿等；③颅脑损伤：产伤、缺血缺氧性脑病、颅内出血等；④颅脑畸形：脑血管畸形、脑积水、脑发育不良等 (2) 颅外疾病：①维生素缺乏：维生素 D 缺乏性手足抽搐症等；②水、电解质紊乱：低血钙、低血钠、低血糖等；③脑缺氧缺血：心、肺、肾功能紊乱引起缺氧、缺血、高血压脑病；④各种中毒：药物、植物、农药、杀鼠药等；⑤先天性代谢性疾病：苯丙酮尿症、脂质累积症、半乳糖血症等

二、急诊检查

临床表现	意识突然丧失，同时急骤发生全身性或局部性、强直性或阵挛性面部、四肢肌肉抽搐，多伴有双眼上翻、凝视或斜视。由于喉痉挛、气道不畅，可有屏气甚至青紫。部分小儿大、小便失禁。发作时间可由数秒至数分钟，严重者反复多次发作，甚至呈持续状态。发作停止后多入睡。新生儿可表现为轻微的局限性抽搐，如凝视、眼球偏斜、眼睑颤动、面肌抽搐、呼吸暂停等，由于幅度轻微，易被忽视
辅助检查	根据不同疾病及病情，需做血常规、尿常规、便常规，生化检查以及脑脊液检查。必要时可做眼底检查、脑电图、心电图、B 超、CT、MRI 等检查

三、急诊处理措施

预防窒息	惊厥发作时，应就地立即抢救，让患儿平卧，解开衣领，头偏向一侧，头下枕柔软的物品。保持呼吸道通畅，清除患儿口鼻腔分泌物和呕吐物。另外，将舌轻轻向外牵拉，防止舌后坠阻塞呼吸道造成呼吸不畅。按医嘱给予抗惊厥药物，观察并记录患儿用药效果。也可针刺人中、合谷等穴位止惊。惊厥较重或时间较长者给予吸氧
预防外伤	惊厥发作时，将纱布等柔软物品放在患儿手中和腋下，以免皮肤摩擦受损。另外，已出牙患儿上、下白齿之间应放置牙垫或纱布包裹的压舌板，防止舌咬伤；牙关紧闭时，不可强行用力撬开，防止损伤牙齿。床边放置床档，防止坠床，同时在栏杆处放置棉垫，并将床上硬物移开，以免造成损伤。勿强力按压或牵拉患儿肢体，避免骨折或脱臼。专人守护，以防惊厥发作时受伤
密切观察病情，预防脑水肿	保持安静，避免患儿受到声、光等刺激。密切监测生命体征、意识以及瞳孔变化。出现脑水肿早期症状，应及时通知医生处理

第十九章　物理化学损伤急诊

第一节　中　暑

中暑常发生在高温、湿度较大和无风的环境中，是以体温调节中枢功能障碍、汗腺功能衰竭和水电解质丢失过多，而突然发生的高热、皮肤无汗、干燥及惊厥或意识丧失等临床表现的一种急性疾病。根据发病机制和临床表现的不同，通常将中暑分为热射病、热痉挛和热衰竭。

一、病因与发病机制

对高温环境的适应能力不足是致病的主要原因。即使气温不高，但通风不良和温度较高也可引起中暑。年老、体弱、疲劳、肥胖、穿透气不良的衣服以及患有甲状腺功能亢进、发热，服用阿托品抗胆碱药物而影响汗腺分泌等是中暑的诱因。

二、急诊检查

临床表现	（1）热痉挛：其特点是对称性阵发性痛性痉挛，与严重的体钠缺失和过度通气相关。主要表现为突发腹壁或肠平滑肌痉挛性剧痛、肢体痛以腓肠肌痉挛疼痛更加明显，常在大汗后出现，持续数分钟缓解 （2）热衰竭：起病迅速，常发生于老年人、儿童和慢性病病人，表现为疲乏、无力、眩晕、恶心、呕吐、头痛等。有明显的脱水征，表现为心动过速、直立性低血压、晕厥，无明显的中枢神经系统损害 （3）热射病：典型的临床表现为高热，体温最高可达 $41 \sim 43℃$，无汗和昏迷。严重病人会出现休克、心力衰竭、肺水肿、脑水肿、肝、肾衰竭等症状
实验室检查	中暑时，应行紧急血生化检查及动脉血气分析。严重病人可出现肝、肾、胰腺和横纹肌损害的实验室参数改变，AST、ALT、CK、LDH 的活性增高。弥散性血管凝血（DIC）病人凝血功能异常

三、鉴别诊断

热痉挛	需与其他引起肌肉痉挛的疾病相鉴别，伴腹痛时则需与各种急腹症相鉴别
热衰竭	需与低血糖及其他引起低血容量的疾病相鉴别
热射病	需与脑炎、中毒性肺炎、有机磷中毒、菌痢、疟疾等相鉴别

四、急诊处理措施

一般处理	应立即将病人脱离高温、高湿和通风不良环境，转移到阴凉通风处，迅速采取有效的降温措施，纠正水、电解质平衡紊乱，防治各种并发症
氧气吸入	保证供氧，保持呼吸道通畅，必要时人工机械通气
降温	（1）物理降温：①可用40%～50%酒精加冰水全身擦浴；②加用电风扇吹风，有条件者置于20～25℃的空调室内；③在大血管部位（如腋下、腹股沟等处）放置冰袋；④头部用冰袋、冰帽降温；⑤冰水灌肠也有一定降温效果；⑥用4℃葡萄糖盐水静脉滴注可进行全身降温 （2）药物降温：①地塞米松：作用快，既能改善机体反应性，又有助于降温。用法：10～20mg，静脉注射，必要时可4小时后重复应用1次；②氯丙嗪：能调节体温中枢，扩张周围血管，以利散热。用法：氯丙嗪25mg加入生理盐水500ml中，静脉滴注，于2小时内滴完，用药过程中应注意观测血压变化
防治脑水肿	除头部降温外，应用20%甘露醇250ml，于30分钟内静脉滴注完。也可用呋塞米进行脱水、降低颅压
维护心、肾功能，纠正水、电解质及酸碱平衡失调	（1）中暑病人有脱水，呈低血容量，应积极抗休克治疗，维持血压相对稳定，必要时可酌情使用血管活性药。纠正酸中毒，可选用5%碳酸氢钠200ml，快速静脉滴注 （2）出现心力衰竭肺水肿时，应用毛花苷C、呋塞米、皮质激素等，发生肾衰竭则按肾衰竭处理

五、流程图

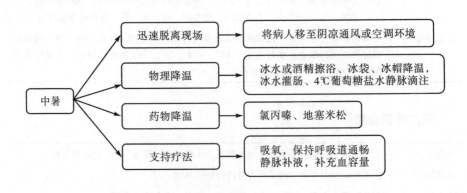

六、注意事项

随着生活条件的改善，中暑发生率减少，但在炎热季节，年老、体弱、有慢性病的病人就诊时应避免重症中暑的漏诊，采取积极的救治措施，防治并发症。

第二节　淹　溺

人体淹没于水或其他液体中，液体充满呼吸道和肺泡，引起喉、支气管反射性痉挛、声门关闭及水中淤泥杂草堵塞呼吸道，从而导致肺的通气及换气功能障碍而窒息，称为淹溺。

一、病因与发病机制

病因	（1）意外事故：如游泳不慎、失脚落水、潜水员潜水时发生意外等 （2）灾难性：如洪水、翻船、断桥等 （3）自杀或谋杀事件
发病机制	人淹没于水或液体中，在短时间内有大量水及其所含物质进入呼吸道以及肺内，阻碍气体交换，引起全身缺氧和 CO_2 潴留。缺氧首先会导致脑血管渗透性增加，使脑细胞变性、肿胀，即发生脑水肿。溺淡水时，大量低渗淡水经肺毛细血管很快进入血液循环，稀释血液，引起低钠、低氯和低蛋白血症；血循环的红细胞破坏、溶血，引起高钾血症，产生室颤及心脏骤停；大量游离血红蛋白堵塞肾小管，引起急性肾衰竭。溺海水时，由于海水含 3.5% 氯化钠及大量钙盐、镁盐，属于高渗性液体，海水进入肺内，减少肺泡表面活性物质，引起急性肺水肿和低氧血症；由于血液浓缩，有效循环血量不足，出现血压下降，低蛋白血症、高钙血症、高镁血症、高钠血症

二、急诊检查

症状和体征	面部肿胀、球结膜充血、口鼻腔充满血性泡沫或污泥、杂草、皮肤黏膜苍白和发绀、颜面肿胀、肢体湿冷、呼吸困难、咳嗽、咳粉红色泡沫样痰、烦躁不安或神志不清、呼吸不规则、肺部干湿啰音、心音弱而不整、腹部常隆起伴胃扩张，严重者心跳、呼吸停止而死亡
辅助检查	动脉血气分析显示低氧血症和酸中毒 （1）淡水淹溺：血钠、钙、氯化物均可有轻度降低，有溶血时血钾往往增高，血和尿中会出现游离血红蛋白 （2）海水淹溺：血钠、血氯、血钙和血镁均增高。复苏后血中钙和镁离子重新进入组织，电解质紊乱可恢复正常 （3）肺部 X 线表现出肺门阴影扩大和加深，肺间质纹理增深，肺野中有大小不等的絮状渗出或炎症改变，或有两肺弥漫性肺水肿

三、急诊处理措施

院前急救	（1）现场急救：尽快救起溺水者，采取头低俯卧位行体位引流，迅速清除口鼻腔中污物、污水、分泌物及其他异物，拍打背部促使液体排出，保持气道通畅 （2）心肺复苏：对于心跳呼吸停止者，立即现场施行人工呼吸和胸外心脏按压，有条件者可行气管插管或气管切开、人工呼吸机辅助呼吸。复苏期常会发生呕吐，应防止误吸，迅速送往医院
医院内救治	（1）立即抢救，注意保暖：继续密切观察呼吸、脉搏，血压的变化，纠正酸中毒 （2）供氧：吸入高浓度氧或高压氧治疗 （3）使用脱水剂，如甘露醇、高渗葡萄糖液；降低颅内压，缓解脑水肿应用肾上腺皮质激素来治疗心搏骤停后出现的脑水肿，如地塞米松 （4）维持水、电解质平衡，纠正酸中毒。根据血气分析，给予5%碳酸氢钠治疗 （5）预防和治疗肺水肿及急性成人呼吸窘迫综合征，控制输液量。发生心力衰竭时可选用毛花苷 C 或其他强心药物，必要时呼吸机治疗 （6）保护肾脏，避免应用刺激、损伤肾脏的药物，预防和治疗急性肾功能不全 （7）控制溶血反应，预防和治疗弥散性血管内凝血

四、流程图

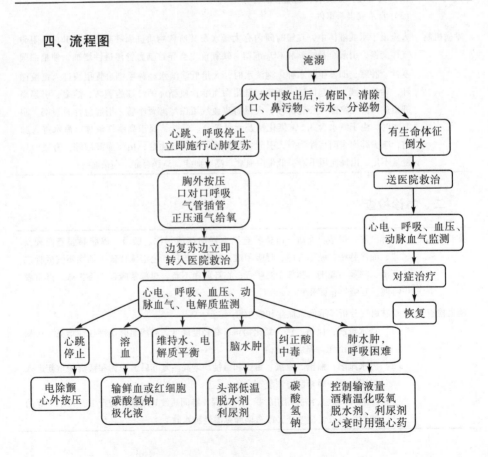

五、注意事项

1. 淹溺者应在现场急救，这是抢救有效的关键，并坚持心肺复苏术。

2. 对于淹溺者需注意有无颈椎损伤。

3. 注意所谓的"第二次淹溺"，即 24～48 小时后出现脑水肿、肺炎、ARDS、溶血性贫血、急性肾衰竭或 DIC 等，应注意病情监测。

4. 心脏骤停者应现场抢救，在不耽误人工呼吸的前提下或胃部高度膨胀时，进行快速体位引流（倒水），心肺复苏有效后送医院救治。

第三节 冻 僵

冻僵又称意外低体温，是指处在寒冷（-5℃以下）环境中，机体中心体温<35℃，伴有神经核心血管系统损害为主要表现的全身性疾病，通常暴露在寒冷环境后 6 小时内发病。

一、病因与发病机制

1. 室外低温环境下，长时间暴露于寒冷环境又无充分保暖措施和热能供给不足时发生，如登山、守卫边疆、极地探险以及迷失方向等。

2. 寒冷环境下意外事故，如失足落入水中，居住屋倒塌，酗酒或意识障碍者露宿街头。

3. 年老、体衰、慢性疾病和严重营养不良患者在低室温下也易发生。

二、急诊检查

冻僵体内 代谢改变	（1）轻度冻僵：体温 35～32℃，寒冷刺激交感神经，引起皮肤血管收缩，皮肤血流和散热减少，基础代谢增加
	（2）中毒冻僵：体温 32～28℃，体温调节机制衰竭，寒战停止，代谢明显减慢，引起多器官功能障碍或衰竭
	（3）严重冻僵：体温 28℃，内分泌和自主神经系统热储备机制丧失，基础代谢率下降 50%，心率下降，呼吸明显变慢，体温低于 24℃时，全身血管阻力降低，不能测到血压，神志丧失，瞳孔散大，处于濒死状态
临床表现	受冻初期机体全部生理功能表现为代偿性加强，精神兴奋、代谢率增高、心率与呼吸加快、寒战、血压上升、周围血管收缩、皮肤苍白。继续受冻则体温下降，体温在 30℃时，生理功能由兴奋转为抑制，寒战消失、神志丧失、瞳孔扩大、心动过缓，严重者出现少尿、瞳孔对光反应消失、呼吸减慢；体温 28℃时，常发生心室颤动；体温 24℃时出现僵死样面容；体温≤20℃时，出现皮肤苍白或青紫、心脏停搏和呼吸停止、瞳孔固定散大、四肢肌肉和关节僵硬，心电图或脑电图显示等电位线

三、急诊处理措施

1. 迅速将病人脱离低温环境，脱掉湿冷冻结的衣服，注意保暖。搬动时要预防发生骨折。

2. 评估病人的意识、呼吸和脉搏，无呼吸、脉搏时立即开始心肺复苏。

（1）气管插管人工通气，用加温湿化（42～46℃）的氧气。

（2）胸外心脏按压。

（3）建立静脉通道，用18G或20G套管针作静脉留置，输入40～42℃的生理盐水。

（4）对室颤、室速者快速除颤（200J、300J、360J）。

（5）按需要输入肾上腺素、利多卡因等急救药物。

3. 体外被动复温，面部可行温湿敷，受冻肢体及全身应用40～42℃温水浴。

4. 有条件时可对病人进行血液透析和腹膜透析，把透析液加温至37℃。

5. 注意观察皮肤复温及血运情况，若肢体发黑、变干应适时截肢，防止毒血症的发生，并早期使用破伤风抗毒素血清。

6. 为减轻血液的黏稠度并扩张血管、防止血栓，可静脉滴注低分子右旋糖酐，还可酌情抗凝治疗。

7. 对冻伤的局部涂以1%呋喃西林膏，能防止组织坏死，要及时清创。

四、流程图

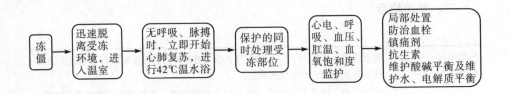

五、注意事项

1. 严重冻伤部位切忌直接火烤、雪搓及挤压冻伤部位。

2. 复温速度要快，要求在30分钟内完成复温，以免加重损害。

3. 有呼吸心跳者，复温时不能过快、过急，否则易引起心律失常及室颤。

4. 不可大量静脉用药，因为低体温时药物一般不起作用，而一旦复温后血药浓度显得高，不良反应增大。

5. 意识欠佳病人可给予右旋糖酐、纳洛酮等药物，溴苄胺可以预防室颤。

第四节 电 击 伤

电击伤即触电，是一定量的电流或电能量（静电）通过人体引起组织不同程度的损伤或器官功能障碍，重者可致呼吸、心脏骤停而死亡。高电压还可以引起电热灼伤。闪电（雷击）伤属于电击伤的一种。

一、病因

人体直接接触电源，或在高压电和超高压电场中、电流或静电电荷经空气或其他介质电击人体。电击常发生于违反用电操作规程者，地震、火灾、大风雪、严寒等使电线断裂下落，使人体意外遭受电击。雷击常见于农村旷野。

二、急诊检查

1. 症状体征

电休克	电流经人体头部时，中枢神经系统受到意外强烈刺激，大脑皮质失去调控功能可出现意识丧失、呼吸停止、心脏停搏而处于"假死"状态
局部症状	电流通过皮肤出现的电烧伤 （1）低压电引起的损伤特点，创面小，一般不损伤内脏，直径为 0.5~2cm，呈圆形或椭圆形，与正常皮肤分界清楚，边缘规则整齐，焦黄或灰白色，无痛的干燥创面，偶可见水疱。此类多见于电流的进出口处 （2）高压电引起的损伤特点，面积大、创口深，可深达肌肉、血管、神经、骨髓，引起组织炭化状态。有电流的入口和出口，入口损伤重于出口，创面中心是黑色的炭化区，其外侧呈灰白或黄白凝固坏死区，最外圈为潮红带。24~36小时后，潮红带进行性加宽，深部水肿加重，皮肤烧伤面积不大，但深部组织损伤严重，成立体形，由于各组织结构及导电性的差异，对热损伤耐受力不一致性，由于血管内膜损伤、血栓形成，可造成组织继发性坏死，创面复杂多样化表现
全身症状	（1）轻型：由触电者在瞬间接触电压低、电流弱的电源而引起。表现为精神紧张、惊恐、心悸、面色苍白、敏感者短暂意识丧失或昏厥。一般可恢复，但恢复后可有肌肉疼痛、疲乏、头痛及神经兴奋症状。此外，触电者可有不同程度的心律失常，如期前收缩、阵发性心动过速等 （2）重型：多发生于电压高、电阻小、电流强度大的情况下，触电或触电后未能及时脱离电源，遭受电伤时间较长者。神志清醒者表现为恐惧、惊慌、呼吸频率快；意识丧失者则出现肌肉抽搐、血压下降、呼吸不规则甚至停止、心律失常、导致心脏骤停

2. 辅助检查　早期可有肌酸磷酸激酶（CpK）及其同工酶（CK-MB）、乳酸脱氢酶（LDH）、天冬氨酸转氨酶（AST）的活性增高。尿中可见血红蛋白或肌红蛋白尿。

三、急诊处理措施

立即脱离电源	（1）立即切断电源 （2）以绝缘物体将患者与电源隔离
现场急救	如呼吸不规则或已停止，脉搏摸不到或心音听不到，立即开放气道进行人工呼吸。有条件者应立即行气管插管、人工呼吸机辅助呼吸，头置冰帽降温
进一步生命支持	室颤立即电除颤，及时处理常见的心律失常，维护生命体征平稳
保护创面	用绷带和大纱布包扎伤口，以减少污染，在现场可选用清洁的衣裤、被单替代，合并有骨折者，骨折处临时用夹板固定。到医院后进行清创处理，伤后 3～6 天及时切除焦痂，必要时植皮、截肢防止毒素吸收引起毒血症
控制感染	使用破伤风抗毒素及抗生素控制感染
加强复苏后的治疗及护理	维持血压，保持水、电解质平衡，纠正酸中毒，应用脱水剂治疗脑水肿

四、流程图

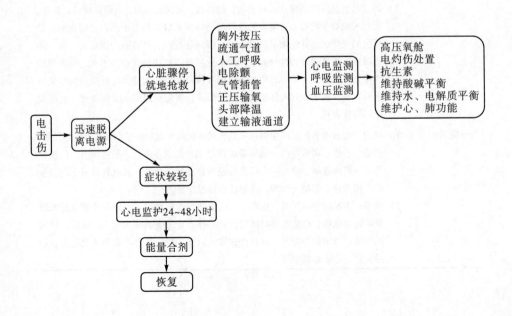

五、注意事项

1. 抢救持续时间要长，因为电击后存在"假死"状态（一些看似死亡者大多数是麻痹所致）。延长人工呼吸及胸外按压时间，将有效地提高复苏成功率。

2. 心肺脑复苏时出现心动过速、心室颤动等，可用电除颤。

3. 电击伤后全身并发症较多，如神经系统、急性肾衰竭等，还可能合并骨折、关节脱位、摔伤（因触电从高空摔下）等，应进行全面体检，以防漏诊。

4. 注意内部烧伤及可能的远期并发症，如高钾血症、肢体坏死、感染等。

第五节　一氧化碳中毒

一氧化碳（CO）主要是由含碳化合物燃烧不完全所产生，是一种无色、无味、无刺激性的气体。一氧化碳中毒是寒冷季节比较常见的急症，当人体吸入含量超过 0.01% 时的一氧化碳（CO）时可引起中毒，一氧化碳中毒主要是引起组织缺氧，而脑细胞对缺氧最敏感，因此发生损伤最早，也最明显，可引起严重的神经系统损伤，甚至造成中枢性呼吸、循环衰竭而死亡。

一、病因

1. **职业性一氧化碳中毒**　多发生在冶金工业（如钢铁冶炼）、采矿业（矿井放炮、瓦斯爆炸等）、化学工业（合成氨、合成甲醛等）等生产环节中。

2. **生活中的一氧化碳中毒**　常发生在通风设备差，用煤炉取暖而炉盖不严、烟囱堵塞而室内门窗紧闭的房间内。偶尔也有因煤气管道漏气而造成一氧化碳中毒者。

二、急诊检查

症状体征	（1）轻度中毒：血液碳氧血红蛋白在 10%～20%。病人轻度头痛、头晕、恶心、呕吐、四肢无力。离开中毒环境、吸入新鲜空气或氧气，症状很快消失
	（2）中度中毒：血液碳氧血红蛋白在 30%～40%。除上述症状加重外，还可有面色潮红、口唇樱桃红色、脉快、多汗、步态不稳，表情淡漠可呈嗜睡，甚至昏迷。及时脱离有毒环境并给予治疗，苏醒较快，一般无后遗症
	（3）重度中毒：血液碳氧血红蛋白约在 50% 以上。病人昏迷，昏迷初期可见四肢肌张力增高，腱反射亢进，出现病理反射征。深昏迷时，面色苍白，周身大汗，四肢厥冷，瞳孔缩小，不对称或散大，对光反射消失。肌张力降低，腱反射消失，可因呼吸循环受抑制而死亡
辅助检查	（1）血液碳氧血红蛋白测定：为本病的确诊手段
	（2）脑电图检查：可见弥漫性、不规则性，与缺氧性脑病进展相平行
	（3）头部 CT 检查：脑水肿时可见脑部有病理性密度减低区

三、急诊处理措施

改善组织缺氧，保护重要器官	（1）立即将病人移至通风、空气新鲜处，解开领扣，清除呼吸道分泌物，保持呼吸道通畅。必要时进行口对口人工呼吸气管插管，或行气管切开。冬季应注意保暖 （2）吸氧：以加速碳氧血红蛋白的离解。有条件者行高压氧治疗，效果最佳。鼻导管吸氧的氧流量为 8～10L/min （3）保护心脑等重要器官：可用细胞色素 C 30mg，静脉滴注（用前做皮肤试验），或将三磷腺苷 20mg、辅酶 A 50U、胰岛素 4U 加入 5% 葡萄糖溶液 250ml 中，静脉滴注 （4）有脑血管痉挛、震颤性麻痹者，可用阿托品 1mg 或 654-2 10mg，静脉注射
防治脑水肿	应用高渗脱水剂，如 20% 甘露醇 125～250ml 与高渗葡萄糖液 60ml 交替静脉滴注，并用利尿剂 20～40mg 及地塞米松 5mg。脑水肿多出现在中毒后，24～48 小时
纠正呼吸障碍	应用呼吸兴奋剂，如洛贝林等。重症缺氧、深昏迷 24 小时以上者可行气管切开，呼吸停止者立即行人工呼吸，必要时气管插管，加压给氧，使用人工呼吸机辅助呼吸
纠正低血压	发现休克征象者应立即进行抗休克治疗，如补充有效循环量、多巴胺 60～120mg，静脉滴注
对症处理	惊厥者可用苯巴比妥、地西泮镇静。震颤性麻痹服苯海索 2～4mg，3 次/天。瘫痪者肌内注射氢溴酸加兰他敏 2.5～5mg，口服维生素 B 族或地巴唑，配合针灸、按摩疗法
预防感染	对长期昏迷者应给予抗生素治疗，如青霉素、氧氟沙星、先锋霉素等
其他治疗	如高压氧疗法，放血疗法等

四、流程图

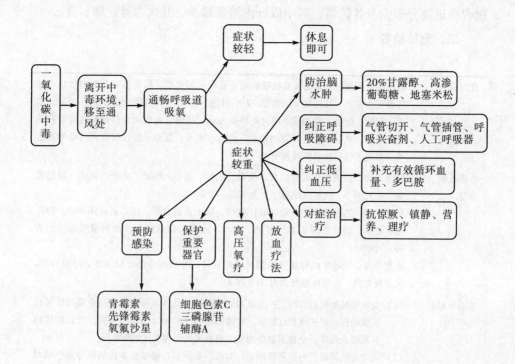

第六节　有机磷农药中毒

有机磷农药根据其毒性强弱可分为剧毒、高毒、中毒及低毒四类。人体对有机磷农药的中毒量、致死量差异很大。与一般浓度的呼吸道吸入或皮肤吸收相比较，消化道进入中毒症状重、发病急；但如果吸入大量或浓度过高的有机磷农药可在5分钟内发病，迅速致死。

一、病因

1. 常见中毒原因

（1）生产性中毒：有机磷农药的生产过程中，安全生产不够，农药污染手和皮肤或吸入呼吸道，造成中毒。

（2）使用性中毒：由于不恰当地使用有机磷农药驱虫或治疗皮肤病，而导致中毒。

（3）生活性中毒：日常生活中的有机磷农药急性中毒主要是由于误服、

自服，或饮用被有机磷农药污染的水源或食入污染的食物。

2. 中毒途径　有机磷农药主要经过胃肠道、呼吸道、皮肤和黏膜吸收。吸收后迅速分布全身各脏器，其中以肝内浓度最高，其次为肾、肺、脾。

二、急诊检查

询问病史	有机磷农药接触史是确诊有机磷农药中毒的主要依据，特别是对无典型症状或体征者更为重要。凡近期（一般指 12 小时内）参加过有机磷农药生产、包装、搬运、保管、配置、喷洒或使用过有机磷农药，接触过有机磷农药器械或被农药污染的器具，吃过被农药污染的粮食、食品、水果、蔬菜，穿过被农药污染的衣服等，都属于有机磷农药接触史
中毒程度分度	轻度中毒：出现毒蕈碱样症状、头晕、头痛、恶心、呕吐、多汗、胸闷、视物模糊、瞳孔缩小，血胆碱酯酶活力为 50%~70% 中度中毒：毒蕈碱样症状和烟碱样症状，除上述症状外，还有肌纤维颤动、瞳孔明显缩小、轻度呼吸困难、流涎、腹泻、意识清楚或模糊，血胆碱酯酶活力为 30%~50% 重度中毒：除毒蕈碱样症状和烟碱样症状外，并出现昏迷、肺水肿、呼吸麻痹，大小便失禁，血胆碱酯酶活力 30% 以下
实验室检查	（1）全血胆碱酯酶活力测定：全血胆碱酯酶活力是诊断有机磷农药中毒的特异性实验指标，对中毒程度轻重，疗效判断和预后估计均极为重要。对长期接触有机磷农药者，全血胆碱酯酶活力值测定可作为生化监测指标 （2）尿中有机磷农药分解产物测定：对硫磷和甲基对硫磷在体内氧化分解生成对硝基酚，由尿中排出，而美曲膦酯中毒时在尿中出现三氯乙醇，均可反映毒物吸收，有助于有机磷农药中毒的诊断 （3）有机磷化合物鉴定：从病人呼出气、呕吐物或洗胃液中测出有机磷物质也具有诊断意义 （4）迟发性神经病病人周围血液中神经靶酯酶（NTE）的测定：NTE 也存在于周围血淋巴细胞与血小板内，其抑制程度与神经组织中该酶的抑制程度密切相关。因此，将淋巴细胞或血小板分离和提纯后测定 NTE 对迟发性神经病诊断有一定帮助

三、急诊处理措施

迅速清除毒物，防止继续吸收	首先立即使病人脱离现场，尽快除去污染的衣服，用肥皂水彻底清洗污染的皮肤、毛发和指甲。口服中毒者用清水、2% 碳酸氢钠溶液（美曲膦酯中毒时忌用）或 1∶5000 高锰酸钾溶液（对硫磷中毒时忌用）反复洗胃，直至洗清为止。眼睛如受污染，可用 2% 碳酸氢钠溶液或生理盐水冲洗，洗后滴入 1% 阿托品溶液 1 滴
解毒药物的应用	（1）应用原则：早期、足量、联合、重复用药 （2）胆碱能神经抑制剂：阿托品，能拮抗乙酰胆碱的毒蕈碱样作用，提高机体对乙酰胆碱的耐受性，可解除平滑肌痉挛，减少腺体分泌，促使瞳孔散大，防止血压升高和心律失常，对中枢神经系统症状也有显著疗效，且为呼吸中枢抑制的有力对抗剂 （3）胆碱酯酶复活剂：如解磷定、氯解磷定、双复磷等能夺取已与胆碱酯酶结合的有机磷的磷酰基，恢复胆碱酯酶分解乙酰胆碱的能力，又可与进入体内的有机磷直接结合，对解除烟碱样作用和促使病人苏醒有明显效果
对症治疗	（1）保持呼吸道通畅，消除口腔分泌物，必要时给氧。呼吸衰竭者除注射呼吸兴奋剂和进行人工呼吸外，必要时应做气管插管，正压机械通气 （2）纠正低血容量性休克：抗毒治疗的同时应积极补充血容量。补液以晶体为主，兼顾胶体。同时还需注意维持血液酸碱、电解质平衡 （3）治疗中毒性休克：除扩容外，还应加强抗毒治疗，纠正酸中毒及低钾，适当应用血管活性药物及作用于微循环的药物，如东莨菪碱、654-2 等 （4）治疗心源性休克：治疗的重点在于控制心律失常，适当给予洋地黄类强心剂，并给予心肌营养药，如 ATP、辅酶 A、极化液等 （5）防治脑水肿：①脱水利尿。常选用 20% 甘露醇或 25% 山梨醇 250ml 快速静脉滴注，15～30 分钟滴完每 6～8 小时 1 次。或呋塞米 20～40mg，静脉注射，每天 2～3 次，注意水、电解质平衡；②使用肾上腺皮质激素，地塞米松大剂量短程治疗，每日 30～60mg，分次静脉给药；③低温疗法；④给氧；⑤应用镇静药物，常用镇静药物有地西泮 10～20mg，静脉注射；⑥保护脑细胞药物 （6）防治肺部感染：①首选静脉给予足量广谱抗生素；②超声雾化吸入抗生素、糜蛋白酶及解痉药（如氨茶碱、地塞米松）；③昏迷病人应及时吸痰，定时给病人翻身叩背以利痰液引流，插管病人要特别注意插管后护理；④已清醒病人鼓励多咳嗽、咳痰，并适当进食以增强抵抗力；⑤保持大便通畅，必要时经肛门灌肠

四、流程图

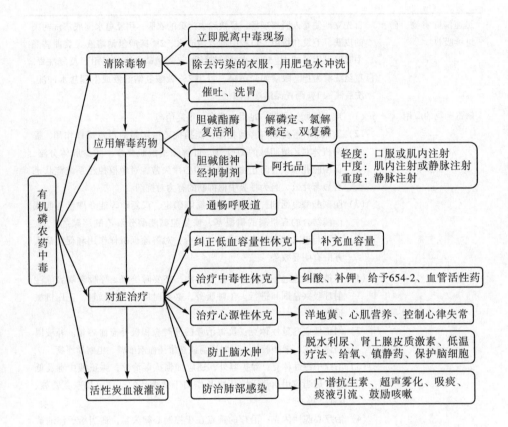

五、注意事项

杂质和溶剂的毒性	有可能使毒作用变得更为复杂。杂质以三烷基硫代磷酸酯较多，应注意其肺损害。溶剂以三苯甲醇较为多见。还应考虑到代谢物的有关毒性，如1605代谢生成的对硝基酚对肾小管有损害，乙烯利代谢产生的乙烯可致中枢神经麻醉等
恢复期"反跳"	反跳和猝死多发生在中毒后 2~7 天，反跳先兆有胸闷、流涎、出汗、言语不清、吞咽困难等，应仔细观察，早期防治

第七节　酒　精　中　毒

当一次饮用过量的酒精或酒类饮料引起兴奋继而抑制的状态，称为酒精中毒，或乙醇中毒。血液中的大量酒精能够损害脑功能，严重者导致可致功能丧失，极度过量则可致使死亡。

一、病因

1. 由于人对乙醇的适应能力因人而异引起的酒精中毒。
2. 高剂量的摄入酒精（过度饮酒）造成血液里乙醇含量超过人的承受能力。
3. 高浓度的乙醇摄入抑制延髓中暑引起呼吸或循环衰竭而死亡。

二、急诊检查

症状和体征	（1）兴奋期：血乙醇浓度达到 11mmol/L，大脑皮质处于兴奋状态，表现为头晕、面色潮红、眼结膜及皮肤充血，少数呈现苍白，有欣快感、易激怒、健谈或静寂入睡
	（2）共济失调期：血乙醇浓度达到 33mmol/L，即出现动作失调、步态蹒跚、言语含糊不清、恶心、呕吐、视物模糊
	（3）昏迷期：如血乙醇浓度升至 54mmol/L，病人即进入昏睡，表现为呼吸深而慢，且有鼾声，口唇微绀，瞳孔散大或正常，脉搏细弱，速率加快，体温偏低，重者转为昏迷，可出现呼吸、循环麻痹，危及生命
辅助检查	（1）血清乙醇浓度：急性中毒时呼出气中乙醇浓度与血清乙醇浓度相当
	（2）动脉血气分析：急性中毒时可见轻度代谢性酸中毒
	（3）血清电解质浓度：急、慢性酒精中毒时可见低血钾、低血镁和低血钙
	（4）血清葡萄糖浓度：急性酒精中毒时可见低血糖症
	（5）肝功能检查：慢性酒精中毒肝病时可见明显肝功能异常
	（6）心电图检查：酒精中毒性肝心脏病可见心律失常和心肌损害

三、急诊处理措施

急性酒精中毒	轻症病人无需特殊处理，可嘱病人卧床休息，注意保暖和安全防护，避免活动，可自行清醒。若中度以上急性酒精中毒者，特别是酒后呈现昏迷、脉搏细弱，呼吸慢而不规则，皮肤发绀，大、小便失禁者应及时抢救，进行对症治疗与护理 （1）维持气道通畅，供氧充足，必要时人工呼吸，气管插管 （2）诱发呕吐，必要时以温水洗胃，注意洗胃时勿使洗胃液误入气道而发生窒息 （3）纳洛酮，是一种吗啡受体拮抗药，对酒精中毒所致的意识障碍、呼吸抑制、休克有较好的疗效 （4）给予50%葡萄糖溶液100ml静脉滴注，同时给予维生素 B_1 100ml 肌内注射，以加速酒精氧化作用 （5）纠正水、电解质及酸碱失衡，并及时记录出入量 （6）有血压降低或休克者应及时补充血容量纠正休克 （7）防治脑水肿，应用脱水药或高渗葡萄糖溶液，降低颅内压
戒断综合征	病人应安静休息，保证睡眠。加强营养，给予维生素 B_1、B_6。有低血糖时静脉注射葡萄糖。重症病人宜选用短效镇静药控制症状，且不导致嗜睡和共济失调。常选用地西泮，根据病情每 1～2 小时口服 5～10mg。病情严重者可经静脉给药。症状稳定后，可给维持镇静的剂量，每 8～12 小时服药 1 次，以后逐渐减量，1 周内停药。有癫痫病史者可用苯妥英钠，有幻觉者可用氟哌啶醇
慢性中毒	Wernicke 脑病注射维生素 B_1 100mg 有明显的效果。同时应补充血容量和电解质，还应加强营养，治疗贫血和肝功能不全。注意防治感染、癫痫发作和震颤、谵妄。沉溺于嗜酒的病人应立即戒酒，并接受心理治疗

四、流程图

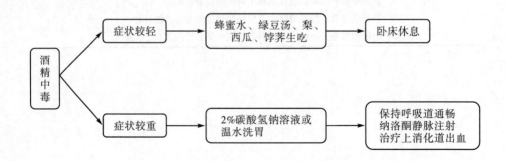

参 考 文 献

[1] 郑静晨，张利岩，陈秀荣. 实用急救护理与操作流程手册. 北京：人民军医出版社，2009

[2] 丁淑贞. 临床急诊护理细节. 北京：人民卫生出版社，2007

[3] 李小刚. 急救医学住院医师手册. 上海：上海科学技术文献出版社，2008

[4] 叶任高，陆再英. 内科学. 第6版. 北京：人民卫生出版社，2003

[5] 北京儿童医院. 急救和新生儿科诊疗常规. 北京：人民卫生出版社，2010

[6] 陈红琴，薛艺红. 实用急救护理流程123. 北京：人民军医出版社，2009

[7] 杰文（Jevon. P.），王明晓，于乾海. 急诊与现场急救实用指南. 北京：人民军医出版社，2008

[8] 许铁，张劲松. 急救医学. 南京：东南大学出版社，2010

[9] 黄艺仪，张美芬，李欣. 现代急诊急救护理学. 北京：人民军医出版社，2008

[10] 张洪君，李葆华. 急救护理实用手册. 北京：北京大学医学出版社，2007

[11] 孙刚，刘玉法，高美. 院前急救概要. 北京：军事医学科学出版社，2010

[12] 程鹏程，赵建新，田元祥. 急救广生集. 北京：人民军医出版社，2009

[13] 李明子. 急救护理. 北京：中国人民大学出版社，2009

[14] 张凤梅，贾丽萍. 急救护理技术（案例版）. 北京：科学出版社，2010

[15] 郭明贤. 急救护理与临床监护学. 西安：第四军医大学出版社，2003

[16] 北京急救中心. 现场急救课程. 北京：解放军出版社，2008

[17] 张焱焱. 规范化急救. 武汉：华中科技大学出版社，2009

[18] 敖薪. 急救护理学. 北京：高等教育出版社，2008

[19] 黄亮. 急诊科查房. 广州：广东科技出版社，2006

[20] 陈文彬. 诊断学. 第5版. 北京：人民卫生出版社，2002

[21] 张立生，刘小立. 现代疼痛学. 石家庄：河北科学技术出版社，2003

[22] 张季平. 临床内科学（上册）. 北京：人民军医出版社，2003

[23] 黄子通. 急诊抢救指南. 广州：广东科技出版社，2003

[24] 王一镗. 现在急救常用技术. 北京：中国医药科技出版社，2003

[25] 吴在德，吴肇汉. 外科学. 第7版. 北京：人民卫生出版社，2008

[26] 曹伟新，李乐之. 外科护理学. 北京：人民卫生出版社，2006

[27] 尤黎明. 内科护理学. 第4版. 北京：人民卫生出版社，2006

[28] 张彧. 急诊医学. 北京：人民卫生出版社，2010

[29] 崔炎. 儿科护理学. 第4版. 北京：人民卫生出版社，2006